全国医学院校高职高专系列配套教材

外科护理学实训与学习指导

U0879009

主　　审　邬贤斌
主　　编　姚　珺　张　萍　吕　冬
副 主 编　陈建华　刘燕南　郑秀青
编　　者（以姓氏笔画为序）
王晓红　新疆医科大学第二附属医院
邓梦秦　邵阳医学高等专科学校
吕　冬　邵阳医学高等专科学校
刘　黎　常德职业技术学院
刘燕南　怀化医学高等专科学校
孙先越　大庆医学高等专科学校
李　慧　新疆医科大学护理学院
宋小花　邵阳医学高等专科学校
张　萍　青海卫生职业技术学院
张纪翠　山东万杰医学院
陈建华　新疆医科大学第二附属医院
岳　琳　怀化医学高等专科学校
郑秀青　淄博市第一医院
赵　玲　南华大学护理学院
胡宝友　大庆医学高等专科学校
侯青芝　山东万杰医学院
姚　珺　怀化医学高等专科学校

北京大学医学出版社

WAIKE HULIXUE SHIXUN YU XUEXI ZHIDAO

图书在版编目（CIP）数据

外科护理学实训与学习指导/姚珺，张萍，吕冬主编.
—北京：北京大学医学出版社，2011.8（2015.6 重印）
全国医学院校高职高专系列配套教材
ISBN 978-7-5659-0253-6

Ⅰ.①外… Ⅱ.①姚…②张…③吕… Ⅲ.①外科学：
护理学—高等职业教育—教学参考资料 Ⅳ.①

中国版本图书馆 CIP 数据核字（2011）第 172141 号

外科护理学实训与学习指导

主　　编：姚　珺　张　萍　吕　冬
出版发行：北京大学医学出版社
地　　址：（100191）北京市海淀区学院路 38 号　北京大学医学部院内
电　　话：发行部 010-82802230；图书邮购 010-82802495
网　　址：http：//www.pumpress.com.cn
E - mail：booksale@bjmu.edu.cn
印　　刷：北京地泰德印刷有限公司
经　　销：新华书店
责任编辑：张彩虹　宋建君　杨　杰　　**责任校对**：张　雨　　**责任印制**：张京生
开　　本：787mm×1092mm　1/16　　**印张**：13.25　　**字数**：333 千字
版　　次：2011 年 9 月第 1 版　2015 年 6 月第 3 次印刷
书　　号：ISBN 978-7-5659-0253-6
定　　价：23.50 元

序

医药卫生类高职高专教育是我国高等医学教育体系的重要组成部分。目前我国正在积极推进医药卫生体制改革，力争用几年时间基本建成覆盖全国城乡的基本医疗卫生制度，初步实现人人享有基本医疗卫生服务的目标。因此，对基层卫生服务人才的需求在大量增加，同时对其素质要求也在提高。卫生部针对基层人才严重缺乏的问题，指出当前和今后一段时间内还需要培养高等专科水平的医学人才，充实基层卫生服务技术人才队伍。

在新一轮医药卫生体制改革逐步推进的大背景下，为配合教育部“十二五”国家级规划教材建设，中国高等教育学会医学教育专业委员会与北京大学医学出版社共同发起成立全国医学院校高职高专系列教材编审委员会，组织二十余所医学院校启动了全国医学院校高职高专系列教材的编写、出版工作。本系列教材包括 4 个子系列，即基础课程（14 种）、临床专业课程（10 种）、全科医学专业课程（5 种）和护理专业课程（11 种），有些教材还编写了配套实验指导与学习指导。

这套教材编写的指导思想是：符合人才培养规律，体现教学改革成果，确保教材质量。各教材在编写中把握了以下原则：①根据专业培养目标、就业需要及本课程在教学计划中的地位、作用和规定学时数确定编写大纲及内容的深度、广度、重点和字数。②着重于基础理论、基本知识和基本技能的叙述。基础课教材要体现专业特色，要为专业课服务。③保证内容的科学性、启发性、逻辑性、先进性和适用性。应做到概念清楚，定义准确，理论有据，名词术语准确统一；启发学生理解、分析问题，有利于提高学生的学习兴趣和培养他们的钻研探索精神。④恰当处理相关课程内容之间的交叉与衔接，以避免知识点的不必要重复。⑤内容涵盖执业助理医师或护士执业资格考试最新版考试大纲的要求，以利于学生应考和就业。

这套教材的编写、出版和使用，离不开二十余所医学院校领导和教务部门的支持，凝聚了各教材编写组老师们的辛勤劳动和汗水。这套教材的出版时值国家“十二五”规划开局之年，我们会积极努力申报，争取有更多教材入选“十二五”国家级规划教材，为医药卫生类高职高专教育的改革和发展贡献力量！

王德炳

2010 年 12 月

前　言

为了让学生更好地掌握全国医学院校高职高专系列教材《外科护理学》的相关知识，弥补教材在实训操作内容上的不足，进一步提高学生技能操作水平及执业能力，培养应用型护理人才，特编写《外科护理学》配套教材《外科护理学实训与学习指导》。此教材包括两部分内容。

第一部分为实训指导，主要介绍了手术室护理、伤口护理、外科常见引流管的护理及技能操作考核评分标准。

第二部分为学习指导，基本上按照主教材章节的顺序，每章分内容提要、习题、参考答案三方面进行编写。内容提要是针对每章节的内容进行归纳、总结，便于学生进一步理解和把握重点，然后针对内容编排习题。习题题型有名词解释、选择题、简答题和病例分析题。选择题是根据全国护士执业资格考试要求设计的，主要有 A1/A2 型题、A3/A4 型题、B 型题三种题型。A1/A2 型题有五个备选答案，从中选择一个正确答案；A3/A4 型题提供一个病例，下设若干道考题，每题有五个备选答案，从中选择一个正确答案；B 型题提供若干组考题，每组考题共用五个备选答案，从中选择一个与问题关系密切的答案，一个备选答案可以被选择一次、多次或不被选择。简答题要求只答重点，简明扼要。在重点章节后附有病例分析题，主要是要求学生结合所学知识，进行归纳、分析。每道题都给出了正确答案。学生可以通过习题练习，进一步巩固和强化所学的知识，提高分析问题的能力。

本书的编写工作得到了怀化医学高等专科学校外科护理学课题组及各参编院校老师的大力支持，他们不辞辛劳地进行编写、修订，使本书得以顺利完成。邬贤斌教授作为本书的主审，对本书的编写提出了指导性意见。在此深表谢意！

由于编写时间紧迫及水平有限，虽尽了最大努力，但难免有不足或不妥之处，恳请广大师生批评、指正。

姚　珺

2011 年 8 月

目　录

第一部分　实训指导

第二部分　学习指导

第一部分　实训指导

第一章　手术室护理

第一节　手术人员术前一般准备及手术室环境

【实训要求】

1. 掌握手术人员术前一般准备的内容及要求。

2. 熟悉手术室的分区。

3. 了解手术室的布局和要求以及手术间的设备和分级。

【实训方式】 老师先讲解；学生更换着装；老师带领学生参观；总结。

【实训内容】

（一）手术人员术前一般准备

手术人员术前一般准备是避免患者伤口感染、确保手术成功的关键之一。

1. 准备

（1）用物准备　一次性专用的口罩、帽子，清洁洗手衣、裤，清洁鞋，指甲剪。

（2）操作者自身准备　皮肤无破溃及感染，符合手术要求。

（3）环境准备　在手术室入口处及更衣室进行。

2. 实施

（1）进入手术室时，首先在手术室入口处更换手术室专用鞋。

（2）进入更衣室穿好洗手衣、裤。

（3）戴好专用的手术帽和口罩。

（4）检查指甲，必要时修剪指甲，使其长度适中；检查手与手臂皮肤无破损及化脓性感染后，方可进入洗手间进行手的消毒。

3. 注意事项

（1）进入手术室时必须更换衣、裤、口罩、帽子、鞋等。

（2）帽子要遮盖全部头发，口罩要遮住口、鼻。

（3）修剪指甲，使其长度适中，甲下无污垢。确保手与手臂皮肤无破损及化脓性感染。

（4）穿好洗手衣、裤后，内衣不可露在洗手衣外面。

（二）手术室环境

1. 手术室的建筑布局和要求　手术室应设置在医院内空气洁净、自然环境较好的地方。一般位于低层建筑的中、上层或顶层，高层建筑则不宜设在首层或顶层，可设在单独一端或专用一层。同时靠近手术科室，与监护室、病理科、放射科、血库、中心化验室等相邻。手术室分内走廊和外走廊，走廊宽度应不少于2.5m，以便平车推送及人员走动。内走廊供医护人员、手术患者和洁净物品供应使用；外走廊用于术后手术器械、敷料等污物的运送。手术室设有三个出口，即患者出入口、工作人员出入口、污物出口。

2. 手术室的一般要求　手术间数量与外科床位数的比例一般为1：20～25。手术间的面积：普通手术间为30～40 m^2，特殊手术间可达60 m^2 左右，小手术间面积为20～30 m^2。手术间高度以3m左右为宜。室内温度为22～25℃，相对湿度为50%～60%。手术间内应设有隔音及空气净化装置。门、窗应关闭紧密，防止尘埃或飞虫进入。天花板、墙壁、地面应坚实、光滑无孔隙、易清洗、不易受化学消毒剂的侵蚀，用耐湿、防火、不着色、易清洁的材料制成。墙面最好涂油漆或砌瓷砖，不宜凹凸不平。墙角呈弧形，不易蓄积灰尘。地面应有微小倾斜度，并有下水地漏（不用时可封闭）。应采用自动门而非弹簧门，门应宽大，便于平车进出。

3. 手术间的设备　手术间的内部设备可分为三类。①固定手术设备：包括手术床、无影灯、器械桌、药品柜、敷料柜、读片灯、输液导轨等；②净化空调设备：由空气处理器，初、中、高三级过滤器，加压风机，空气加湿器，回风口及送风口等组成；③电气设备：包括多功能控制显示屏、电话机、对讲机、摄像机、室内普通照明、应急照明及具有漏电保护功能的电源插座等。每间手术间都应有空调和无影灯。配备万能手术台、器械台、麻醉机，有中心氧气、中心吸引、中心压缩空气、X线摄影、显微外科设备及心电监护仪、读片灯。墙壁上有足够电源插座且防水、防火。应配备观摩设施供教学和参观使用。

4. 手术间的分级　根据空气的清洁度和细菌浓度可将手术间分为四个级别：

（1）Ⅰ级特别洁净手术间　适用于关节置换手术、器官移植手术及神经外科、心脏外科、眼科等无菌手术。

（2）Ⅱ级标准洁净手术间　适用于胸外科、整形外科、泌尿外科、肝胆胰外科、骨科、卵巢手术和普通外科中的Ⅰ类无菌手术。

（3）Ⅲ级一般洁净手术间　适用于普通外科（除Ⅰ类无菌手术外）和妇产科等Ⅱ类手术。

（4）Ⅳ级准洁净手术间　适用于肛肠外科及污染类手术。

5. 手术室的空气净化技术　净化空气的气流一般分为3种形式，即乱流式气流、水平层流和垂直层流。

（1）乱流式气流　气流不平行、方向不单一和流速不均匀，而且有交叉回旋的气流；除尘率较差，可用于1万～30万级以下的手术室，适用于污染手术间和急诊手术间。

（2）垂直层流　将高效过滤器装在手术室顶棚内，垂直向下送风，两侧墙下部回风。

（3）水平层流　在一个送风面上布满过滤器，空气经高效过滤后平行流经室内。

采用后两种层流方式的洁净室又称为单向流洁净室。恰当流速的层流能使手术室的气流分布均匀，不产生涡流，并能将浮动在空气中的微粒和尘埃通过回风口排出手术室，杜绝了手术室内的细菌传播。

6. 手术室分区管理　按洁净程度将手术室分为三个区域：洁净区、准洁净区和非洁净区。分区的目的是控制无菌手术的区域及卫生程度，减少各区之间的相互干扰，使各区手术间的空气质量达到卫生部颁布的手术室空气净化标准，防止医院内感染。

（1）洁净区　包括手术间、洗手间、无菌物品间、手术间内走廊、药品室和麻醉准备室等，洁净程度要求最为严格，应设在内侧。非手术人员或非在岗人员禁止入内，此区内的一切人员及其活动都须严格遵守无菌原则。

(2) 准洁净区 包括器械室、敷料室、洗涤室、消毒室、手术间外走廊、复苏室等，设在中间。该区实际是由非洁净区进入洁净区的过渡性区域，凡已做好手臂消毒或已穿无菌手术衣者，切不可再进入此区，以免被污染。

(3) 非洁净区 包括办公室、会议室、实验室、标本室、污物室、资料室、电视教学室、值班室、更衣室、换鞋室、医护人员休息室和手术患者家属等候室。一般设在最外侧。交接患者处应保持安静，核对患者及病历无误后，患者换乘手术室平车进入手术间，以防止外来车轮带入细菌。

（怀化医学高等专科学校 姚 珺）

第二节 手术器械识别与使用

【实训要求】

1. 掌握常用手术器械的形态、特征、作用及使用方法。

2. 熟悉装、卸刀片和穿针等。

3. 了解常用手术器械（刀、剪、钳、镊、针）的传递。

【实训方式】 理实一体化：老师先讲解、演示；学生分组观察、识别与练习，老师指导；总结。

【实训内容】

(一) 实训目的

手术器械是外科手术操作的必备物品。正确掌握各种手术器械的结构特点和基本性能并能熟练运用是施行外科手术的基本要求和保证。

(二) 操作程序

1. 准备

(1) 用物准备 常用手术器械。

① 切割类：手术刀、手术剪等。

② 夹持、钳制类：止血钳、组织钳、持针钳、布巾钳、卵圆钳、胃钳、肠钳、有齿镊、无齿镊等。

③ 牵拉器械：胸、腹腔牵拉器和各种拉钩（“S”形拉钩、肌肉拉钩等）。

④ 缝合类：圆针、三角针、缝线。

⑤ 吸引器。

(2) 操作者自身准备

① 衣帽整洁，姿势规范，态度严谨。

② 洗手、戴口罩。

(3) 环境准备 环境清洁，符合操作要求。

2. 实施

(1) 手术刀

① 名称、作用：主要用于切割组织，有时也用刀柄尾端钝性分离组织。由刀柄和可装卸的刀片两部分组成。刀柄一般根据其长短及大小来分型；刀片按其形态可分为圆刀、弯刀及三角刀等，按其大小可分为大刀片、中刀片和小刀片（图 1-1）。

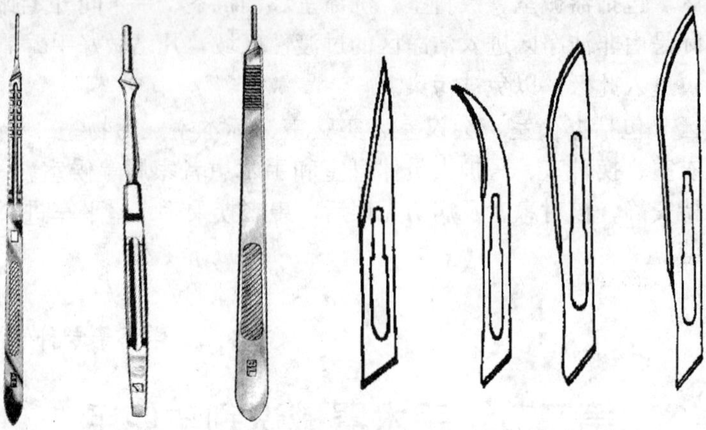

图 1-1　手术刀柄及刀片

② 使用方法：装载刀片时，用持针钳夹持刀片前端背部，使刀片的缺口对准刀柄前部的刀楞，稍用力向后拉动即可装上。取下时，用持针钳夹持刀片尾端背部，稍用力提起刀片向前推即可卸下。

主要有以下 4 种持刀方式（图 1-2）：a. 持弓式，是最常用的一种执刀方式，用于较长的皮肤切口和腹直肌前鞘的切开等；b. 指压式，用于切割范围广、组织坚厚、用力较大的切开，如截肢、肌腱切开、较长的皮肤切口等；c. 执笔式，用于短小切口及精细手术，如解剖血管、神经及切开腹膜等；d. 反挑式，用于切开脓肿、血管、气管、胆总管或输尿管等空腔脏器，切断钳夹的组织或扩大皮肤切口等。

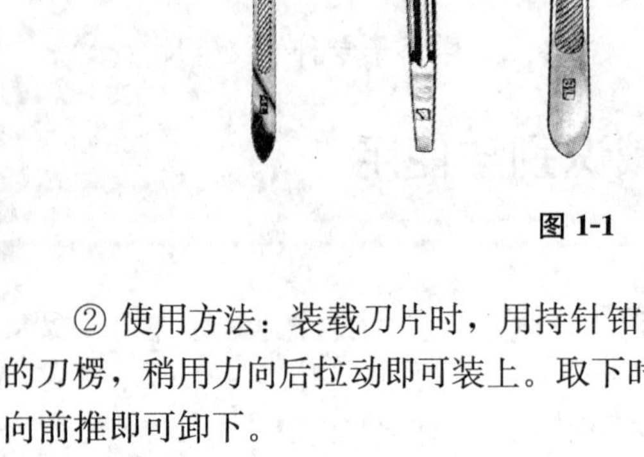

图 1-2　持手术刀方式

③ 传递方法：传递手术刀时，传递者应握住刀柄与刀片衔接处的背部，将刀柄尾端送至术者的手里，不可将刀刃指着术者传递，以免造成损伤。

（2）手术剪

① 名称、作用：分组织剪和线剪两大类（图 1-3）。

a. 组织剪：尖端较薄而钝，刃锐利而精细。有弯、直两型，大小、长短不一，直剪用于浅表部位操作，弯剪用于深部操作。其作用一是剪断组织（即用于锐性分离）；二是分离组织（即用于钝性分离），利用剪刀前端，插入组织间隙后撑开，分离疏松粘连和穿通无血管组织，如系膜、网膜等。

b. 线剪：用于剪断缝线、引流物、敷料等。分剪线剪和拆线剪两类。前者头端尖，刃较厚；后者一侧头端带有小钩，便于拆线。

② 使用手法：执剪姿势为拇指和环指分别扣入剪刀柄的两环，中指放在环指的剪刀柄上，示指压在轴节处，起稳定和导向作用。剪割组织时，一般采用正剪法，也可采用反剪法，还可采用扶剪法或其他操作。

③ 传递方法：手持手术剪远端，用柄轻击术者手掌，传递给术者。

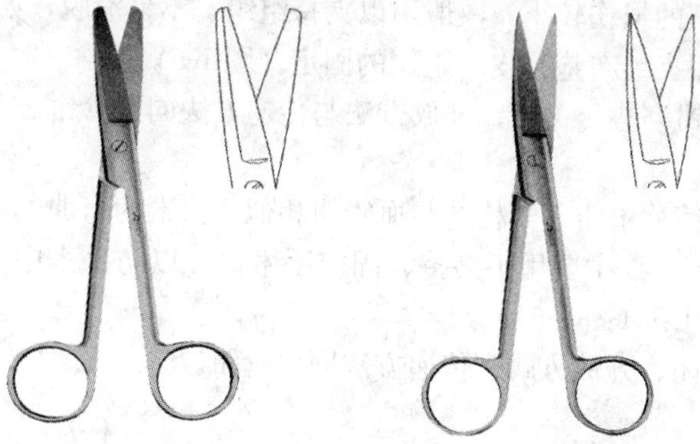

(1) 组织剪　　(2) 线剪

图 1-3 手术剪

（3）血管钳

① 名称、作用：也称止血钳。主要用于止血、分离及夹持组织等，也可用于牵引缝线，拔出缝针或代替镊使用。血管钳种类很多，其结构特点是前端平滑，依齿槽床的不同可分为弯、直、直角、弧形、有齿、无齿等，钳柄处均有扣锁钳的齿槽。直血管钳多用于浅部止血；弯血管钳多用于深部止血和分离组织等；蚊式钳多用于精细手术的止血和分离组织（图 1-4）。

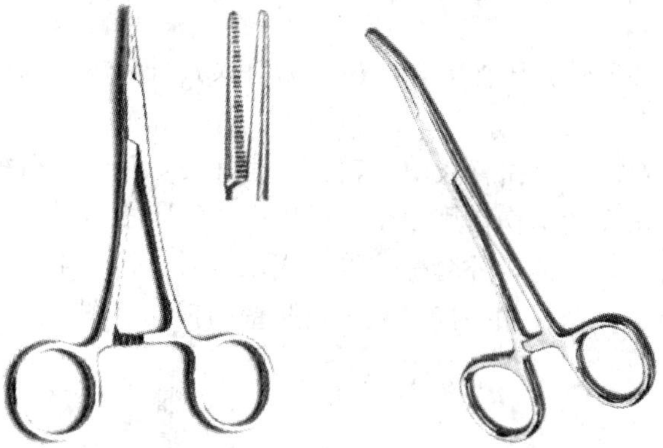

(1) 直血管钳　　(2) 弯血管钳

图 1-4 血管钳

② 使用方法：拇指和环指套入钳环，示指放在血管钳臂上。有指套法和掌握法。关闭血管钳时，两手姿势一致，用拇指和环指各固定一个环，两指同时向手心挤压即可。开放血管钳时，两手操作则不一致。开放时用拇指和示指持住血管钳一个环口，中指和环指持住另一环口，将拇指和环指轻轻用力对顶一下，即可开放。

③ 传递方法：术者掌心向上，拇指外展，其余四指并拢伸直，传递者握血管钳前端，以柄环端轻敲术者手掌，传递至术者手中。弯血管钳用于止血时，应将钳弯向上传给对方；用于缝扎或结扎止血时，应将钳弯向下传给对方。

（4）组织钳

① 名称、作用：又叫鼠齿钳和 Allis 钳，其前端稍宽，有一排细齿似小耙，闭合时互相

嵌合，弹性好，对组织的损伤较小，一般用以夹持组织，不易滑脱，如皮瓣、筋膜或即将被切除的组织，也用于钳夹纱布垫与皮下组织的固定（图 1-5）。

② 使用方法：执钳姿势，关闭、开放方法与传递方法同血管钳。

（5）布巾钳

① 名称、作用：简称巾钳，其构造与血管钳相似，头端为弯曲的相互重叠的两个细齿，齿尖、锋利，能交叉咬合。主要用于夹持、固定手术巾，以防手术中移动或松开。使用时，注意勿夹损正常皮肤组织（图 1-6）。

② 持钳方法，关闭、开放方式和传递方法同血管钳。

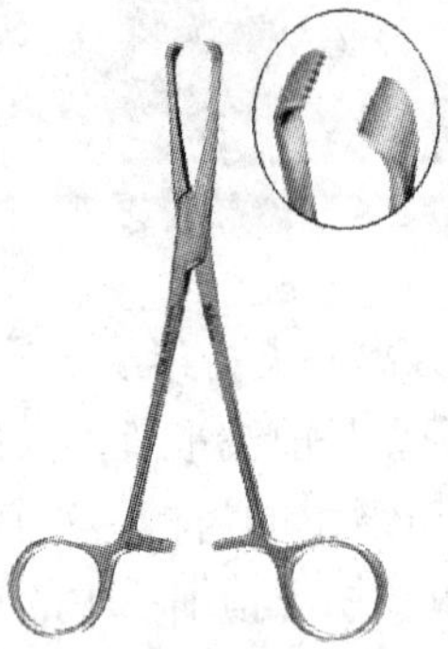

图 1-5 组织钳

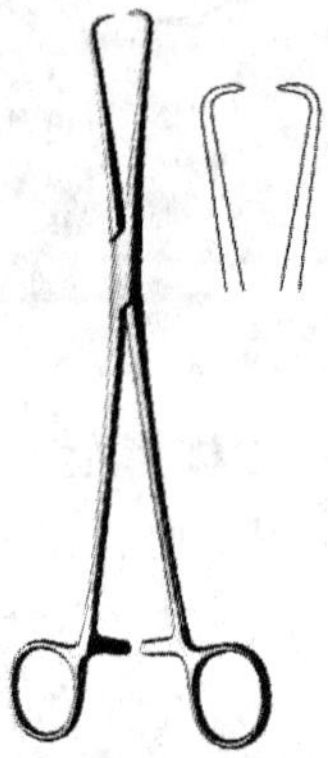

图 1-6 布巾钳

（6）胃钳 有个多关节轴，压榨力强，齿槽为直纹、且较深，夹持组织不易滑脱，常用于钳夹胃或结肠（图 1-7）。

（7）肠钳 有直、弯两种，钳臂较薄、较长，有弹性，咬合面有细纹、无齿，轻夹时两钳叶间有一定的空隙，钳夹的损伤作用很小，可用以暂时阻止胃肠壁的血管出血和肠内容物流动，常用于夹持肠管。使用前，外套橡胶管，用以暂时夹持、阻断肠管但又不致对肠壁造成较重的损伤；使用时，扣钳仅扣一齿以减少对肠壁的损伤（图 1-8）。

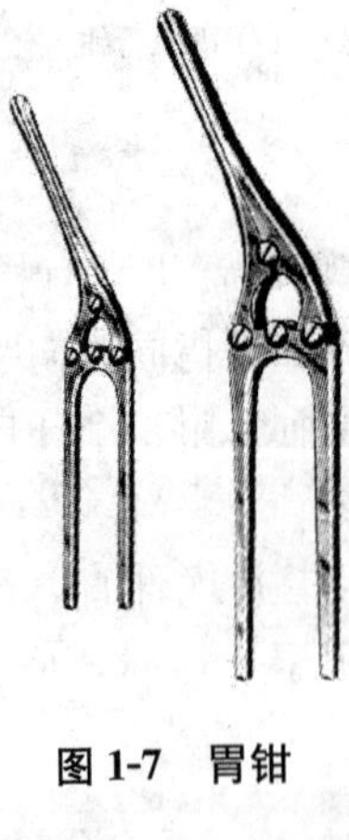

图 1-7 胃钳

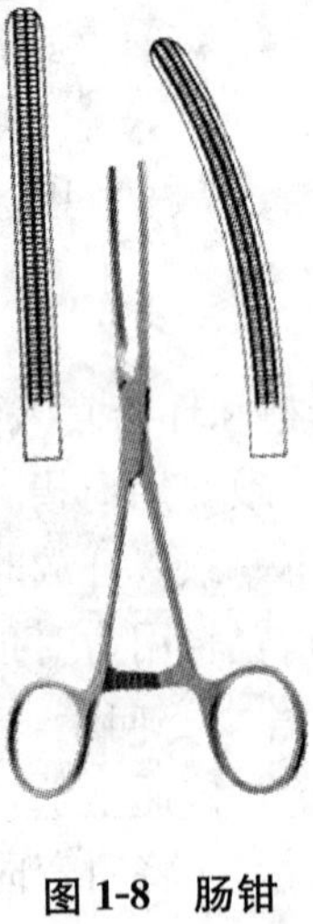

图 1-8 肠钳

（8）卵圆钳 又称环形钳。有弯头、直头、有齿及无齿之分。有齿卵圆钳主要用于夹持、传递已消毒的器械、缝线、缝针及引流管等，也用于夹持敷料进行手术区域皮肤的消毒（故又称持物钳），或用于手术深处拭血和协助显露、止血；无齿卵圆钳主要用于夹提肠管、阑尾、网膜等脏器组织。夹持组织时，一般不必将钳扣关闭（图 1-9）。

（9）肾蒂钳、脾蒂钳和肺蒂钳　分别在术中夹持肾蒂、脾蒂或肺蒂时使用。

（10）手术镊

① 名称、作用：用以夹持组织或物品。其种类较多，有不同的长度，镊的尖端分为有齿和无齿（平镊），还有为专科设计的特殊手术镊。a. 有齿镊：前端有齿，齿分为粗齿与细齿，粗齿镊用于提起皮肤、皮下组织、筋膜等坚韧组织；细齿镊用于肌腱缝合、整形等精细手术，夹持牢固，但对组织有一定的损伤作用。b. 无齿镊：前端平，其尖端无钩齿，分为尖头和平头两种，用于夹持组织、脏器及敷料。浅部操作时用短镊，深部操作时用长镊。无齿镊对组织的损伤较轻，用于脆弱组织、脏器的夹持。尖头平镊用于神经、血管等精细组织的夹持（图 1-10）。

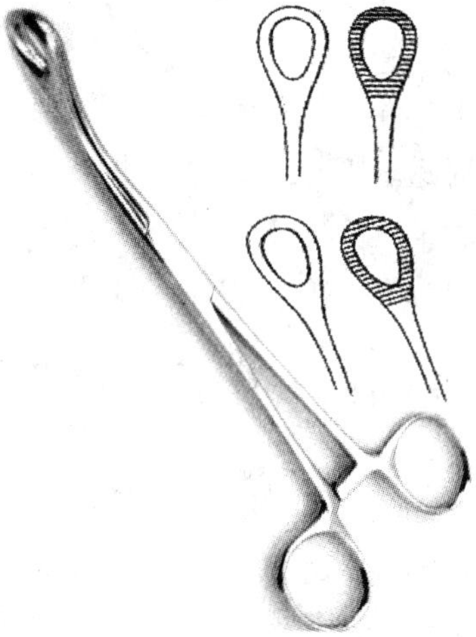

图 1-9　卵圆钳

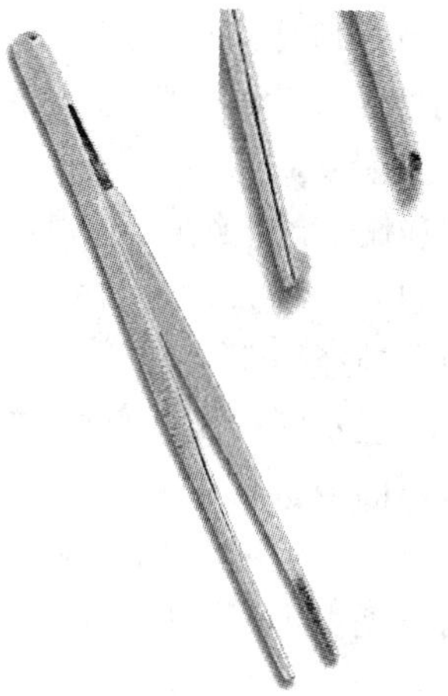

图 1-10　手术镊

② 使用方法：拇指与示指和中指相对，把持两镊脚的中部，稳而适度地夹住组织。

③ 传递方法：手握镊尖端，闭合开口，直立式传递。

（11）持针钳

① 名称、作用：又叫持针器，主要用于夹持缝针、缝合各种组织；有时也用于器械打结，其基本结构与血管钳类似（图 1-11）。

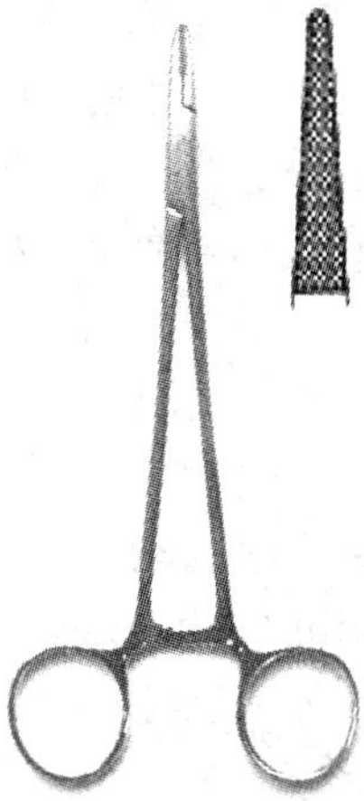

图 1-11　持针钳

② 使用方法：使用时用持针钳的尖端夹住缝针的中、后 1/3 交界处，并将缝线重叠部分也放于内侧钳嘴内。若夹在齿槽床的中部，则容易将针折断。持针钳的执握方法有以下 4 种：a. 把抓式，也叫掌握法，即用手掌握拿持针钳，钳环紧贴大鱼际肌上，拇指、中指、环指及小指分别压在钳柄上，示指压在持针钳中部近轴节处。b. 指扣式，为传统执法，用拇指、环指套入钳环内，以手指的活动力量来控制持针钳的开放、关闭，并控制其张开与合拢时的动作范围。c. 单扣式，也叫掌指法，拇指套入钳环内，示指压在钳的前半部作支撑、引导，其余三指压钳环并将其

固定于手掌中，拇指可做上下、开闭活动，控制持针钳的张开与合拢。d. 掌拇法，即示指压在钳的前半部，拇指及其余三指分别压住一个钳环并将其固定于手掌中。

③ 传递方法：传递者握住持针钳中部，将柄端递给术者。在持针器的传递和使用过程中切不可刺伤其他手术人员。

（12）手术缝针

① 名称、作用：简称缝针，用于缝合组织。一般手术缝针分为针尖、针体及针孔（针眼）。针尖的形状有圆头、三角头及铲头三种；针体的形状有近圆形、三角形及铲形三种，一般针体前半部分为三角形或圆形，后半部分为扁形，以便于持针钳将其牢固夹紧；针尾的针眼是供引线所用的孔，分为普通孔和弹机孔。

临床上根据针尖与针尾两点间有无弧度，将缝针分为直针、半弯针和弯针；按针尖横断面的形状将其分为三角针和圆针。

a. 直针：适合宽敞或浅部操作时的缝合，如皮肤及胃肠道黏膜的缝合，有时也用于肝的缝合。

b. 弯针：临床应用最广，适用于狭小或深部组织的缝合。

c. 无损伤缝针：主要用于小血管、神经外膜等纤细组织的吻合。

d. 三角针：针尖前面呈三角形（三菱形），能穿透较坚硬的组织，用于缝合皮肤、韧带、软骨和瘢痕等组织，但不宜用于颜面部皮肤缝合。

e. 圆针：针尖及针体的横截面均为圆形，用于缝合一般软组织，如胃肠壁、血管、筋膜、腹膜和神经等。

选用以上不同种类、型号的缝针时，应选用大小不同的持针钳与之配搭，避免配搭不当造成针体弯曲或折断，影响手术进行。

② 使用方法：缝合时的穿针步骤：左手拿针中部，使针尖朝左、朝上（反缝法缝合时针尖朝右、朝上，其余步骤同正缝法）；右手用持针钳前端的前1/3处夹住缝针的中、后1/3交界处，继而左手握钳，右手拿线穿入针孔并拉出缝线，拉出的长度约占缝线的1/3，将缝线放入钳前端内备用。注意右手穿线时应避开针尖，以防针尖刺破手套和手。

③ 传递方法：同手术刀，针尖朝外、朝上。

（13）缝线

名称、作用：用于缝合组织和结扎血管，手术缝线分为可吸收线和不吸收线两大类。可吸收类缝线有普通肠线、铬制肠线；不吸收类缝线分为丝线、不锈钢丝和尼龙线。各种缝线的粗细用号数与零数表明，号数越大表示缝线越粗，常用的有1#、4#、7#、10#。零数越多表示缝线越细，常用的有1/0～10/0。

（14）拉钩

① 名称、作用：又称牵开器，用以牵开组织，显露术野，便于探查和操作，可分为手持拉钩和自动拉钩两类。有各种不同形状和大小的规格，可根据手术需要选择合适的拉钩。常用的拉钩有以下几种：

a. 甲状腺拉钩：也叫直角拉钩，为平钩状，常用于甲状腺部位的牵拉、暴露，也常用于其他手术，可牵开皮肤、皮下组织、肌肉和筋膜等。

b. 腹腔拉钩：也叫方钩，为较宽大的平滑钩状，用于腹腔较大的手术。

c. 皮肤拉钩：也叫爪形拉钩，外形如耙状，用于浅部手术的皮肤牵开。

d. “S”形拉钩：也叫弯钩，是一种“S”形腹腔深部拉钩，用于胸、腹腔深部手术，有大、中、小、宽、窄之分。

e. 自动拉钩：为自行固定牵开器，也称自持性拉钩，如二叶式、三叶式自动牵开器，腹腔、胸腔、盆腔、腰部、颅脑等部位的手术均可使用。

② 使用方法：使用拉钩时，拉钩与组织之间必须衬垫生理盐水纱布垫或湿治疗巾，特别是在使用腹腔拉钩时更应注意。使用手持拉钩时，牵引动作应轻柔，避免用力过猛，拉钩的顶端不能压迫组织或脏器，以免造成损伤。

（15）吸引器

名称、作用：吸引器由吸引头、橡皮管、接头、吸引瓶及动力部分组成。动力部分又分马达电力和脚踏吸筒两种。吸引头的结构和外形有多种，金属或一次性硬塑料双套管、单管。双套管的外管有多个孔眼，内管在外套管内，尾部以橡皮管接于吸引器上，多孔的外套管可防止内管在吸引时被周围的组织堵塞，以保持吸引通畅。吸引器用于吸引术野中的出血、渗出物、脓液、空腔脏器中的内容物、冲洗液，使手术野清楚，减少污染机会。

（三）注意事项

1. 任何器械的传递都要将柄传递给术者。

2. 传递时用器械柄轻击术者手掌。

3. 注意无菌操作，勿距离手术台面过高，不高于肩，不低于腰平面，忌在背后传递。

4. 钳类的用法　右手拇指、无名指分别穿入把环，示指把持关节处固定，中指辅助。

（邵阳医学高等专科学校　宋小花）

第三节　外科洗手

【实训要求】

1. 掌握碘伏洗手法的操作程序及注意事项。

2. 熟悉洗手的目的。

3. 了解灭菌王及美逸柔刷手法。

【实训方式】 理实一体化：老师先讲解、演示；学生练习，老师指导；总结。

【实训内容】

（一）洗手目的

通过机械洗刷及化学消毒的方法，尽可能清除双手及前臂的暂居菌和部分常驻菌，从而达到预防和控制感染的目的。对手术人员的双手进行有效的无菌处理，是杜绝可能造成手术感染的重要环节。

（二）碘伏洗手法操作程序

1. 准备

（1）用物准备　洗手液，无菌毛刷和无菌小毛巾，络合碘溶液，持物钳，有盖方盒内盛无菌纱布，储槽盛消毒碗等。

（2）操作者自身准备　更换清洁洗手衣、裤、鞋，戴好口罩及帽子（头发不能外露），修剪指甲，衣袖卷至肘上 10～20 cm 或肘上 2/3 处。

（3）环境准备　符合外科手术洗手的环境要求。

2. 实施

(1) 机械去污

① 用洗手液清洗双手及手臂，范围从指尖至肘上 10 cm，双手按六步洗手法进行(图 1-12)。流动水冲净。

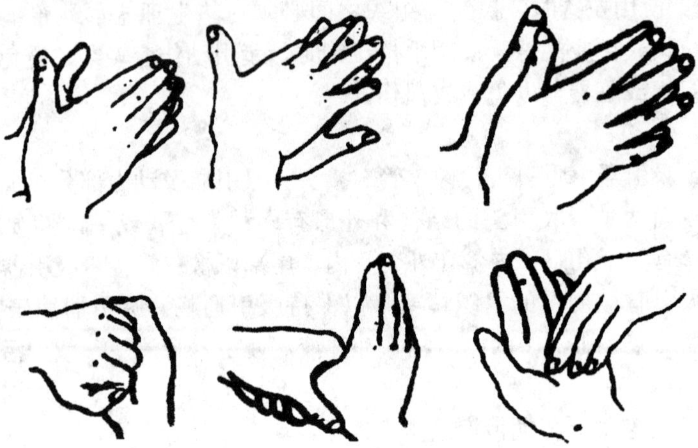

图 1-12 普通洗手六步法

② 用无菌毛刷蘸 0.5%碘伏溶液，自指尖开始向上刷至肘关节上 10 cm。刷洗时，把每侧分成从指尖到手腕、从手腕到肘及肘上臂三个区域依次刷洗，每一区域的左、右手臂交替进行。特别应注意甲缘、甲沟、指间等处。刷完一遍后，用流动清水冲净双手，冲洗时保持指尖朝上、肘关节处于最低位。共 3 min。

③ 取无菌小毛巾擦干手臂，每侧一块，从指尖至肘上 10 cm 内，毛巾呈拉锯式向上擦，不能逆行。

(2) 消毒

① 用蘸有 0.5%碘伏溶液的纱布，从指尖向上涂擦直至肘上 6 cm，同法涂擦另一侧手臂，注意须涂满，为时 3 min。

② 换另一块蘸有 0.5%碘伏溶液的纱布，同法涂擦至肘关节。

③ 保持双手呈拱手姿势，进入手术室，待其自然干燥，准备穿无菌手术衣和戴无菌手套。

3. 注意事项

(1) 刷手时应由指尖到手臂、双手交替对称刷洗，不得漏刷。尤其应注意甲缘、甲沟、指间、腕部和肘部的刷洗。

(2) 冲洗时指尖朝上，屈肘，使水从指尖流向肘部。

(3) 擦手的毛巾尖端朝向指尖，擦手顺序为手、腕、肘、上臂，不可倒擦，抓取毛巾的手指不可接触毛巾用过的部分。

(4) 洗手完毕保持双手呈拱手于胸前的姿势，不得下垂及接触任何未经消毒的物品。

(5) 操作规范，自行监督，疑有污染或已污染者，应重新洗手。

(三) 灭菌王刷手法

1. 用肥皂和流动水将双手、前臂及肘上 10 cm 处清洗干净。

2. 用无菌刷蘸取灭菌王溶液 3～5 ml，刷洗双手、前臂至肘上 10 cm，时间为 3 min。然后用流水冲净，取无菌小毛巾擦干。

3. 取吸足灭菌王溶液的纱布涂擦手和前臂至肘上 6 cm 处，待手臂自然干燥。

（四）美逸柔刷手法

1. 用美逸柔™ 4%氯己定外科洗手液清洗双手及手臂至肘上10 cm，用流动水冲净。

2. 用美逸柔™ 4%氯己定外科洗手液按顺序刷洗3 min，刷手的顺序是双手交替、循序渐进、从指尖开始，沿甲缘、指间、手掌、腕部、前臂、肘部至肘上10 cm。

3. 刷手后将洗手液用流动水彻底冲净，待水略干后用无菌巾将双手及手臂擦干。

4. 用美逸柔™消毒擦手液涂双手及前臂，搓擦至干。

（怀化医学高等专科学校 姚 珺）

第四节 穿无菌手术衣、戴无菌手套

【实训要求】

1. 掌握穿无菌手术衣及戴无菌手套的方法。

2. 熟悉穿无菌手术衣及戴无菌手套的注意事项。

3. 了解脱手术衣及脱手套的方法。

【实训方式】 理实一体化：老师先讲解、分角色演示或学生参与式教学；学生分角色扮演练习，老师指导；总结。

【实训内容】

无菌手术衣有传统后开襟式和全遮盖式两种；戴无菌手套有闭合式和开放式两种方法。

（一）穿后开襟式手术衣及开放式戴无菌手套法

1. 穿后开襟式手术衣

（1）准备

① 用物准备：无菌衣包1个，无菌手套。

② 操作者自身准备：着装按外科洗手要求并经过严格的外科洗手，且双手呈拱手姿势。

③ 环境准备：在手术间进行。

（2）实施

① 由巡回护士将无菌衣包逐层打开，外包布用手打开，内包布用持物钳打开。

② 取无菌手术衣，衣领朝前、朝上，手提衣领，轻轻抖开，然后双手提起衣领两端，使手术衣的内侧面朝向自己。

③ 将无菌手术衣向上轻轻抛起，双手顺势插入衣袖中，双臂向前伸直。注意不可高举过肩，也不可向左右侧撒开，以免碰触污染。

④ 巡回护士从穿衣者身后抓住衣领内面，协助其将袖口后拉，系好领口后带。

⑤ 穿上手术衣后，双手交叉，身体略向前倾，用手指夹起腰带递向后方，由巡回护士从其身后接取腰带并系紧（图1-13）。

⑥ 穿好手术衣后，双手保持在腰以上、胸前及视线范围内，并注意双手不能触摸衣服外面或其他物品。

2. 开放式戴无菌手套法

① 巡回护士将手套包打开，穿衣者从手套袋内取出滑石粉袋，轻轻擦于手背、手掌及指间，使之光滑（一次性无菌手套已涂有滑石粉，可省略此步骤）。

② 掀开手套袋，捏住手套口的向外翻折部分（即手套的内面），取出手套。分清左、

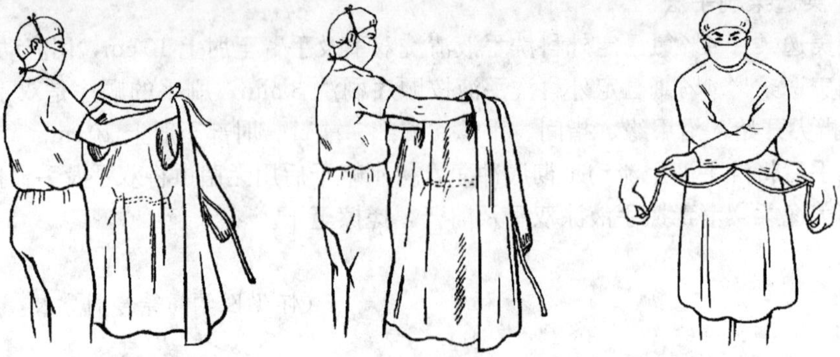

图 1-13 穿后开襟式手术衣

右侧。

③ 左手捏住并显露右侧手套口，将右手插入手套内，戴好手套，注意未戴手套的手不可触及手套的外面（无菌面）。

④ 用已戴上手套的右手指插入左手手套口翻折部的内面（即手套的外面），帮助左手插入手套并戴好。

⑤ 分别将左、右手套的翻折部翻回，并盖住手术衣的袖口。翻盖时注意已戴手套的手只能接触手套的外面（无菌面）（图 1-14）。

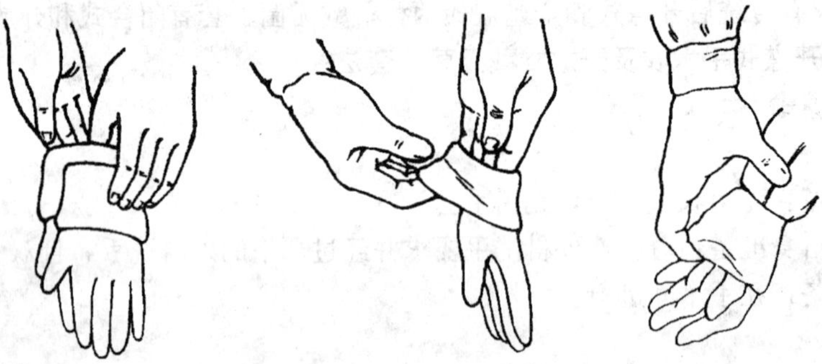

图 1-14 开放式戴无菌手套法

⑥ 用无菌生理盐水冲净手套外面的滑石粉，冲洗时指尖朝上，腕关节外侧处于最低位。其目的是冲净手套外面的滑石粉；检查手套有无破损。

⑦ 拱手于胸前，维持双手无菌状态，准备进行手术配合。

（二）穿全遮盖式手术衣及闭合式戴无菌手套法

（1）准备 同穿后开襟式手术衣。

（2）实施

① 同传统方法穿上无菌手术衣，双手向前插入衣袖，双手向前伸直，注意双手不得伸出衣袖。

② 由巡回护士在身后提拉手术衣，系好领口带和左页背部与右页内侧腋下的一对系带（图 1-15）。

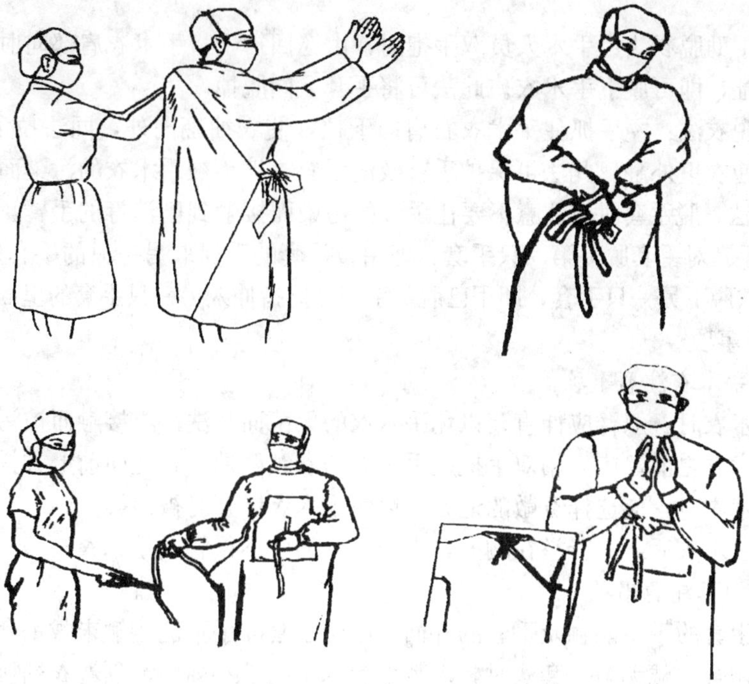

图 1-15　穿全遮盖式手术衣

③ 闭合式戴无菌手套法：左手隔衣袖取右手手套，将手套指端朝向手臂，拇指相对，放于左手衣袖上，两手拇指隔衣袖分开手套口，右手其余四指连同袖口一并插入手套反折部并将之翻转包裹于袖口上，整理衣袖及手套；同法戴左侧手套（图 1-16）。

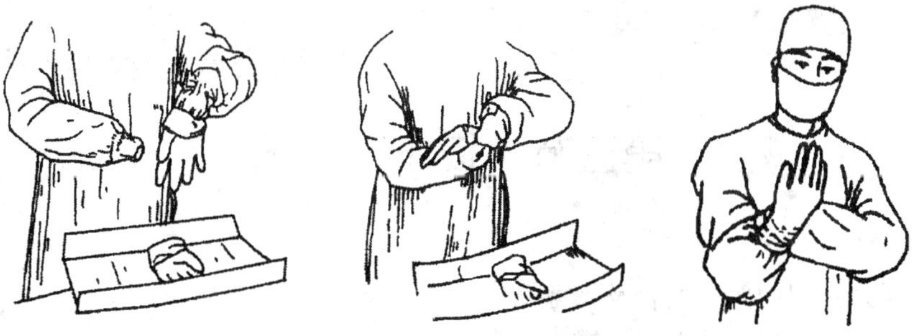

图 1-16　闭合式戴无菌手套法

④ 系腰带：解开腰间活结，用右手将腰带末端递给巡回护士，巡回护士持无菌持物钳夹住腰带或由已戴好无菌手套的人员接过腰带，然后穿衣者向左转圈，使手术衣的右页遮盖住左页。穿衣者接过腰带与左胸前的腰带一起系结于左胸前。

（5）按要求用无菌生理盐水冲净手套。拱手于胸前，维持双手无菌状态，准备进行手术配合。

（三）脱手术衣及脱手套法

手术结束后如需进行另一手术，必须更换无菌手术衣和手套。先由巡回护士解开腰带及领口系带，再由他人帮助或自行脱下手术衣，最后脱手套。

1. 脱手术衣法　脱手术衣时应注意不要让手术衣的污染面接触到身体或物体，以避免污染。

(1) 他人帮助脱衣法：手术人员双手抱肘，由巡回护士将手术衣肩部向肘部翻转，继而向手的方向拉扯，即可脱下手术衣。此法可将手套一同脱掉。

(2) 个人脱衣法：左手抓住手术衣右肩向下拉，使衣袖翻向外，同法拉下手术衣左肩，脱下手术衣，使衣里外翻。此法可保护手臂及洗手衣、裤不被手术衣的污染面所污染。

2. 脱手套法　脱手套时应注意不要让手套的污染面接触到已消毒的手臂，否则要重新洗手。方法为：手套对手套脱下第一只手套，即用戴手套的手抓取另一只的手套外面翻转脱下。然后皮肤对皮肤脱下另一只手套，即用已脱下手套的拇指伸入另一只手套的里面翻转脱下。

(四) 注意事项

1. 穿无菌手术衣注意事项

(1) 取手术衣时，双臂应伸直，以免手术衣的无菌面与洗手衣接触而被污染。

(2) 穿手术衣之前，应先用双手提起手术衣的衣领两端，轻轻向前上方抖开。

(3) 穿手术衣时，应选择宽敞的地方，以免手术衣展开时被污染。

(4) 穿上手术衣后，双臂举在胸前，未戴手套的手不得触及手术衣。

2. 戴无菌手套注意事项

(1) 未戴手套的手不能触及手套的外面，已戴手套的手不能接触未戴手套的手。

(2) 采用闭合式戴无菌手套法时，未戴手套的手缩于衣袖内，隔着衣袖接触手套，手不可直接接触手套。

(3) 手套口要严密套在手术衣袖外；翻转时，戴手套的手指不可触及皮肤，未戴手套的手不可触及手套和手术衣。

(4) 戴手套时应检查手套有无破损，如有破损须及时更换。

(5) 戴好手套后，用无菌生理盐水冲洗手套上的滑石粉。

(怀化医学高等专科学校　姚　珺)

第五节　模拟手术

【实训要求】

1. 掌握手术过程中医护配合及无菌操作原则和技术。

2. 熟悉患者术野皮肤的消毒、铺无菌巾。

【实训方式】 理实一体化：老师先分角色讲解及演示；学生情景模拟下分角色扮演练习，老师指导；总结。

【实训内容】

(一) 术野皮肤消毒

任何手术均要通过皮肤或黏膜进入术野才能进行操作，手术区域消毒的目的是消灭拟做切口处及其周围皮肤上的细菌，防止细菌进入创口内，是无菌操作的一个重要环节。

1. 操作程序

(1) 准备

① 用物准备：络合碘溶液，敷料缸内盛无菌纱布、无菌持物钳等。

② 操作者自身准备：更换清洁洗手衣、裤、鞋，戴好口罩及帽子（头发不能外露），进

行外科洗手后，此时暂不穿无菌手术衣、戴无菌手套。

③ 环境准备：符合外科手术室的环境要求。

④ 患者准备：患者进入手术室后须更换衣、鞋、裤，在护士的协助下于手术床上摆好合适的体位，充分暴露手术区。若皮肤有较多的油脂或胶布粘贴的残迹，可先用松节油、汽油或乙醚拭去。

（2）实施

① 预先备皮：除急症患者外，择期手术的患者应在病房里先备皮。若皮肤有较多的油脂或胶布粘贴的残迹，可先用松节油、汽油或乙醚拭去。

② 安置体位：巡回护士迎接患者进入手术室。协助患者更换手术室里的衣、鞋、裤，根据手术需要摆好相应体位，充分暴露手术区（图 1-17）。

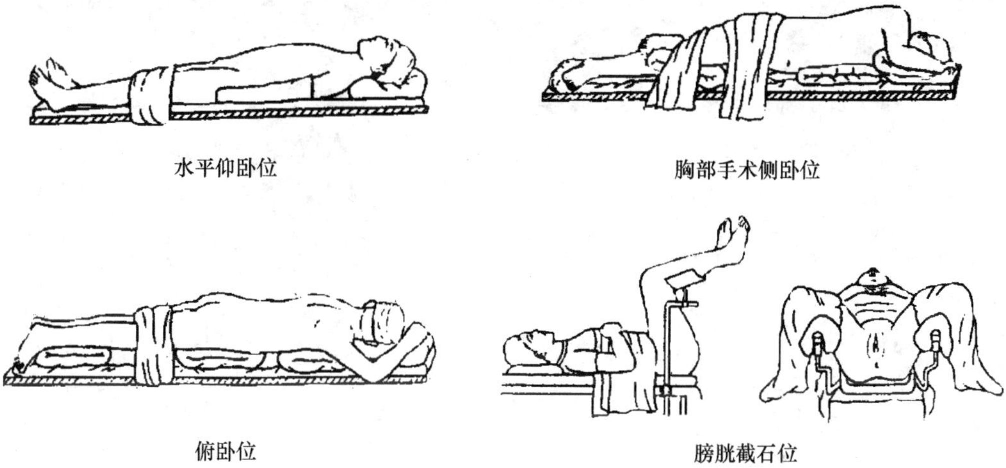

图 1-17　手术常用体位

③ 准备物品：巡回护士打开敷料缸盖，倾倒络合碘溶液浸湿无菌纱布；打开无菌手术包外层包布。

④ 皮肤消毒：第一助手洗手完毕进手术室，站在患者右侧，洗手护士完全打开无菌手术包，将一把无菌持物钳递给第一助手，第一助手用其夹络合碘纱布进行皮肤消毒。

a. 消毒范围：手术区皮肤消毒范围要包括手术切口周围 15 cm 的区域。如手术时有延长切口的可能，则应适当扩大消毒范围。现将不同手术部位的皮肤消毒范围，用图说明（图 1-18）。

b. 原则：自清洁处逐渐向污染处涂擦，例如无菌伤口应由手术区中心部向四周涂擦，感染伤口或肛门处手术则相反。第一助手进行手术区皮肤消毒两次，消毒时不留空白，第二次消毒时应更换持物钳（由洗手护士提供），消毒区域略小于第一次消毒范围，涂擦方向同第一次消毒。已接触污染部位的药液纱布或棉球不可再返回涂擦。

c. 方法有两种：一种是环形或螺旋形消毒，用于小术野的消毒；另一种是平行或叠瓦形消毒，用于大术野的消毒。

2. 注意事项

（1）巡回护士协助患者摆体位时应注意人文关怀，动作轻柔。

（2）洗手护士在传递无菌持物钳时应注意与第一助手保持一定的距离，避免污染手套。

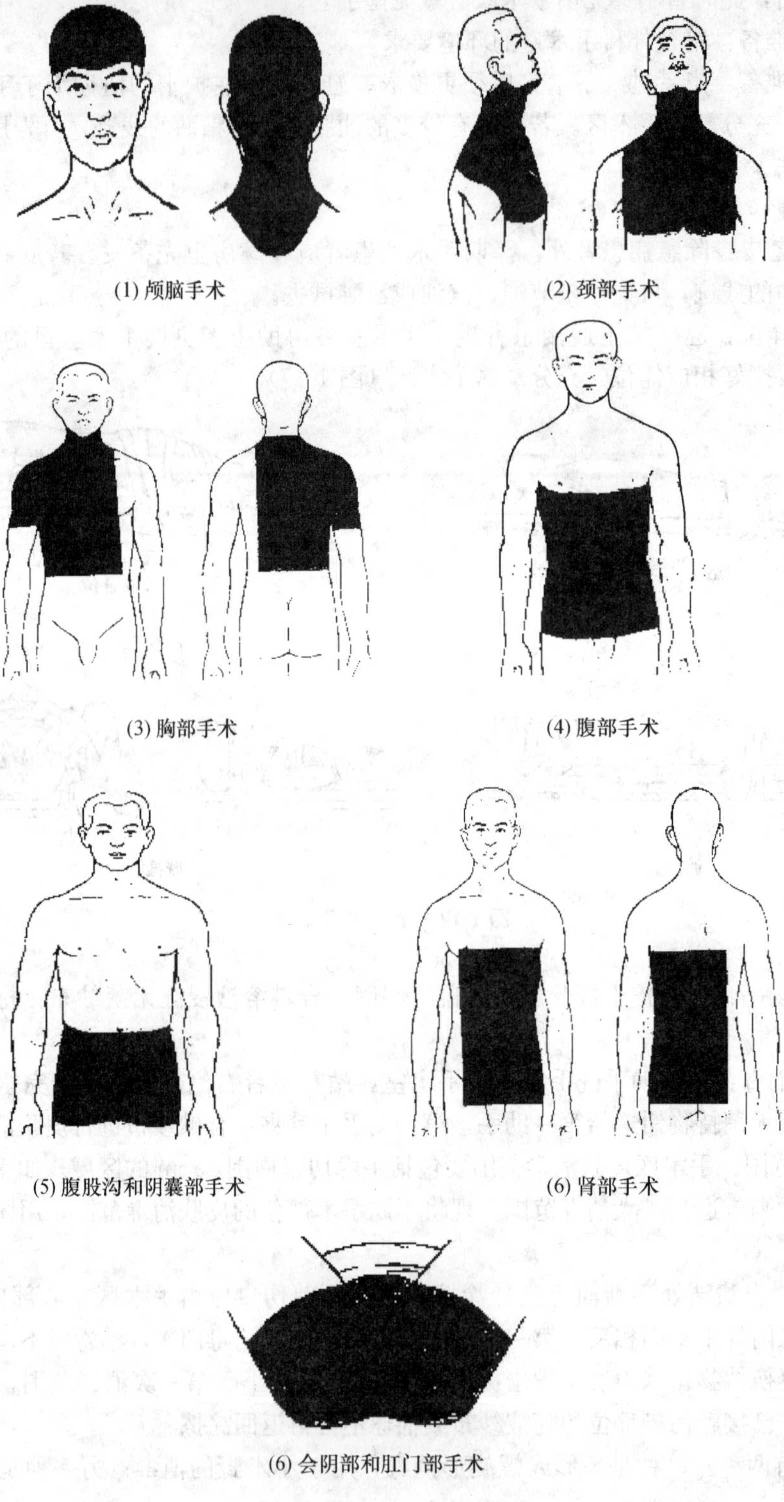

图 1-18 不同手术部位消毒范围

（3）消毒时，操作者应注意消毒范围和方向。消毒区不留遗漏，已接触污染部分的药液纱布，不应再返回涂擦已涂擦处或遗漏处。

（4）操作规范，自行监督，疑有污染或已污染，应重新消毒。

（二）铺巾（单）

术野皮肤消毒后，应铺 4～6 层无菌巾（单），仅显露切口而遮住患者身体其他部位，以尽量减少术中污染。小手术盖一块孔巾即可，较大手术则需要铺无菌巾、中单和大单。

1. 操作程序

（1）准备

① 用物准备：无菌巾 4 块、托盘巾 1 块、中单 2 块、大单 1 块、布巾钳等。

② 操作者自身准备：符合无菌手术要求。

③ 环境准备：符合外科手术室的环境要求。

④ 患者准备：体位合适、手术区皮肤消毒完毕、麻醉满意。

（2）实施

① 传递无菌巾：洗手护士穿好无菌手术衣，戴好无菌手套后，打开无菌手术布单包，依次取出无菌巾 4 块，分别展开并传递给第一助手。展开后的每块无菌巾均返折 1/4，传递时第一、二、三块无菌手术巾的折边朝向手术医师，第四块手术巾的折边朝向洗手护士。展开方法是：前三块无菌巾长散边朝下，短散边朝向洗手护士本人，两手拇指、食指捏住短散边一端整边返折部，向左、右方向展开即可。展开第四块无菌巾方法，除短散边朝向对方外，其余步骤同前。

② 接无菌巾：第一助手接无菌巾 1/4 返折边靠近中部的位置，注意不能接触洗手护士的双手以免污染，接妥后两手向无菌巾返折边两端移动以使无菌巾平整。

③ 铺无菌巾（单）：铺单的原则是：先遮盖相对“脏”处，后盖“干净”处。不同部位的手术，铺单的方法亦不同。现以腹部手术为例，总共铺三层巾、单，第一层铺 4 块无菌巾，第二层铺 2 条中单，第三层铺 1 条大孔单（图 1-19）。

a. 4 块无菌巾铺法：其顺序：下方→上方→对侧→近侧，或下方→对侧→上方→近侧，用布巾钳夹住交角处以防布巾移位，亦可用薄膜手术巾覆盖、固定无菌巾。再铺 1 块托盘巾于托盘架上。

b. 铺中单的方法：由已穿好手术衣、戴好手套的两位手术人员共同执行，先铺下方，后铺上方。

c. 铺大单（双层）：由铺中单的手术人员执行。先将有孔被单的孔对准手术切口部，然后将被单向手术床两侧（左、右侧）展开，再向手术床两端（脚、头端）展开，使被单上端遮盖过患者头部和麻醉架，下端遮盖过患者足端，两侧部应下垂过手术床缘 30 cm 以下。

2. 注意事项

（1）铺巾（单）时，操作者双手应保持在手术台面和腰部平面以上，始终注意保持手套的无菌，避免污染。

（2）无菌巾（单）遮盖范围的大小和层次，因手术性质和部位而不同，例如：浅表小手术（浅表小肿瘤切除）仅需铺一层无菌巾或小孔巾；稍大手术在手术区周围，一般应有3～4层无菌巾（单）遮盖，其外周至少应有 2 层。

（3）无菌巾（单）铺好后不能随意移动，若位置不准也只能向外移而不能向内移。

（4）无菌巾（单）若已经被水或血液渗湿，则失去无菌隔离作用，因此，应更换或另外加盖无菌巾（单）。

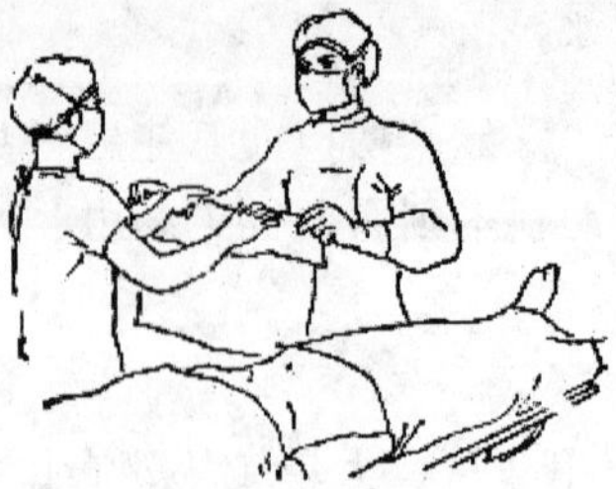

(1) 传递无菌巾

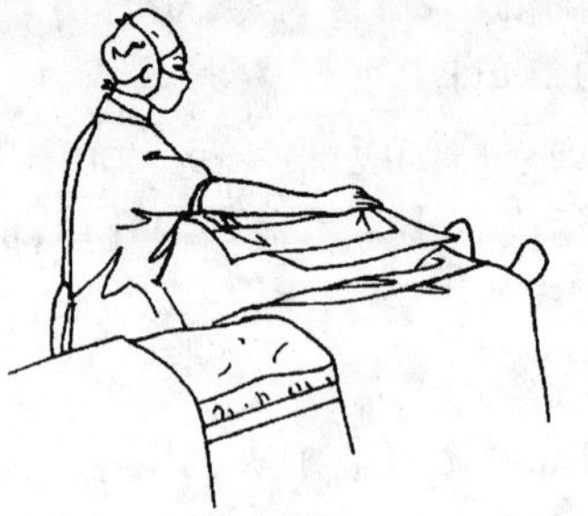

(2) 第一块铺盖下方

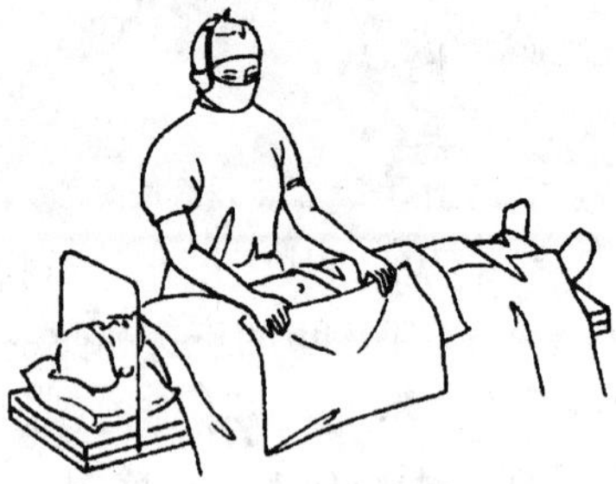

(3) 第二块铺盖对侧

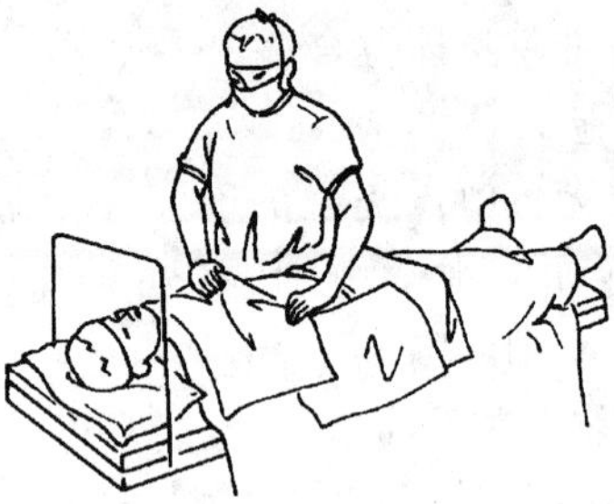

(4) 第三块铺盖上方

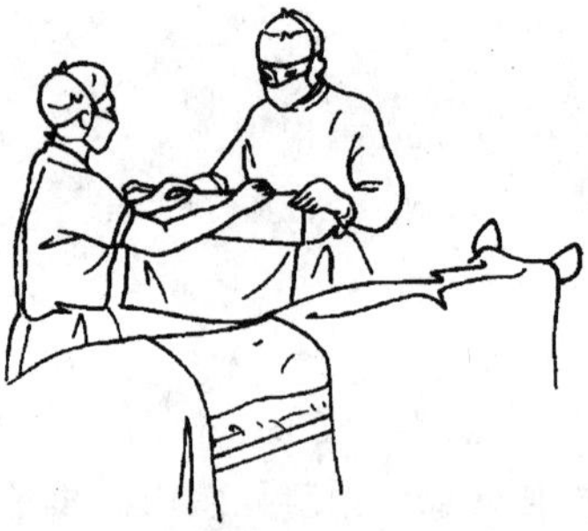

(5) 第四块铺盖近侧

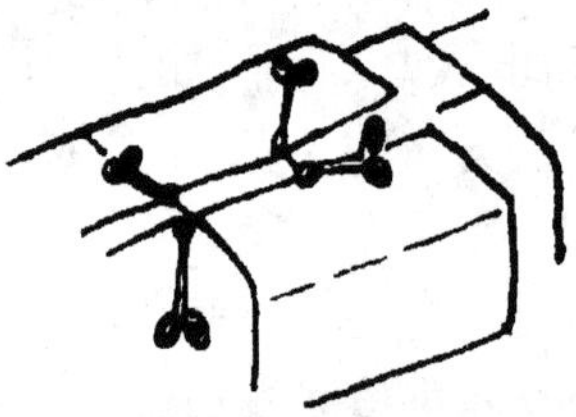

(6) 布巾钳固定

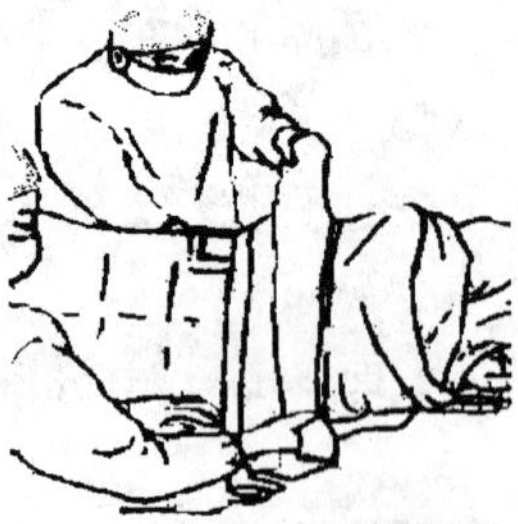

(7) 铺中单

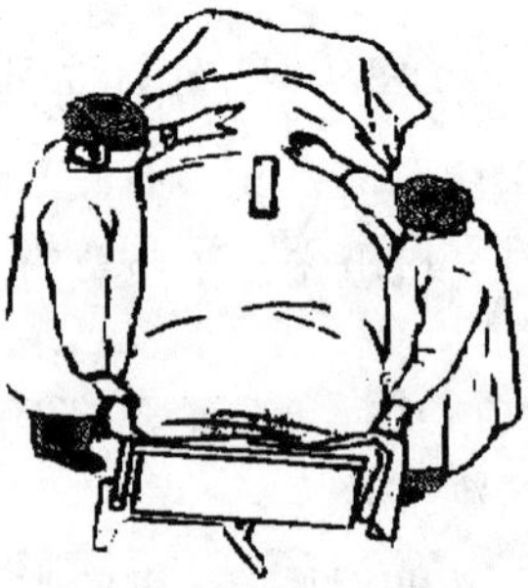

(8) 铺大单

图 1-19 腹部手术铺单

(三) 手术配合

为确保手术成功，整个过程中医护人员必须紧密配合、共同努力。护士在各种手术中的角色分为两种：器械护士（又称洗手护士）和巡回护士（又称供应护士）。

1. 器械护士 直接参与手术，配合医师共同完成手术的全过程。直接配合的护士，其工作范围只限于无菌区内，如传递器械、敷料及各种用物等。因此，直接配合的护士被称为器械护士。因其在无菌区内进行工作，必须要刷洗手和手臂、穿无菌手术衣及戴无菌手套，故又称洗手护士、灭菌护士或手术护士。

(1) 器械护士的主要职责：主要任务是按手术程序向术者、助手直接传递器械，密切配合医生共同完成手术。器械护士要做到：①具有高度责任心，对无菌技术有正确的认识。如发现违反无菌操作要求，应及时纠正；②掌握患者的诊断、术式，充分估计术中可能出现的问题，密切与术者配合，保证手术顺利完成；③熟悉手术器械的用法、目的及用途，以便准确无误地配合手术。

(2) 器械护士的手术配合

① 手术开始前15～20 min洗手、穿无菌手术衣及戴无菌手套，做好器械桌的整理准备工作，检查各种器械、敷料及其他用物是否完备。根据手术步骤、使用顺序把器械、敷料等物品分类按顺序排列。

② 术前、术中关闭体腔前，与巡回护士准确、细致地清点器械、纱布、纱垫、缝针等，核实后登记。术毕再自行清点一次，确保无误，以防遗留在体腔或组织内。

③ 手术开始后，按手术常规及术中情况，向术者、助手传递器械、纱垫等物。做到及时、敏捷、准确。随时注意术中的进展情况，若发现大出血、心搏骤停等意外时，应沉着、果断，及时与巡回护士联系，尽早备好抢救器械及物品。

④ 保持术野、器械托盘及器械桌的整洁、干燥。器械使用后，迅速取回并擦净血迹。污染器械应浸入药液中或递给台下护士处理，防止污染扩散。保留切出的任何组织，需送检部分用10%的甲醛溶液固定，术毕写上患者姓名、病室、日期等并填好送留标本登记簿。

⑤ 术毕协助擦净伤口及引流管周围的血迹，包扎伤口及固定好各种引流物。处理术后器械及其他物品。精密、锐利手术器械须分别处理。

2. 巡回护士 不直接参与手术操作的配合，而是被指派在固定的手术间内，与器械护士、术者、助手及麻醉医师配合，共同完成手术的任务。间接配合护士的工作范围是在无菌区以外，在患者、手术人员、麻醉医师及其他人员之间巡回，故称巡回护士。

(1) 巡回护士的职责：巡回护士的主要任务是做好有关手术的准备；全面负责患者出入手术室的安全；与手术组、麻醉人员密切配合，争取高效、安全地完成手术任务。要求巡回护士做到：①为患者创造最佳的手术环境及条件；②确保患者舒适、安全，使患者以平静的心态接受手术治疗，防止意外发生；③坚持无菌观念，做无菌技术的“监护人”，谨防违反无菌操作行为，若发现应及时给予纠正；④掌握病情、手术名称、术式，做到心中有数，有计划、有步骤地主动配合手术组及麻醉人员的工作；⑤熟悉各种手术前患者的准备、术中体位及器械等物品的使用。

(2) 手术配合

① 检查手术间内各种药物是否齐备，室内固定设备（电源、无影灯、吸引器等）是否完善、安全、适用。根据手术的需要，落实、补充及完善一切物品，调节好室温及光线。

② 热情接待手术患者（一般术前30 min患者被送到手术室)，并按手术通知单核对患者姓名、年龄、性别、手术部位、麻醉方式等。详细清点病房送来的物品（病历、X线片、药物等）是否齐备。验证患者血型、交叉试验结果，以做好输血的准备。检查患者术前的准备工作，如皮肤准备是否合乎要求，义齿、饰物、发夹及贵重物品是否取下，将患者送入手

术间。

③ 根据麻醉要求安置患者体位，全身麻醉或神志不清的患者或儿童，应适当约束或安排专人看护，防止其坠床。根据手术要求固定体位，当患者意识清楚时应向其解释体位的目的及重要性，以取得患者合作，使用电灼器时，铅板要放在肌肉丰富的部位，以防灼伤。

④ 帮助手术人员穿手术衣，安排各类人员就位，随时调整灯光，供应洗手护士一切需要的用品。保证输血、输液的畅通，准确执行医嘱。病情变化时，主动配合抢救工作。及时补充手术间内缺少的各种物品。

⑤ 详细清点、登记手术台上器械、敷料等数目，分别在术前、术中关闭体腔及手术结束前和洗手护士进行清点、核对，防止遗留在体腔或组织内。

⑥ 要坚守岗位，不可擅离手术间，随时供给术中所需物品。密切观察病情变化，大手术应能充分估计可能发生的意外情况，做好急救准备，及时配合抢救。

⑦ 手术完毕，协助术者包扎伤口，向护送人员点清患者携带的物品。整理手术间，补充手术室内的各类物品，用物归回原处。进行空气消毒，切断电源。

⑧ 手术中途调换巡回护士时，须做到现场详细交班，包括患者病情、医嘱执行情况、输液、输血、用药等，在登记本上互相签名，必要时告知手术者。

3. 操作程序

手术配合（以肠吻合术为例）。

手术护士工作职责与手术配合

时间	器械护士	巡回护士
术前1～3天	参与术前讨论；准备手术器械包、仪器等；	探视患者；准备手术器械包、仪器、药物等；准备手术室环境
术日晨	检查器械包准备情况	确保手术室的整齐、清洁，手术灯、吸引器、电器等功能处于完好状态
手术进程（开始前）	外科洗手前准备（更衣，换鞋，戴帽、口罩）；术前30 min外科洗手，穿无菌手术衣、戴无菌手套；清点器械，管理器械台（按手术进程分类，有序排位摆放）	接患者至手术室；摆体位、暴露术野、适当束缚、扎好血压计袖带，建立静脉通道，输氧，协助麻醉；打开手术器械包、无菌手术衣包、准备无菌手套；协助术者穿无菌手术衣、戴无菌手套，用无菌生理盐水冲洗手套；清点记录器械、补充手术物品；准备皮肤消毒缸并打开盖
手术进程（切开前）	术野皮肤消毒时：传递持物钳给第一助手，术野皮肤消毒两次	术野皮肤消毒时： 1. 观察生命体征 2. 清理污物桶
	铺巾时： 1. 传递布巾给第一助手 2. 传递巾钳给第一助手 3. 与第一助手共同铺托盘巾 4. 传递中单、大单给主刀、助手	铺巾时： 1. 移开皮肤消毒缸 2. 观察生命体征 3. 维持静脉、气道通畅

续表

时间	器械护士	巡回护士
手术进程（切开后）	切开皮肤、皮下、肌层、鞘膜： 1. 传递手术镊，用于试麻醉平面和消毒 2. 传递纱布、手术刀、直止血钳、缝线 3. 回收用过的纱布、手术刀、直止血钳于弯盘内，不再使用 4. 传递切口巾、组织钳、布巾钳 5. 传递纱垫、手术刀、止血钳、缝线等	切开皮肤、皮下、肌层、鞘膜： 1. 向手术台补充乙醇棉球 2. 观察生命体征 3. 维持静脉、气道通畅
	进腹腔前：传递无菌生理盐水碗给术者洗手套；传递纱垫、手术刀、止血钳、缝线、拉钩、缝针等	进腹腔前：倒无菌生理盐水于治疗碗；密切关注手术进程
	肠切除：传递纱垫、手术刀、止血钳、肠钳、缝针、缝线、拉钩等；收集、保护标本	肠切除： 1. 观察生命体征 2. 维持静脉、气道通畅 3. 收集、处理标本并送检
	关腹前：清点器械、纱布等，核对好数目后才可以关闭腹腔	关闭腹腔前：与器械护士清点器械、纱布等
	关腹：传递缝线、缝针、纱布等	关闭腹腔：密切关注病情和台上用物供应情况
手术结束	术后处置：清洗、浸泡、消毒器械，并上油、打包	1. 包扎伤口，固定引流管 2. 送患者回监护室或病房，途中维持各类管道通畅，观察生命体征，向病房护士交代手术情况 3. 手术室清洁、消毒

4. 注意事项

（1）严格执行“三查”、“七对”制度。

（2）严格执行无菌技术的原则。手套在术中破裂或污染应立即更换，无菌单透湿也应更换。进入腹腔前，应用无菌生理盐水冲洗手术人员的手。术中发现感染病灶，须注意隔离。

（3）术前和术中关闭腹腔、胸腔前及体腔关闭后缝合切口前，器械护士应与巡回护士共同准确清点各种器械、敷料、缝针等的数目，核实后登记。术毕再次清点。

（4）皮肤切开、缝合之前，均应用75%乙醇涂擦1次。皮肤切开时所用的器械不能再次使用。

（5）手术人员更换站位时，应面向手术台或器械台，背对背移位或先离开手术台后再开始交换位置，助手要让主刀。

（怀化医学高等专科学校　刘燕南）

第二章　伤口护理

第一节　清创缝合

一、清创术

【实训要求】

1. 掌握清创的目的及须遵循的无菌原则。

2. 熟悉清创术的操作程序。

3. 了解清创术的注意事项。

【实训方式】 看视频；老师讲述、演示；老师指导学生练习；总结。

【实训内容】

（一）清创的目的

清创术是外科的基本操作技术。其目的是清除伤口内异物及坏死组织，防止感染，有利于受伤部位功能和形态的恢复。

清创的最佳时机是伤后 8 h 以内。在此时间内细菌仅存于创口表面，尚未形成污染伤口。但对污染较轻的伤口，位于头、面部的伤口或在早期已使用有效抗菌药物的情况下，清创时间可放宽到伤后 12～24 h。对污染严重或已化脓感染的伤口，应在清理伤口和周围皮肤后，敞开引流。

（二）操作程序

1. 清创前的准备

（1）患者准备　评估患者的伤口及全身情况。如有休克，待休克好转后争取时间进行清创。必要时应用镇痛药物。如伤口较大、污染严重，应预防性应用抗生素。注射破伤风抗毒素。

（2）用物准备　根据伤口的部位、受伤程度准备用物。如消毒钳、持针器、镊子（有齿及无齿镊）、缝针、缝线、剪刀、外用生理盐水、无菌纱布及棉垫、绷带、胶布、75%乙醇、3%过氧化氢溶液、无菌治疗巾、无菌手套、无菌毛刷、消毒肥皂水、备皮刀、弯盘、5 ml 注射器、局部麻醉药等。

（3）环境准备　清创术最好在手术室进行，要求环境清洁、无菌，温、湿度适宜。

（4）操作者自身准备　更换清洁洗手衣、裤、鞋，戴好口罩及帽子（头发不能外露），修剪指甲，外科洗手、穿无菌手术衣、戴无菌手套。

2. 实施

（1）核对患者姓名，并做好解释工作，协助患者摆好合适的体位。

（2）麻醉　选择合适的麻醉方式。小而浅的伤口，可采用局部麻醉；较大而复杂的伤口选用全身麻醉；较大的肢体伤口，上肢可用臂丛神经阻滞或腕部神经阻滞，下肢可用硬膜外阻滞。

(3) 清洗去污 分清洗皮肤和清洗伤口两步（图 2-1）。①清洗皮肤：用无菌纱布覆盖伤口，剃去伤口周围的体毛。术者洗手、穿无菌手术衣、戴无菌手套，用软毛刷蘸消毒肥皂水刷洗皮肤，并用生理盐水冲洗，直至伤口周围皮肤清洁为止。然后换另一只毛刷再刷洗一遍，用无菌纱布擦干皮肤。②清洗伤口：去掉覆盖伤口的纱布，仔细查看伤口，分别以 3% 过氧化氢溶液、生理盐水反复冲洗伤口，用消毒小纱布球轻轻除去伤口内的污物、血凝块和异物及脱落的组织、组织碎片等。

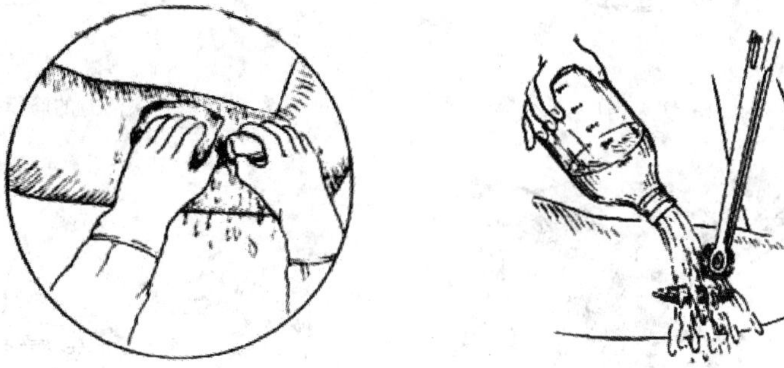

刷洗皮肤　　生理盐水冲洗伤口

图 2-1 伤口清洁去污

(4) 消毒、铺巾 擦干皮肤，常规用碘酊、乙醇或碘伏消毒皮肤周围，铺盖无菌手术巾。

(5) 伤口的探查与处理 ①术者重新更换手套、器械后方可清理伤口。②探查创腔：清除创腔内异物，了解创腔与组织的关系，有无重要的血管、神经、脏器等损伤。③清理创腔：更换用物，重新铺单，实施手术。由浅至深，切除失活组织，清除血肿、凝血块和异物，对损伤的肌肉和神经可酌情进行修复或仅用周围组织掩盖。浅层伤口，可将伤口周围不整的皮肤，沿原创口切除创缘皮肤 1～2 mm，切除失活组织和明显挫伤的创缘组织，并随时用无菌生理盐水冲洗。深层伤口，应彻底切除失活的筋膜和肌肉。为了处理较深部伤口，有时可适当扩大伤口和切开筋膜，清理伤口，直至比较清洁和显露血液循环较好的组织。新鲜的伤口按组织层次依次缝合；污染重或清创不彻底、感染危险大者，可观察 1～2 天，延期缝合。④彻底止血：严密观察伤口出血情况，彻底止血。再次用生理盐水反复冲洗伤口，污染严重者，可用 3%过氧化氢溶液冲洗后，再用生理盐水冲洗（图 2-2）。

(6) 缝合与引流 彻底清创后，伤后时间短和污染轻的伤口可予缝合，注意缝合不宜过紧，以伤口边缘对合为度；伤后时间较长或污染严重的伤口，伤口暂不予缝合，可放置引流物，妥善固定，行延期缝合。

(7) 包扎和固定 清创后创面用无菌敷料覆盖，再用绷带包扎。目的是保护伤口、减少污染，有助于止血和固定敷料。包扎时应注意松紧要适度，便于观察局部或肢体末端血液循环。

(8) 清创的术后处理 ①清创术后抬高患肢，以促进静脉回流，减轻伤部肿胀，注意保持有利于肢体引流的体位和关节的功能位。②观察患者全身及局部情况，有无合并伤及并发症。③注意伤口的引流情况，如果出血过多应立即检查伤口，及时处理。如伤口有恶臭，全身情况突然恶化，应及时检查有无感染存在。④当伤口的敷料被渗出物浸透后，应根据伤口情况选择处理方法。⑤如果早期清创不彻底出现化脓性感染，并有毒血症表现时，则应及时扩大伤口、清除坏死组织、充分进行引流，根据细菌学检查的结果，应用有效的广谱抗菌药，以控制感染。⑥如发生量较大的继发性出血时，应尽快手术止血。

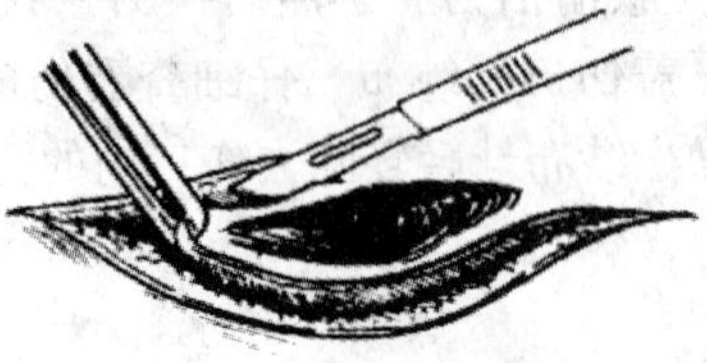

a. 切除伤口皮缘

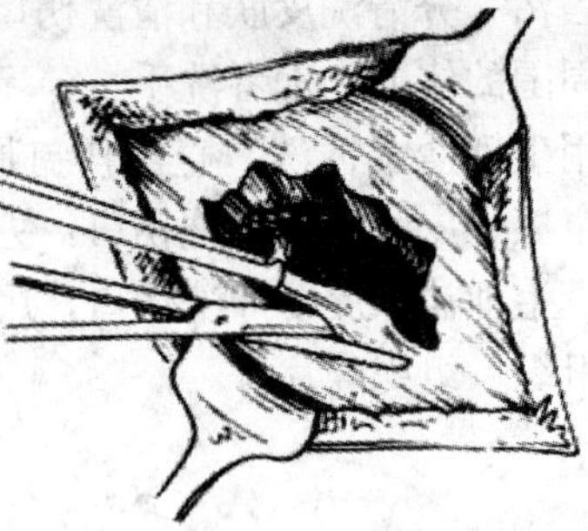

b. 切除失去活力的筋膜

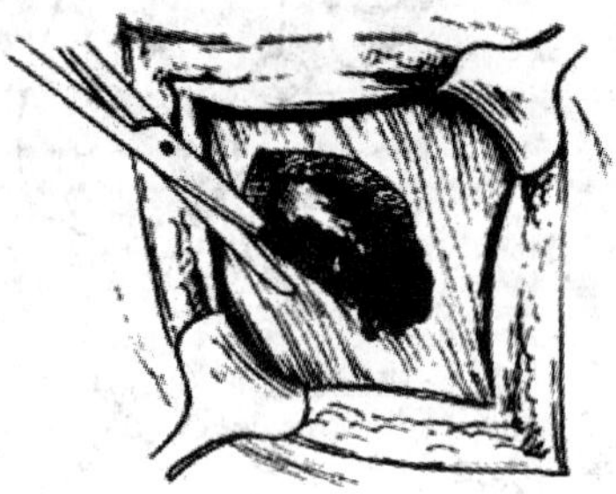

c. 切除失去活力的肌肉

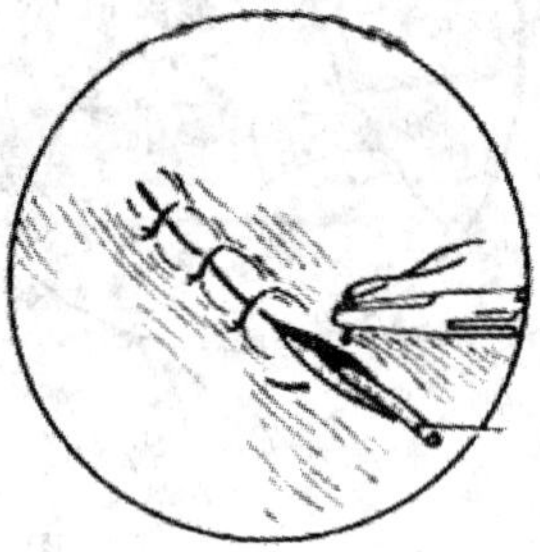

d. 止血后缝合、引流

图 2-2 清理创腔步骤

（三）注意事项

1. 严格遵守无菌操作原则，彻底清洗伤口周围皮肤的污垢及异物。

2. 由浅入深、仔细探查、认真操作，识别组织活力及血供，彻底清除伤口内血肿、异物及失去活力的组织，尽可能保留重要的血管、神经等重要组织。

3. 合并神经、血管损伤者应予以妥善修复。

4. 严密止血，逐层缝合，避免残留死腔。

5. 污染严重的伤口应在低位放置橡皮片引流。

二、缝合

【实训要求】

1. 掌握单纯间断、单纯连续及“8”字形缝合方法。

2. 熟悉缝合的目的及注意事项。

3. 了解其他几种缝合方法。

【实训方式】 理实一体化：老师讲授、演示；老师指导学生练习、总结。

【实训内容】

（一）缝合目的

用缝针和缝线通过手工的方法将已经切开或因外伤断裂的组织、器官进行对合或重建其通道，恢复其功能。此外，缝合还可起到止血、重建器官结构或整形的作用。

（二）操作程序

1. 准备

（1）用物准备　缝针、缝线、镊子、持针钳、线剪、缝合模型等。

（2）操作者自身准备　洗手、戴口罩、穿工作服。

（3）环境准备　符合外科清创缝合的环境要求。

2. 实施　不同部位的组织、器官需采用不同的缝合方法。缝合可以用持针钳进行，也用皮肤钉合器、消化道吻合器、闭合器等。本节只介绍持针钳缝合法。缝合的基本步骤：以皮肤间断缝合为例说明缝合的步骤（图 2-3）。

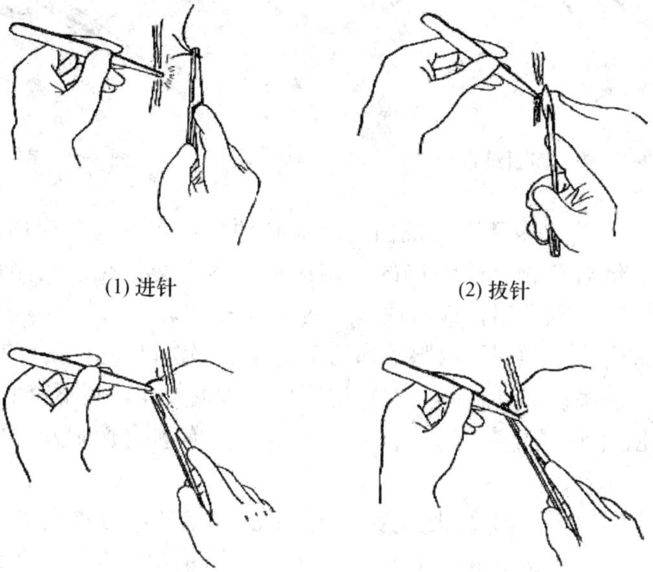

(1) 进针　(2) 拔针　(3) 出针　(4) 夹针

图 2-3　缝合步骤

（1）进针　缝合时左手执镊子，提起缝合模型皮肤边缘，右手执持针钳，用腕臂力由外旋进，注意针尖与组织垂直，顺针的弧度继续推进皮肤，经皮下从对侧切口皮缘穿出。

（2）拔针　用镊子夹针前端顺针的弧度向外拔，同时持针器从针后部顺势向前推。

（3）出针、夹针　当针要完全拔出时，阻力已很小，可松开持针器，单用镊子夹针继续向外拔，持针器迅速转位再夹针体（针体的后 1/3 处），将针完全拔出。

（4）打结　将针线拔出后，使组织创缘对合，然后进行打结。

（5）剪线　打开线剪，一靠，二滑，三斜，四剪断线。

（三）常见缝合类型

缝合的分类及缝合的方法很多，按缝合时缝线的连续与否分为间断缝合和连续缝合两种；按缝合时的形态分为荷包缝合、外翻缝合、“8”字形缝合、内翻缝合等。另外，还有用于特别目的的缝合，如减张缝合、皮内缝合、缝合止血等。

1. 单纯缝合法　分单纯间断缝合和单纯连续缝合。是使切口创缘的两侧直接对合的一类缝合方法，如皮肤缝合。

（1）单纯间断缝合　操作简单，应用最多，每缝一针单独打结，多用于皮肤、皮下组织、肌肉、腱膜的缝合，尤其适用于有感染的创口缝合（图 2-4）。

（2）连续缝合　在第一针缝合后打结，不剪线，用该缝线继续缝合整个创口，结束前的一针，将重线尾拉出留在对侧，形成双线与重线尾打结（图 2-5）。

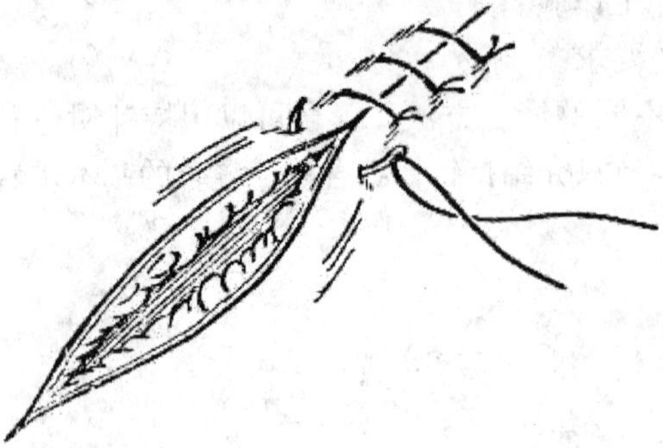

图 2-4 单纯间断缝合

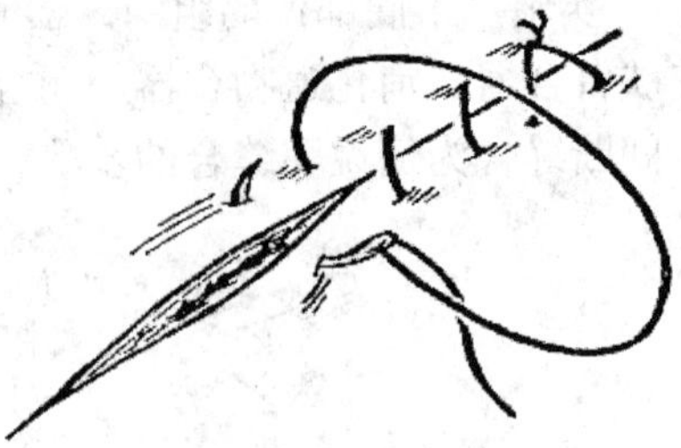

图 2-5 单纯连续缝合

2. 皮内缝合 可分为皮内间断及皮内连续缝合两种，皮内缝合应用眼科小三角针、小持针钳及 0 号丝线。缝合要领：从切口的一端进针，然后交替经过两侧切口边缘的皮内穿过，一直缝到切口的另一端穿出，最后抽紧，两端可做蝴蝶结或纱布小球垫（图 2-6）。常用于外露皮肤切口的缝合，如颈部甲状腺手术切口、颜面部伤口。其缝合的好坏与皮下组织缝合的密度、层次对合有关。如切口张力大，皮下缝合对拢欠佳，则不应采用此法。此法缝合的优点是对合好、创伤小、痛苦轻、恢复快、拆线早，有愈合瘢痕小、瘢痕不明显的美学效果。

3. 减张缝合 对于缝合处组织张力大，全身情况较差者，为防止切口裂开可采用此法，主要用于腹壁切口的减张。缝线选用较粗的丝线或不锈钢丝，在距离创缘 2～2.5 cm 处进针，以保证层次的准确性，亦可避免损伤脏器。缝合间距为 3～4 cm，以使其承受更多的切口张力。结扎前将缝线穿过一段用橡皮管或纱布做成的枕垫，以防皮肤被割裂；结扎时切勿过紧，以免影响血运（图 2-7）。

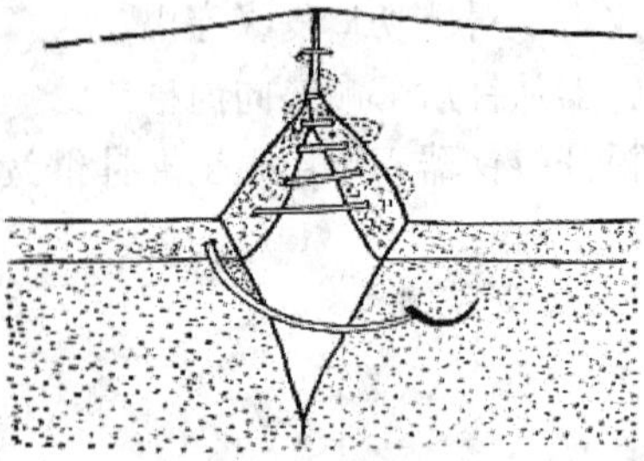

图 2-6 皮内连续缝合

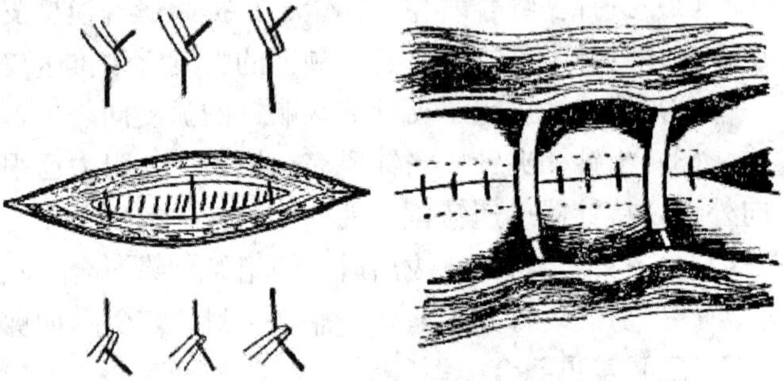

图 2-7 减张缝合

4. “8”字形缝合 分内“8”和外“8”字形缝合。由两个间断缝合组成，缝扎牢固、省时，如筋膜的缝合（图 2-8）。

5. 外翻缝合 将缝合的组织边缘向外翻出缝合，使其内面光滑。多用于血管的吻合和腹膜的缝合，以减少血管内血栓形成和腹膜与腹腔内容物粘连（图 2-9）。

6. 内翻缝合 将缝合组织的边缘向内翻入缝合，使其外面光滑而有良好的对合。多用于胃肠道的吻合，可减少感染和促进愈合。小范围的内翻缝合，如阑尾根部残端的包埋可用荷包缝合法（图 2-10）。

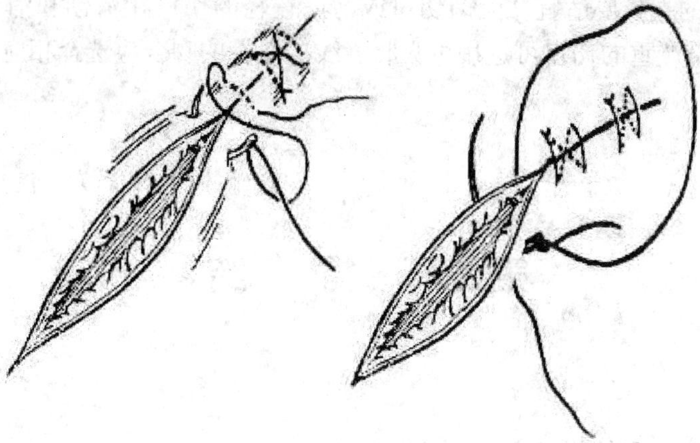

图 2-8　“8”字形缝合

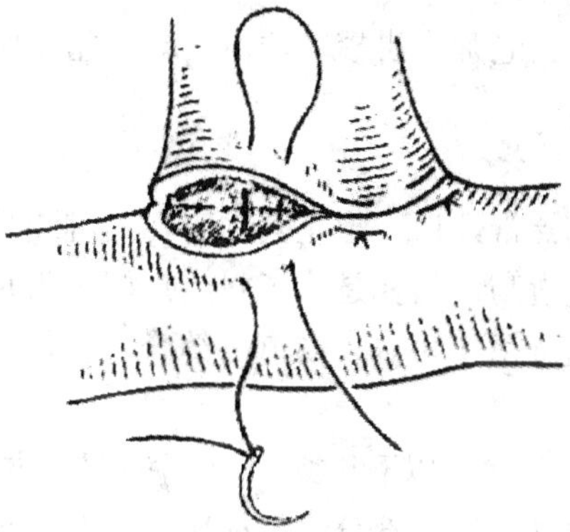

图 2-9　外翻缝合

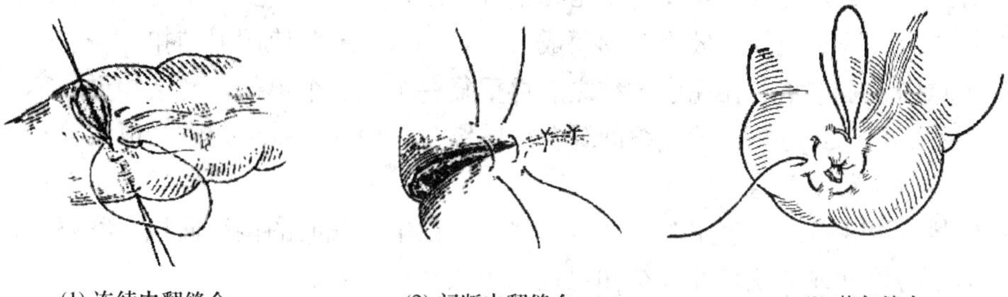

(1) 连续内翻缝合　(2) 间断内翻缝合　(3) 荷包缝合

图 2-10　内翻缝合

（四）注意事项

1. 要保证缝合创面或伤口的良好对合。缝合应分层进行，按组织的解剖层次进行缝合，使组织层次严密，不要卷入或缝入其他组织，不要留残腔，防止积液、积血及感染。缝合的创缘距及针间距必须均匀一致，使其看起来美观，受力及分担的张力一致，并且缝合严密，不至于因对合不良而导致切口裂开、因引流不畅造成切口延迟愈合或感染。

2. 注意缝合处的张力。结扎时缝线的松紧度应以切口边缘紧密相接为准；不宜过紧，过紧、过松均可导致愈合不良。伤口有张力时应进行减张缝合；伤口如缺损过大，则可考虑行转移皮瓣修复或皮片移植。

3. 缝线和缝针的选择要适宜。无菌切口或污染较轻的伤口在清创和消毒处理后可选用丝线，已感染或污染严重的伤口可选用可吸收缝线。血管的吻合应选择相应型号的无损伤缝针、缝线。

（淄博市第一医院 郑秀青）

第二节 打 结

【实训要求】

1. 掌握单手打方结和持钳打方结的操作方法。
2. 熟悉打结的目的及注意事项。
3. 了解结的种类。

【实训方式】 理实一体化：老师先讲授、演示；老师指导学生练习，总结。

【实训内容】

（一）打结的目的

结扎的目的是封闭管腔或异常开口，阻止其内容物的继续移动。如出血点的结扎是为了封闭血管断端，阻止出血；疝囊高位结扎是为了封闭疝门，阻止疝内容物疝出；输精管结扎是为了阻止精液的移动。打结常用于止血、伤口的缝合、固定（固定引流管）。

（二）结的种类

临床上一般根据结的形态将结分为以下几类，常用手术结有方结、外科结、三重结（图 2-11）。

（1）单结　是外科结扣的基本组成部分，易松脱、解开，仅用于暂时阻断，永久结扎时则不能单纯使用单结。

（2）方结　它由两个方向相反的单结扣重叠而成，适用于较少的组织或较小的血管以及各种缝合的结扎。因其结扎后较为牢固而成为外科手术中最常使用的结扣。

（3）三重结或多重结　在完成方结之后再重复一个或多个单结，使结扣更加牢固。适用于比较重要的血管、张力较大的组织间缝合后的结扎。使用肠线或化学合成线等易于松脱的线打结时，通常需要做多重结。

（4）外科结　在打第一个结时结扎线穿绕两次以增加线间的接触面积与摩擦力，再打第二个结时即不易松动或滑脱，此种结扣仅适用于结扎大血管。

常见的错误结有滑结和假结（图 2-12）。

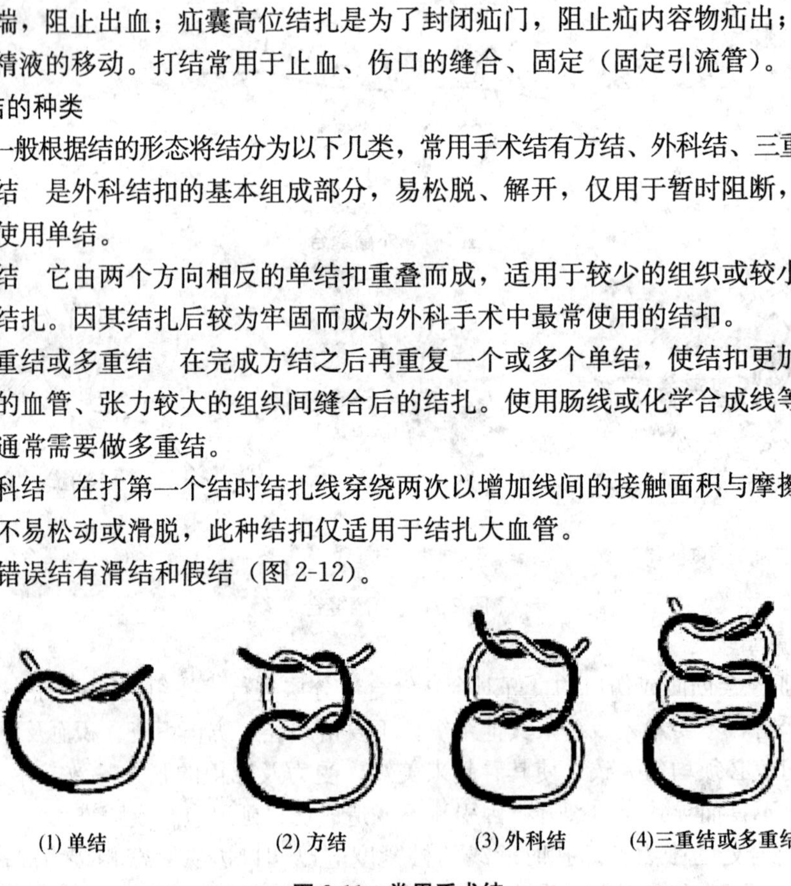

(1) 单结　(2) 方结　(3) 外科结　(4)三重结或多重结

图 2-11 常用手术结

（1）假结　由同一方向的两个单结组成，结扎后结扣易于滑脱而不应采用。

（2）滑结　尽管其结扣的构成类似于方结，但由于操作者在打结拉线时双手用力不均，一紧、一松或只拉紧一侧线头而用另外一侧线头打结，所以完成的结扣并非方结而是极易松脱的滑结，要注意避免。

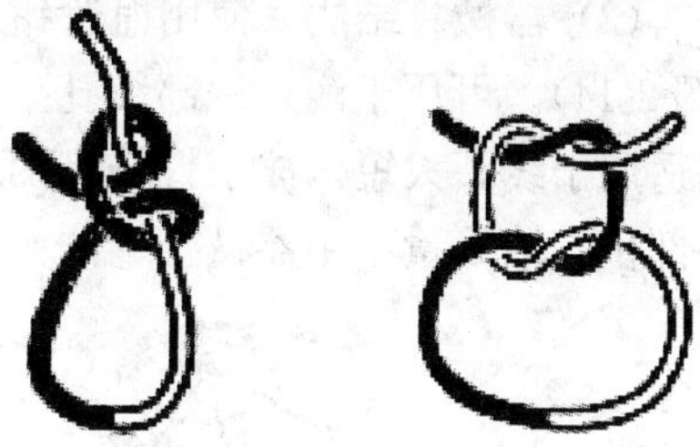

(1) 滑结　　(2) 假结

图 2-12　常见错误结

（三）操作程序

1. 准备

（1）用物准备　缝针、缝线、持针钳、镊子、剪刀等。

（2）操作者自身准备　洗手，戴口罩、帽子（头发不能外露）。

（3）环境准备　符合外科打结的环境要求。

2. 实施　术中打结可通过徒手或借助器械两种方式来完成。徒手打结较为常用，可分为双手打结法和单手打结法，根据操作者的习惯不同又将单手打结分为左手打结法和右手打结法。器械打结是借助于持针钳或血管钳打结，又称为持钳打结法。每种打结方法均可用来打方结、外科结和三重结。此处只介绍临床最常用的单手打结法和器械打结法。

（1）单手打结法　是最常用的一种打结方法，有方便、快捷的特点，但如不注意则极易打成假结或滑结。临床上以右手打结较普遍（图 2-13）。

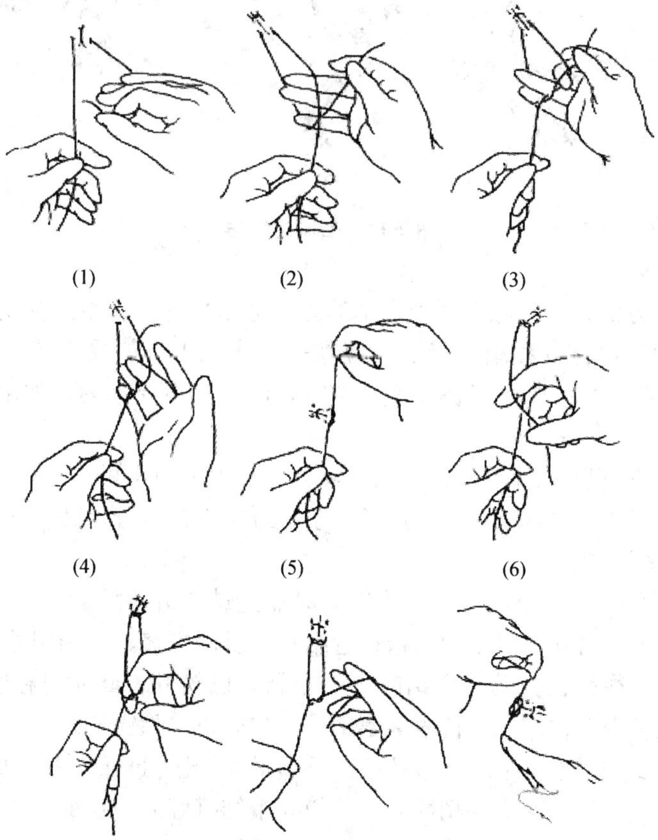

(1)　(2)　(3)　(4)　(5)　(6)　(7)　(8)　(9)

图 2-13　右手单手打结法

（2）器械打结法 使用血管钳或持针钳绕长线、夹短线进行打结，即所谓的持钳打结法（图 2-14）。可用于浅、深部结扎。血管钳或持针钳既是线的延长，也是操作者手的延伸。此法适用于线头太短，徒手打结有困难时或打结空间狭小时的结扎。器械打结容易松弛，故重要部位打结尽量不用器械打结法。

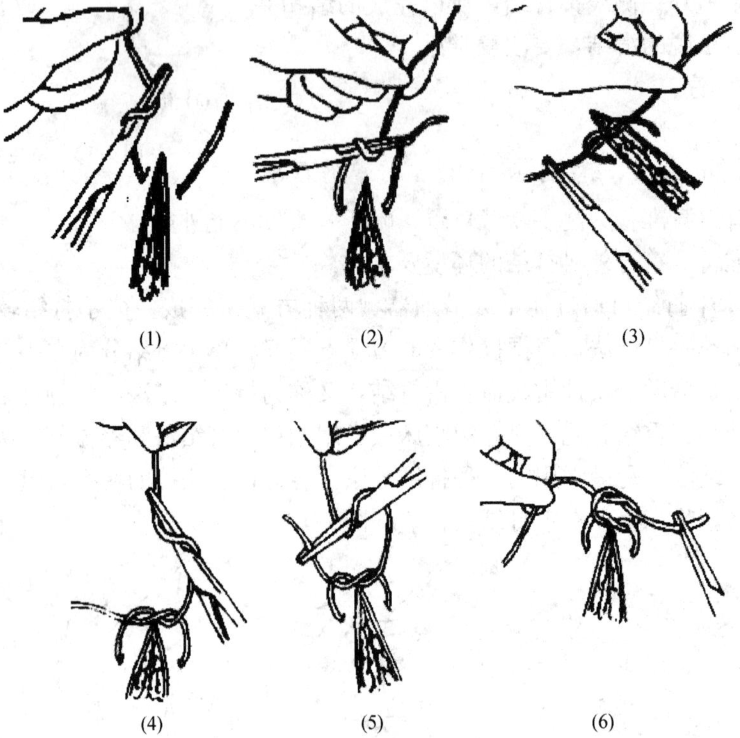

图 2-14 器械打结法

（四）注意事项

1. 无论用何种方法打结，相邻两个单结的方向必须相反，否则易打成假结而松动。

2. 打结时，两手用力点和结扎点三点应在一条直线上，如果三点连线成一定的夹角，则在用力拉紧时易使结扎线脱落。在收紧线结时，两手用力要均匀，如果一手紧、一手松，则易成滑结而滑脱。

3. 根据打结处的深度和结扎对象选择一段适当长短和粗细的结扎线，打结前用生理盐水浸湿可增加线的韧性及摩擦力，既易拉紧又不易折断。打结时，必须顺着线的穿行方向用力拉紧，否则极易折断结扎线。

4. 深部打结时因空间狭小而使两手难以同时靠近结扎处，此时可在打结后一手拉住线的一端，另一线端可用另外一只手的示指在近结扣处反向推移，均匀用力收紧结扣。遇张力较大的组织结扎时，往往在打第二个结时第一个结扣已松开，此时可在收紧第一个结扣以后，助手用一把无齿镊夹住结扣，待收紧第二个结扣时再移除镊子。

5. 以出血点的结扎为例，出血点夹住后即可开始结扎，助手先把血管钳竖起以便术者将线绕过，随即放低血管钳使尖端稍翘起。待第一个结打好后，在助手松开移去血管钳的同时，将结继续扎紧，再打第二个结，形成方结，再剪线。

（山东万杰医学院 侯青芝）

第三节 换 药

【实训要求】

1. 掌握换药的操作程序、换药原则及注意事项。

2. 熟悉换药目的、不同伤口的处理方法及拆线时间。

3. 了解换药常用药物、敷料的选择及引流物的使用。

【实训方式】 理实一体化：老师先讲授与演示；学生练习，老师指导；总结。

【实训内容】

换药又称更换敷料，是对经过初期治疗的伤口（包括手术切口）做进一步处理的总称。

（一）换药目的

1. 动态观察伤口的变化，及时给予必要和恰当的处理。对长期不愈合的伤口，须找出原因，给予积极治疗。

2. 清理伤口，去除伤口创面的异物（如线头等）、坏死组织和分泌物，并保持伤口引流通畅，以减少细菌的繁殖、毒素分解产物的吸收和分泌物的刺激。使炎症局限化，为伤口的愈合创造有利条件。

3. 包扎固定，保持伤口清洁，促进伤口愈合。

4. 使患者舒适。

（二）换药原则

1. 严格遵守无菌操作原则，防止发生医院内交叉感染。

2. 换药须按照先换清洁伤口，再换污染伤口的顺序。特异性感染伤口应由专人换药。

3. 换药次数视伤口情况和分泌物多少而定。

4. 合理安排换药的时间。晨间护理时、患者就餐时、患者睡觉时及家属探视时不安排换药。

（三）操作程序

1. 准备

（1）用物准备　无菌换药碗（盘）、器械、敷料（75%乙醇棉球、生理盐水棉球、无菌干棉球、无菌干纱布若干、绷带）、引流物及污物盘、无菌镊2～3把、松节油、棉签、治疗巾等。必要时备探针、刮匙和剪刀。特殊伤口须备其他所需溶液及药品。

（2）环境准备　最好在换药室换药，一般要求在晨间护理或换药室清洁工作完成后半小时进行，要求室内空气清洁，光线明亮，温度适宜。

（3）换药者自身准备　应先了解患者伤情，然后准备换药用品。按无菌操作原则戴口罩、帽子，穿工作服，操作前须洗手。

（4）患者准备　向患者做好解释工作，以取得配合。帮助患者取舒适体位，充分暴露创面，以便于操作，同时注意保暖。对于有严重损伤的患者，必要时换药前应用镇静剂或止痛剂。

2. 实施

（1）洗手、戴口罩。

（2）核对医嘱，评估伤口情况，向患者做好解释工作；洗手，准备用物。

（3）遮挡患者，暴露伤口，铺垫巾于伤口下。

（4）去除伤口敷料

① 外层敷料用手揭去，内层敷料用无菌镊除去。撕胶布时方向与伤口纵轴方向平行，动作要轻柔，胶布粘贴的痕迹可用松节油棉签浸湿后除去。

② 最内层敷料干燥，与创面粘贴紧密时，可用生理盐水浸湿软化后再用无菌镊或钳揭除。防止用力揭开，以免引起疼痛、渗血及新生肉芽组织损伤。

（5）处理创面 用双手执镊操作。先用乙醇棉球由外向内擦拭消毒伤口周围皮肤两遍（清洁伤口消毒顺序则相反），消毒范围稍大于敷料范围，避免拭入伤口内。再用生理盐水棉球蘸吸、除去创口内的分泌物及脓液。坏死组织、痂皮等予以剪除，酌情取标本做细菌培养。视伤口的深度和创面情况置入适宜的引流物。一般浅部伤口常用凡士林纱布，分泌物多时可用生理盐水纱布，外加多层干纱布。

（6）包扎固定伤口 用75%乙醇棉球再次消毒周围皮肤，用无菌敷料覆盖创面或伤口后，用胶布或绷带固定。敷料覆盖的大小以不暴露伤口并超过伤口外3 cm左右为宜，数量视渗出情况而定。如创面大、渗出液多，可加用棉垫及绷带包扎。

（7）整理用物 换药完毕，协助患者取舒适卧位。更换下来的各种敷料集中放在弯盘中，倒入黄色垃圾袋内。特殊感染的敷料如破伤风、铜绿假单胞菌敷料应放入双层黄色垃圾袋中，做好标记，焚烧。器械、器皿经高压灭菌后再清洗、消毒灭菌。

（8）洗手，向患者及家属交代注意事项。

（四）注意事项

1. 严格执行无菌操作原则。掌握并使用双手持镊，左手镊相对无菌，右手镊接触伤口。使用过的棉球和纱布等物不可放入无菌的换药碗内。对特异性感染创口，其换药用过的敷料更不可随便弃置，要集中焚烧。

2. 多个患者换药，应遵循先处理无菌伤口，后处理污染伤口，再处理感染伤口的原则，并且每处理一人后必须洗手，防止发生交叉感染。

3. 换药的动作要准确、细致、轻巧，切忌粗暴。用棉球清洁暴露创面时是“蘸”，而不是“揩”、“擦”的动作。对暴露创面不可用带刺激性的药物，动作要迅速，尽量缩短换药的时间，勿使创面暴露时间过长。

4. 掌握换药次数，保持敷料干燥。换药的次数应视伤口渗出及创面生长情况而定。无菌伤口一般在24 h、72 h常规观察局部肿胀、渗出情况。清洁伤口一般在缝合后第3天换药一次，至伤口愈合或拆线时再换药；开放伤口术后争取24 h、48 h、72 h连续三天换药，特别须注意容易出现血肿或引流情况；肉芽组织生长健康、分泌物少的伤口，每天或隔一天换药一次；放置引流物的伤口，渗出较多时应及时更换；脓肿切口引流，次日可不换药，以免出血；感染重、脓液多时，每天须更换多次，以保持外层敷料不被分泌物浸湿；特殊伤口如乳房手术后，3～5天换一次药；植皮术后7～9天换一次药；窦道2～3天换一次药；敷料潮湿时，必须及时更换；夏天应每天换药。

5. 对于大面积创面，首先应注意清创。对于已经坏死的组织包括坏死的肌腱及血管组织，在几次换药过程中，观察界线一旦明显则果断切除。对于已清除大部分坏死组织的创口，要注意保护肉芽组织的生长，如果没有明显渗出，则不要用抗生素或其他药液换药，只用碘伏消毒创缘皮肤，用浸湿的生理盐水纱布覆盖即可。

6. 使用凡士林纱条不要直接将其放在创面上，应该放在生理盐水纱布上，防止生理盐水过快挥发。

7. 有感染的创面先做细菌培养＋药敏试验再换药，以指导抗生素的选用。

8. 伤口包扎时，要保持良好的血液循环，不可固定太紧。肢体包扎时，应按照从身体远端到近端的顺序，以促进静脉回流。

（五）不同伤口的处理方法

1. 缝合伤口的处理　无引流物的缝合伤口，如无感染现象，一般在缝合后第 3 天换药一次，至伤口愈合或拆线时更换伤口敷料。术中渗血较多或有污染的伤口，伤口内常放置引流物，如渗血、渗液湿透敷料外层，应及时更换。引流物一般于术后 24～48 h 取出，局部以消毒液消毒后更换敷料。术后 3～4 天若患者自觉伤口疼痛或发热，应及时查看伤口有无感染发生。如发现针眼周围发红，可用 70％乙醇湿敷或红外线照射，使炎症吸收；针眼处出现脓疱应立即拆除此缝线并去除脓液，再涂以消毒液。伤口感染初期给予物理疗法，化脓时拆除部分缝线并引流。

2. 肉芽组织创面的处理　根据创面的变化采取不同的措施。①生长健康的肉芽组织呈鲜红色、较坚实、分泌物少，触之易出血，处理时先以生理盐水棉球蘸吸去除分泌物，外敷等渗盐水纱布或凡士林纱布即可。较窄的伤口可用蝶形胶布拉拢创缘，以利早期愈合。大面积的新鲜肉芽组织创面，应尽早植皮覆盖，增加伤口表面强度。②肉芽组织生长过度高于创面，阻碍周围上皮生长时，可将其剪平，以棉球压迫止血。③肉芽组织水肿者，创面淡红、表面光滑、质地松软，触之不易出血，宜用 3％～5％氯化钠溶液湿敷。并注意患者全身营养状况。④创面脓液多而稀薄时，可用含抗菌溶液的纱布湿敷，以促使水肿消退。⑤创面脓液稠厚、坏死组织多、有臭味者，应用含氯石灰硼酸溶液（优琐）等湿敷。

3. 脓肿伤口的处理　伤口深且脓液多者，换药时必须保持引流通畅，必要时冲洗脓腔，可向脓腔内插入导管，用生理盐水等进行有效的脓腔冲洗。根据创面、伤口情况选用引流物，浅表伤口常用凡士林纱布；伤口小而深时，应将凡士林纱条送达创口底部，但不可堵塞外口，个别小的引流口须切开扩大。由于肉芽组织有一定的抗感染能力，一般无须在局部使用抗菌药物。

4. 绿脓杆菌感染的伤口　特点是脓液为淡绿色，有一种特殊的甜腥臭味。如果创面结痂、痂下积脓，则要清除痂皮、痂下脓液和坏死组织。再用 1％～2％苯氧乙醇湿敷，或用 0.1％庆大霉素、1％磺胺嘧啶银、10％磺胺米隆等溶液湿敷。

（六）不同部位伤口的拆线时间与拆线方法

1. 拆线时间

（1）一般头、面、颈部切口在术后 4～5 天拆线。

（2）下腹部、会阴部切口在术后 6～7 天拆线。

（3）胸、上腹、背、臀部手术 7～9 天拆线。

（4）四肢手术 10～12 天（近关节处还可适当延长一些时间）拆线；减张缝合切口 14 天拆线，有时可先采用间隔拆线；已化脓伤口应立即拆线；青少年患者可适当缩短拆线时间；年老、营养不良、糖尿病患者可延迟拆线时间。

（5）局部血液循环差的伤口，如瘢痕、局部做放射治疗的伤口，均应适当延长拆线时间。

2. 拆线方法

（1）首先按换药的方法常规去除敷料，消毒切口区域（注意线结下面的消毒）。

（2）左手持镊子将线结轻轻提起，右手持线剪，将微微张开的线剪前端插入线结与皮肤之间的间隙，平贴针眼处的皮肤将线剪断（图 2-15）。

（3）左手快速轻巧地将缝线朝剪断侧拉出，可避免拉开切口、患者不适及皮下污染。

（4）用乙醇棉球消毒切口及切口周围皮肤，再盖以无菌纱布，用胶布固定。

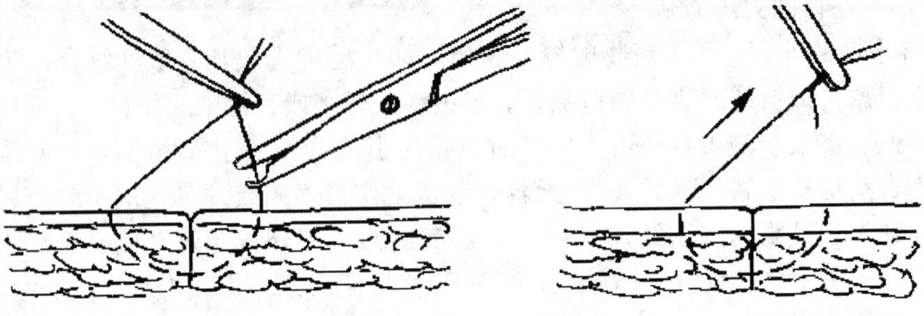

图 2-15 外科拆线方法

（七）常用药物

1. 乙醇　用于表皮完整的伤口清毒。

2. 碘伏　用于黏膜、皮肤的消毒。对黏膜刺激性小，不需用乙醇脱碘，无腐蚀作用，且毒性低。但出血多的伤口或创面过大则不宜应用。

3. 生理盐水　用于创口的洗涤和湿敷。一般用在血供丰富、创面分泌物较多、感染机会小、且感觉敏锐的黏膜。

4. 高渗盐溶液　用于创面水肿较严重时。其目的是使肿胀的创口组织细胞脱水。高渗盐溶液加凡士林纱布可刺激肉芽组织的生长。经常用于没有一期愈合的创口，或是用于感染创口彻底清创后。

5. 高渗葡萄糖溶液　是一种脱水剂，能增强血浆渗透压而产生脱水作用。主要用于感染性创口局部营养差、创口面积大、用其他药物换药后疗效差或无效者；下肢静脉曲张表面皮肤糜烂、溃疡、创面难愈合者；对浅Ⅱ度～深Ⅱ度小面积烧伤，水肿明显、创面愈合缓慢者及褥疮等疗效较为显著。

6. 3%过氧化氢溶液　用于清洗创口、溃疡、脓窦，松解坏死组织，去除黏附的敷料。

7. 0.2%～0.5%庆大霉素溶液　局部冲洗，用于铜绿假单胞菌、葡萄球菌感染的创面。

8. 0.02%呋喃西林溶液　用于溃疡、化脓性伤口等的表面消毒。

（八）常用的引流物

1. 凡士林纱布（条）　用于清洁或新鲜肉芽组织创面，以促进上皮生长。

2. 生理盐水纱布（条）　利用虹吸作用，引流分泌物较多的创面。

3. 橡皮片引流　用于浅表、腔窄的伤口，如颈部、指端等。

4. 烟卷引流　既可发挥虹吸作用，又可减少刺激，防止粘连。多用于腹腔内Ⅱ、Ⅲ类切口的引流。

5. 管状引流　由各种形状的橡皮管或硅胶管制成，置入体腔（腹腔、胸腔、关节腔等）一端，可供持续引流或灌注药物。

（新疆医科大学第二附属医院　王晓红）

第四节　包　扎

【实训要求】

1. 掌握纱布绷带包扎的操作要点。

2. 熟悉包扎的目的及注意事项。

3. 了解多头带包扎。

【实训方式】 理实一体化：老师先讲授与演示或学生参与式教学；学生练习，老师指导；总结。

【实训内容】

（一）包扎目的

包扎是外伤现场应急处理的重要措施之一。及时、正确的包扎，可以达到压迫止血、减少感染、保护伤口、减轻疼痛，促进组织液的吸收或防止组织液流失，以及固定敷料和药品，骨与关节损伤急救时可暂时固定患肢夹板等目的。而错误的包扎可导致出血增加、加重感染、造成新的伤害、遗留后遗症等不良后果。

（二）纱布绷带包扎

1. 包扎方法　基本包扎法有环形包扎法、蛇形包扎法、螺旋形包扎法、螺旋反折形包扎法、回反形包扎法、“8”字形包扎法等。

（1）环形包扎法　在包扎处环形重叠缠绕，后一周完全盖住前一周。第 1 周可以斜行缠绕，第 2、3 周做环形缠绕，并将第 1 周斜出圈外的绷带角折回圈内，在绕第 2 周时将其压住，然后再重复缠绕，可防止绷带松动、滑脱（图 2-16）。多用于各种包扎的开始及结束时。

（2）蛇形包扎法　斜行环绕包扎，每周互不遮盖，用于需由一处迅速延伸至另一处时，临时简单固定敷料或夹板（图 2-17）。

（3）螺旋形包扎法　以稍微倾斜螺旋状向上缠绕，后一周遮盖前一周的 1/3～1/2，用于上臂、大腿、躯干、手指等径围相近的部位，多用于躯干和四肢（图 2-18）。

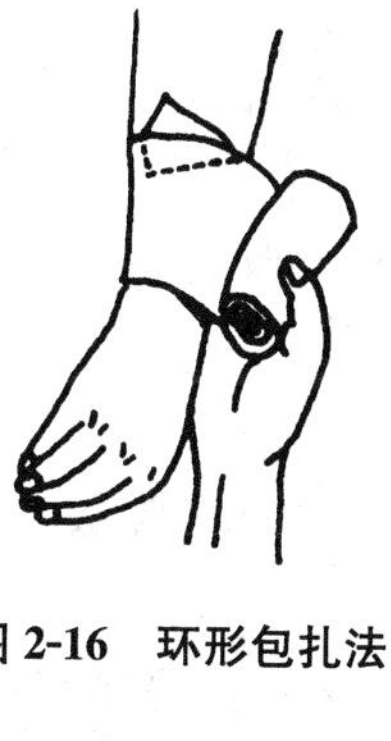

图 2-16　环形包扎法

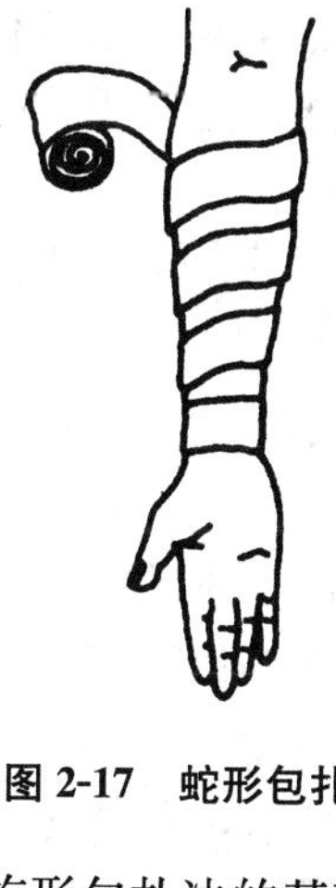

图 2-17　蛇形包扎法

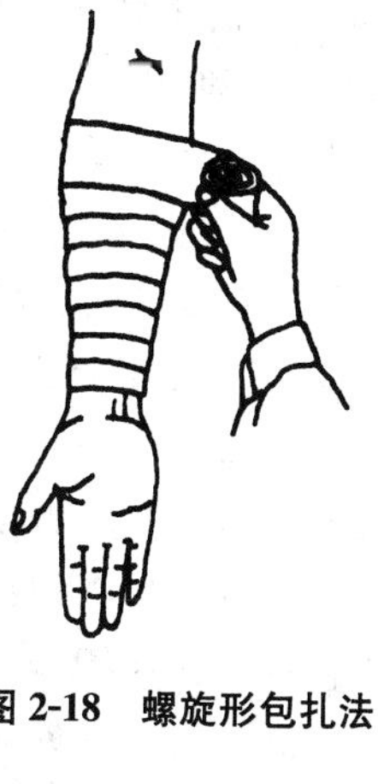

图 2-18　螺旋形包扎法

（4）螺旋反折形包扎法　在螺旋形包扎法的基础上每周反折成等腰三角形，每次反折处须对齐以保持美观（图 2-19）。用于包扎径围不一致的小腿和前臂。但注意不可在伤口上或骨隆突处回返，而且回返应成一直线。

（5）回返形包扎法　用于包扎头顶和指端、截肢残端。包扎头部时自头顶正中开始，来回向两侧回返，直至包没头顶（图 2-20）。

（6）“8”字形包扎法 按“8”字书写径路在关节上、下作倾斜形旋转包扎，交叉缠绕，每周遮盖上一周的 1/3～1/2（图 2-21）。用于包扎肘关节、膝关节、腹股沟、肩、足跟、足背、手掌、手指等处。

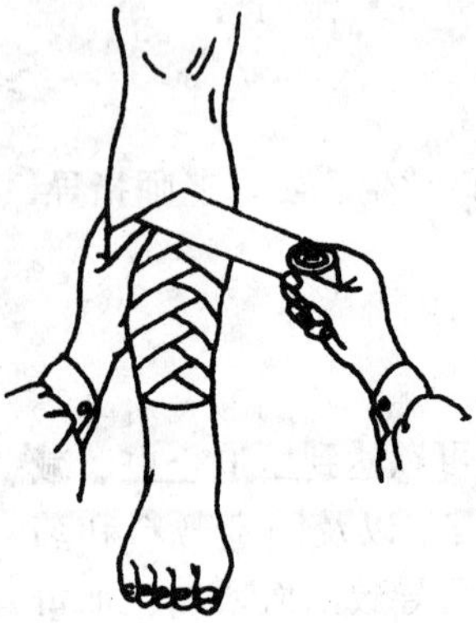

图 2-19 螺旋反折形包扎法

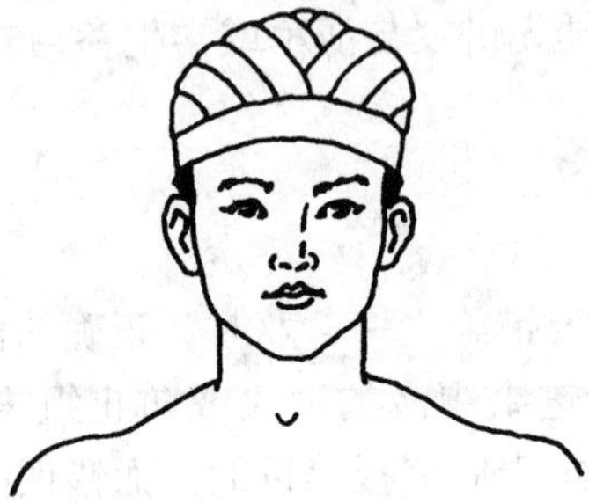

图 2-20 回返形包扎法

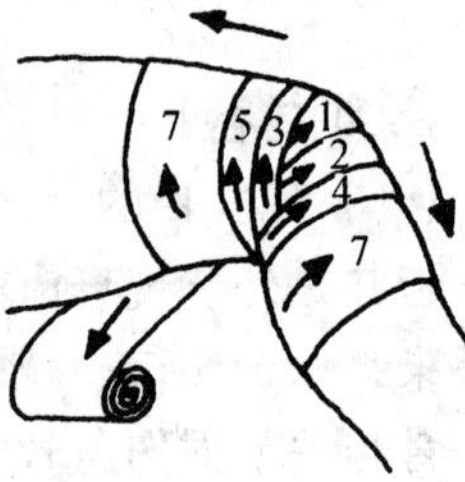

图 2-21 “8”字形包扎法

2. 操作程序

（1）准备

① 用物准备：纱布，绷带，胸带、腹带等多头带，治疗盘，棉垫，剪刀，消毒物品，胶布等。紧急条件下，干净的毛巾、头巾、手帕、衣服等亦可作为临时的包扎材料。

② 操作者自身准备：洗手，戴好口罩及帽子，戴无菌手套。

③ 环境准备：处置室或换药室，现场有条件时选择干净、平坦的地方。

④ 患者准备：评估患者，了解伤口及全身情况，帮助患者取合适体位，充分暴露伤口。必要时给予镇痛剂。

（2）实施

① 核对患者姓名，并做好解释，协助患者取舒适体位，充分暴露伤口。

② 操作者面向患者，右手握绷带，卷轴朝上，另一手握绷带头端，从远心端或伤口中央按环形包扎法开始包扎。

③ 根据包扎部位选择合适的包扎方法，从远心端向近心端移行。如腋窝、腘窝、肘窝等处需要包扎时先放置棉垫再进行包扎。

④ 包扎完毕后环形缠绕两圈结束，用胶布固定或将绷带自中间剪开一段后打结固定。

3. 注意事项

（1）患者取舒适坐位或卧位，扶托肢体，并保持功能位置。

（2）包扎部位必须清洁、干燥，若包扎部位有伤口，须先清洁伤口，以无菌敷料覆盖，再加以包扎，避免绷带直接与伤口接触。

（3）肢体骨隆突处或凹陷处，如内、外踝，腋窝及腹股沟等处，应垫好衬垫再行包扎。

（4）选择宽度合适的绷带卷。绷带潮湿或污染时均不宜使用。

（5）包扎四肢应自远心端开始，指（趾）尽量外露，以便观察血液循环及神经功能。

（6）包扎时应用力均匀、松紧适度、动作轻快。要求牢固、舒适、整齐、美观。

（7）每包扎一周应压住前一周的 1/3～1/2 处，包扎开始与终止时均须环绕两周。需加绷带时，可将两端重叠 6 cm。

（8）包扎完毕，再环形缠绕两周，然后用胶布或打结固定，忌固定在伤口处、骨隆突处或易于受压的部位。

（9）包扎期间如有不适或组织出现异常（如苍白、发绀、麻木、疼痛等），应拆下重新包扎。

（三）多头带

多头带的种类有腹带、胸带、四头带、“丁”字带等多种。

1. 腹带　其结构中间为包膜布、两侧各有 5 条带相互重叠。常用于腹部手术后包扎。切口在上腹部时应由下向上包扎。（图 2-22）

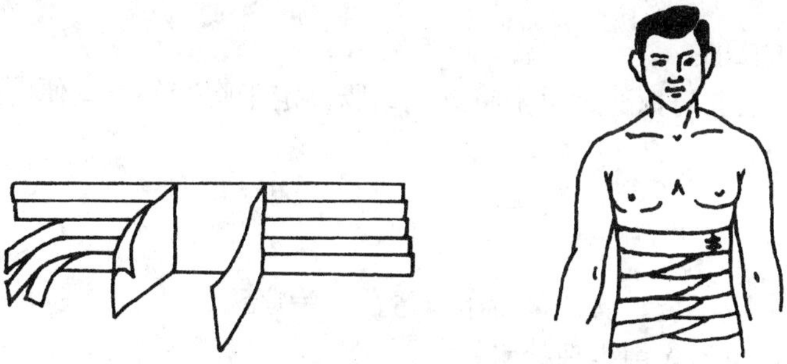

腹带　　腹带包扎

图 2-22　腹带包扎法

2. 胸带　比腹带多两条竖带，常用于胸部手术后包扎（图 2-23）。

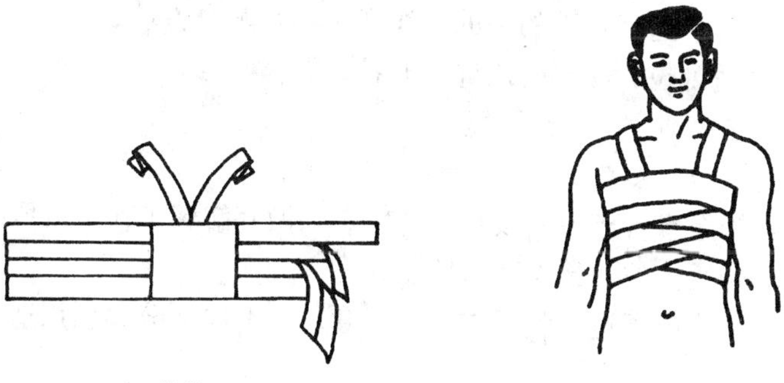

胸带　　胸带包扎

图 2-23　胸带包扎法

3. 四头带　将卷轴带的两端剪开即成四头，常用于包扎下颌、枕、额部等处。

4. “丁”字带　形如“T”状，常用于包扎会阴或肛门部位。

（大庆医学高等专科学校　胡宝友）

第五节 结肠造口的护理

【实训要求】

1. 掌握结肠造口的护理技能。

2. 熟悉结肠造口的注意事项及健康教育。

3. 了解结肠造口的目的。

【实训方式】 临床观察、病例分析；老师讲授与演示；学生分组观察与练习，老师指导；总结。

【实训内容】

（一）结肠造口的目的

结肠造口又称人工肛门，通过手术将近端结肠固定于腹壁外，粪便由此排出体外。

（二）操作程序

1. 准备

（1）用物准备

① 治疗盘内备：造口袋、剪刀、纱布、弯盘、治疗碗、镊子、造口尺寸表、无菌手套。

② 治疗巾、橡皮巾、无菌生理盐水。

（2）操作者自身准备

① 衣帽整齐，仪表端庄，姿势规范，展示出护士良好的职业风采。

② 洗手，戴口罩。

（3）患者准备

① 解释：向患者讲解造口护理的目的、注意事项及配合方法。

② 协助患者取舒适卧位，必要时用屏风遮挡。

（4）环境准备 光线适宜、整洁、宽敞。

2. 实施

（1）备齐用物，携至患者床旁，核对患者姓名，做好解释工作，以取得合作。

（2）协助患者取合适体位，暴露造口部位。

（3）铺橡皮巾及治疗巾于造口侧下方，戴手套，由上向下分离已用造口袋，并观察内容物（图 2-24）。

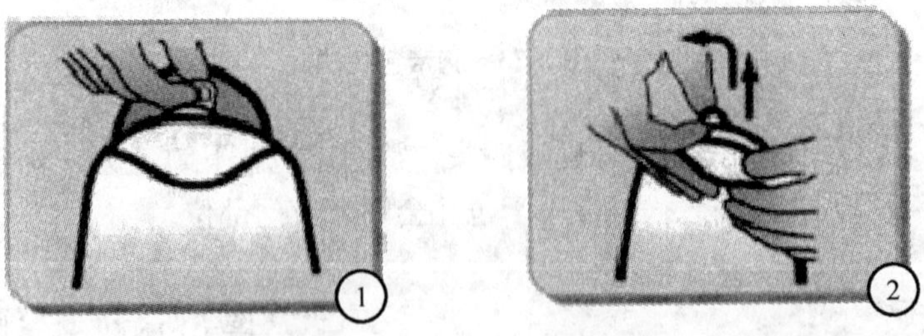

拆卸袋子时，捏住连接环上扶翼将袋子拉离底盘即可

剥离粘胶时，一手按住皮肤，一手慢慢剥离，切不可强拉硬扯以免造成皮肤

图 2-24 分离已用造口袋

（4）用温水或生理盐水棉球擦洗造口及周围皮肤，注意观察造口及周围皮肤情况。

（5）更换造口袋：测量造口大小并做标记→剪切造口袋→撕去贴纸→凹槽与底盘扣牢→尾端反折用外夹关闭（图 2-25）。

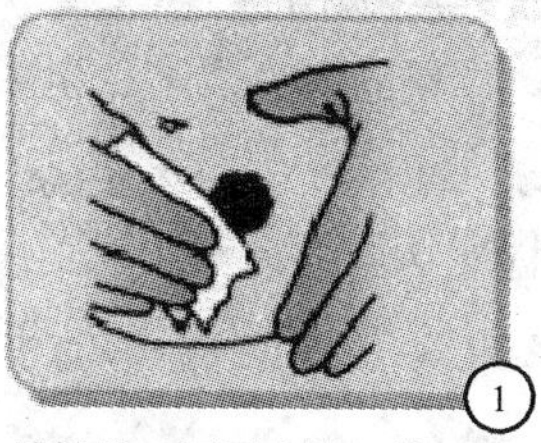

清洁造口周围皮肤，并且彻底擦士

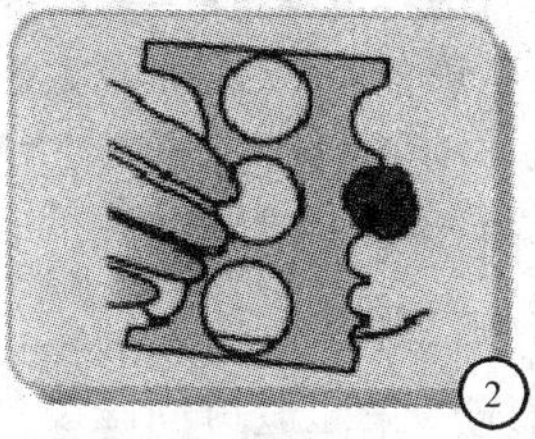

用造口测量尺测出造口大小和形状

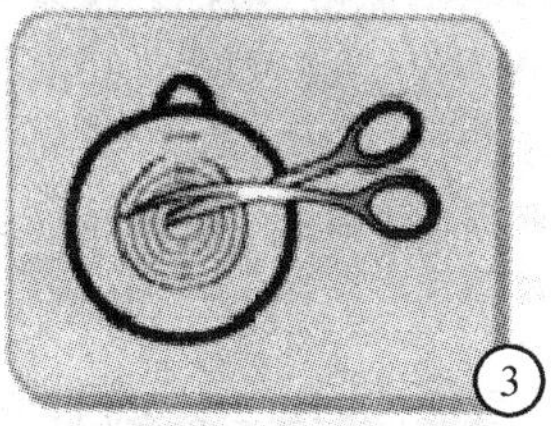

剪孔：根据造口大小形状裁剪造口袋粘胶中心孔，一般比造口大2mm

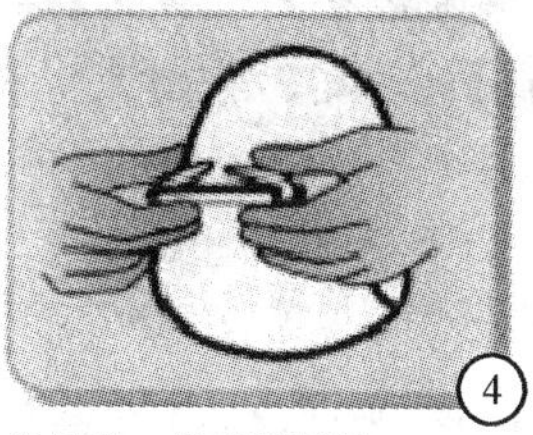

关闭造口袋底部排放口

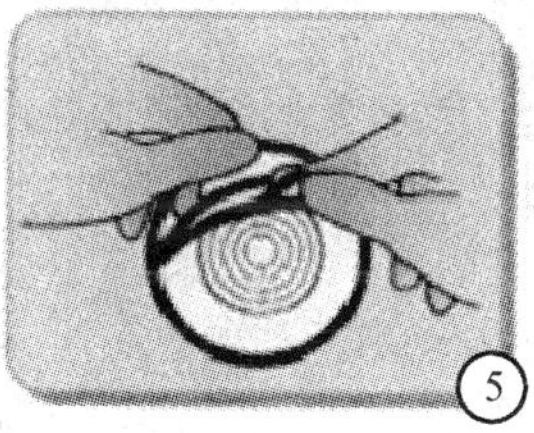

撕去粘胶保护纸

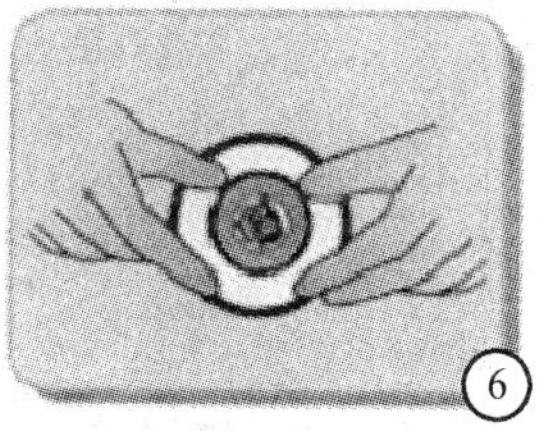

将一件造口袋或两件式造口袋底盘紧密巾在造口周围皮肤上

对于两件式造口袋:

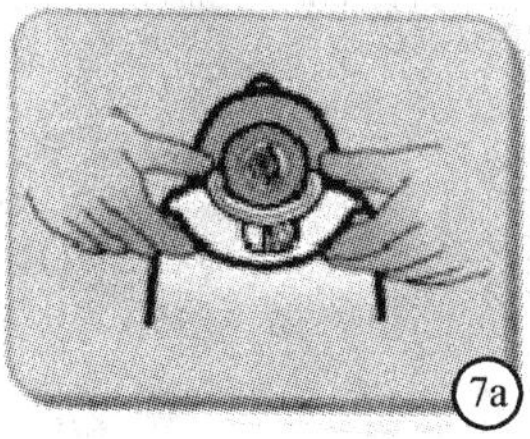

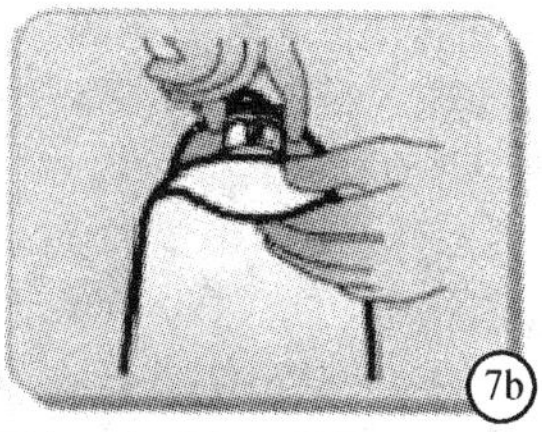

贴好底盘后，对准连接环，手指沿着连环由下向上将袋子和底盘按紧。当听见轻轻的“咔嗒”一声，说明袋子已安全地装在底盘上

图 2-25　更换造口袋

（6）更换后注意观察造口处及周围皮肤有无异常。

（7）协助患者整理衣服，取舒适卧位，整理床单位。

（8）整理用物，将垃圾分类处理。

（9）洗手，记录排泄物性状、量。

3. 注意事项

(1) 造口袋内容物充满 1/3 容积或有渗透时应更换。

(2) 开放初期患者应取左侧卧位，防止粪便污染腹部伤口。

(3) 造口袋背面所剪的洞口尺寸应大于造口，预防造口处摩擦损伤。造口袋裁剪时与实际造口方向相反，不规则造口应注意裁剪方向。

(4) 分离造口袋时应注意保护皮肤，防止皮肤损伤。

(5) 注意造口与伤口距离，注意保护伤口，防止袋内容物排出污染腹部伤口。

(6) 贴造口袋前应当保证造口周围皮肤干燥。

(7) 造口袋底盘与造口袋黏膜之间保持适当空隙（1～2 cm），若缝隙过大，粪便刺激皮肤则易引起皮炎；若缝隙过小，底盘边缘与黏膜摩擦则会导致不适，甚至出血。

(8) 若造口处肠段有回缩、脱出或皮肤异常等情况，应及时通知医生。

(三) 健康教育

1. 向患者解释造口袋管理的重要性，强调患者学会自我护理的必要性，护理过程中注意向患者详细讲解操作步骤。

2. 向患者介绍造口的特点，引导其尽快接受造口的现实，进而主动参与造口的自我护理。

3. 教会患者观察造口周围皮肤的血运情况，并定期手扩造口，防止造口狭窄。

（邵阳医学高等专科学校　吕　冬　宋小花）

第三章　外科常见引流管护理

第一节　胃肠减压管

【实训要求】

1. 掌握胃肠减压插管、换管、拔管的步骤及注意事项。

2. 熟悉胃肠减压的目的。

3. 了解胃肠减压的定义及评估。

【实训方式】 老师先讲解、演示；学生练习，老师指导；总结。

【实训内容】 胃肠减压是利用负压吸引和虹吸的原理，将胃肠减压管自口腔或鼻腔插入，通过胃肠减压管将积聚于胃肠道内的气体及液体吸出，对胃肠梗阻患者可减低其胃肠道内的压力和膨胀程度，对胃肠道穿孔患者可防止其胃肠内容物经破口继续漏入腹腔，并有利于胃肠吻合术后吻合口的愈合。

（一）胃肠减压的目的

1. 解除或缓解肠梗阻所致的症状。

2. 进行胃肠道手术的术前准备，以减少胃肠胀气。

3. 常用于急性胃扩张、肠梗阻、胃肠穿孔修补或部分切除术，以及胆道或胰腺手术后，有利于减轻腹胀，减少缝线张力和伤口疼痛，改善胃肠壁血液循环，促进消化功能的恢复。

4. 通过对胃肠减压吸出物的判断，可观察病情变化和协助诊断。

（二）操作程序

1. 准备

（1）用物准备　治疗盘内放胃肠减压器（一次性带弹簧简便的胃肠减压器）、胃肠减压管、液体石蜡棉球、弯盘或治疗碗、纱布、胶布、一次性 20 ml 注射器。

（2）操作者自身准备　着装整齐，修剪指甲，熟悉患者的情况，戴口罩、帽子。

（3）环境准备　符合胃肠减压要求，保持病室清洁、整齐。

（4）患者准备

① 全身情况：目前的病情，有无吞咽困难，食欲和进食方式，意识状态，活动能力，营养状态，胃肠减压的原因。

② 局部情况：鼻腔是否通畅，鼻腔黏膜有无红肿、破损，有无义齿、缺齿及有无食道疾患等情况。

③ 心理状态：有无焦虑、悲伤或忧郁情绪，对鼻饲的认知与合作程度。

④ 健康知识：对饮食与营养及插管知识的了解程度。

2. 实施

插管

（1）检查一次性胃肠减压器的效能，洗手。

（2）将准备好的用物带到患者床旁。

(3) 核对 核对患者床号、姓名，解释放置胃肠减压管的意义及注意事项。

(4) 取合适体位 清醒患者取坐位或半坐卧位，昏迷患者取去枕平卧位，头向后仰。

(5) 保护床单位 铺治疗巾于患者颌下。

(6) 鼻腔准备 观察鼻腔是否通畅，用湿棉签清洁鼻腔。

(7) 将治疗盘放到床旁桌上，戴手套，放弯盘于口角旁。

(8) 检查胃肠减压管的型号与质量 注入 10 ml 空气于胃肠减压管内，检测胃肠减压管是否通畅。

(9) 比量插管长度 从耳垂至鼻尖再至剑突的长度加上从鼻尖至发际的长度为 55～65 cm，做好标记，用石蜡润滑胃肠减压管。

(10) 插入胃肠减压管

① 左手持纱布托住胃肠减压管，右手用钳夹住胃肠减压管前端，自一侧鼻腔轻轻插入。

② 插入约 14 cm（咽喉部）时，根据具体情况进行插管。a. 清醒患者：嘱患者做吞咽动作，顺势将胃肠减压管向前推进至预定长度。b. 昏迷患者：左手将患者头托起，使下颌靠近胸骨柄，缓缓插入胃肠减压管至预定长度（图 3-1）。若插管过程中出现恶心、呕吐，可暂停插管，嘱患者做深呼吸。深呼吸可分散患者注意力，缓解紧张。如胃肠减压管误入气管，应立即拔出，休息片刻后重新插管。插入不畅时应检查口腔，了解胃肠减压管是否盘在口咽部，或将胃肠减压管抽出少许，再小心插入。

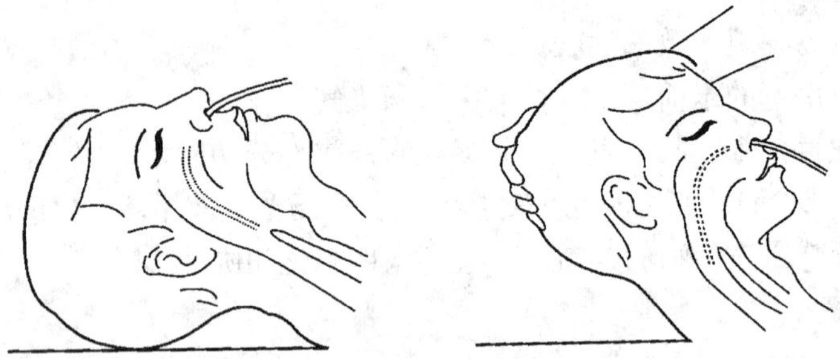

图 3-1 为昏迷患者插胃肠减压管示意图

(11) 确认 确认胃肠减压管是否在胃内。（一抽、二听、三看、四测）检查胃肠减压管是否在胃内有四种方法：

① 用注射器抽取胃液。

② 将听诊器置于剑突下，用注射器向胃内注入 10 ml 空气，可闻及气过水声。

③ 呼气时将胃肠减压管末端放入盛水碗内，观察有无气体溢出。

④ 做胃液 pH 检测。

(12) 固定 确认胃肠减压管在胃内后用胶布将其固定在鼻翼及颊部。昏迷患者将枕头复位，头偏向一侧。

(13) 将一次性胃肠减压器的孔塞打开，然后将弹簧压下。

(14) 再将孔塞关闭，然后将胃肠减压器连接管与胃肠减压管相连。

(15) 观察引流通畅后，妥善放置胃肠减压器。

(16) 整理用物，洗手。

更换胃肠减压器

(1) 核对 将用物备齐携至床边，核对患者床号、姓名，核对患者腕带。向患者解释更换胃肠减压管的意义，取得患者的配合。

(2) 体位 协助患者摆好体位，取平卧位。

(3) 检查 打开负压吸引器包装，排尽空气，检查胃肠减压装置的密闭性。

(4) 局部铺治疗巾，将治疗巾铺于引流管下方，将弯盘置于胃肠减压管与引流管接口下方。

(5) 用无齿血管钳夹闭胃肠减压管近端，初次消毒；断开引流袋，将引流袋丢入黄色垃圾袋中。

(6) 再次消毒胃肠减压管接口及其周围，连接胃肠减压器接头，排尽胃肠减压器内空气，维持其负压状态。

(7) 妥善固定引流器，打开管夹，检查引流是否通畅，整理用物。

(8) 再次核对，测引流量，做好记录。

(9) 协助患者取舒适体位，整理床单位。

(10) 向患者交代注意事项。

(11) 清理用物。

拔管

(1) 核对医嘱，准备用物。

(2) 核对患者床号、姓名，做好解释。

(3) 置弯盘于患者颌下，夹紧胃肠减压管末端，轻轻揭去固定的胶布。戴好手套。

(4) 断开胃肠减压器，用纱布包裹近鼻孔处的胃肠减压管，嘱患者深呼吸，在患者呼气时拔管，边拔边用纱布擦胃肠减压管，到咽喉处时快速拔出，将胃肠减压管丢弃至黄色医用垃圾桶。

(5) 整理用物 拔管后帮助患者清洁鼻腔、面部及漱口，采取舒适卧位。

(6) 整理床单位，清理用物。

(7) 脱手套，洗手，取下口罩，做好记录。

(8) 健康教育。

(三) 注意事项

1. 胃肠减压期间禁止进食和饮水，如注入药物，应在注药后夹管，停止减压 1～2 h，以免药物被吸出。应加强患者的口腔护理，保持口腔清洁。

2. 妥善固定胃肠减压装置，防止变换体位时加重对咽喉部的刺激以及使其受压，影响胃肠减压的效果。

3. 常规记录并观察胃肠减压引流液的颜色、性质和量，并记录 24 h 引流总量。吸出液量如超过储液容器的 2/3，应及时倒掉。

4. 胃肠减压期间，注意观察患者水、电解质及胃肠功能恢复情况。

5. 胃肠减压停用标准：肠蠕动恢复，开始排气、排便，腹胀解除。食管、胃底静脉曲张者应慎用胃肠减压。

(怀化医学高等专科学校 岳 琳)

第二节 “T”形管

【实训要求】

1. 掌握更换“T”形管引流的操作程序、注意事项及须遵循的无菌原则。

2. 熟悉“T”形管引流的目的。

3. 了解“T”形管引流相关知识。

【实训方式】 观看视频；老师先讲解、演示；学生分组练习；总结。

【实训内容】 “T”形管引流术是行胆总管手术时所需要放置引流管的一种引流方法。如：胆总管探查术、胆总管切开取石术、急性梗阻性化脓性胆管炎等。

(一)“T”形管目的

1. 支撑胆道 避免术后胆总管切口瘢痕狭窄及管腔变小。

2. 引流胆汁 胆总管切开后，可引起胆道水肿，胆汁排出受阻，胆汁外漏可引起胆汁性腹膜炎、膈下脓肿等并发症。

3. 引流残余结石 将胆囊管及胆囊内残余结石，尤其是泥沙样结石排出体外；术后亦可经“T”形管造影、溶石、碎石、排石及行纤维镜检查、活检、取石等。防止胆道发生逆行感染，通过护理保证引流的有效性，可观察胆汁的量、颜色、性状。

(二) 操作程序

1. 准备

(1) 用物准备 治疗碗、无菌纱布、镊子、止血钳、弯盘、引流袋、棉签、络合碘消毒液、治疗巾、手套、量杯等。

(2) 操作者自身准备 着装整齐，戴好口罩及帽子（头发不能外露），修剪指甲。

(3) 环境准备 符合更换“T”形管引流要求，保持病室清洁、整齐。

(4) 患者准备 评估患者皮肤及巩膜黄疸消退情况、伤口及引流情况。

2. 实施

(1) 核对医嘱、患者腕带以及患者床号、姓名。

(2) 协助患者摆好体位（平卧位），暴露“T”形管及右侧腹壁。

(3) 局部铺治疗巾，将治疗巾铺于引流管下方，将弯盘置于“T”形管与引流管接口下方。

(4) 用无齿血管钳夹闭“T”形管近端。戴无菌手套，初次消毒；断开引流袋，将引流袋丢入黄色垃圾袋中；脱手套。

(5) 再次消毒“T”形管接口及其周围，连接引流袋接头。

(6) 妥善固定引流袋，打开夹管，检查引流是否通畅，整理用物。

(7) 再次核对，测引流量，做好记录。

(8) 协助患者取舒适体位，整理床单位。

(9) 向患者交代注意事项。

(10) 清理用物，洗手。

(三) 注意事项

1. 严格执行无菌操作，保持胆道引流通畅。

2. 妥善固定引流袋，操作时防止牵拉，以防“T”形管脱落。变换体位时，须注意保护引流管，避免脱出；平卧时要注意引流管远端低于床栏，站立时要低于腹壁切口平面；活动时，将引流袋固定于衣服上，防止胆汁逆流。

3. 保护患者引流管周围皮肤，局部涂氧化锌软膏，防止胆汁浸渍引起局部皮肤破溃和感染。

（四）相关知识

1. “T”形管引流为一种闭合式被动引流，“T”形管为乳胶制品，型号为20～40号，常用22号，全长40 cm，有双臂伸出，形似“T”字。

2. 引流液颜色逐渐变淡，引流量于手术后1～2天为200～250 ml，以后渐增至400～600 ml，10天后远端胆总管水肿消退，部分胆汁直接流入十二指肠，致引流量逐渐减少。

3. 放置“T”形引流管者在全身情况好转、生命体征恢复1周后，可在餐前关闭夹管，每日2～3次，每次1 h，如无不适主诉，3天后可给予全天关闭夹管及拔管。拔管指征：①术后14天；②无腹痛、腹胀、发热；③黄疸症状减轻；④引流量减少；⑤颜色为透明金黄色，无脓液、结石或絮状物；⑥经“T”形管造影证明胆总管通畅。

4. 拔管前后护理 ①关闭夹管期间患者无不适主诉；②造影后必须继续引流2～3天，以减轻造影剂反应和继发感染；③拔管后伤口用凡士林纱布堵塞，1～2天窦道自行愈合；④拔管后1周内注意有无胆汁外漏，患者有无黄疸、腹痛及腹膜炎等发生；⑤伤口护理，注意观察伤口情况，保持其清洁、干燥，如有渗漏应及时更换敷料；如有胆汁外漏，引流管周围皮肤涂抹氧化锌软膏加以保护；⑥早期下床活动以防止发生并发症，补充机体需要的体液、电解质和有效抗生素，控制感染。

5. 健康教育 低脂饮食，少量多餐，多饮水，高维生素、少油腻饮食，烹饪方式以蒸、煮为宜，少吃油炸类的食物。进行适当的体育锻炼，提高机体抵抗力，指导患者对异常情况的观察。若存在腹痛、恶心、呕吐、黄疸、排白陶土粪便、排茶色尿液等不适，或伤口出现红、肿、热、痛，应及时就诊。

（怀化医学高等专科学校 岳 琳）

第三节 脑室引流管

【实训要求】

1. 掌握更换脑室引流管的操作程序及注意事项。

2. 熟悉脑室引流的目的、引流管的位置。

3. 树立严格的无菌观念。

【实训方式】 老师先讲解、演示；学生练习，老师指导；总结。

【实训内容】 脑室引流是经颅骨钻孔或椎孔穿刺侧脑室并放置引流管，将脑脊液引流至体外。

（一）脑室引流的目的

1. 抢救因脑脊液循环通路受阻所致的颅内高压危急状态的患者。

2. 自引流管注入造影剂进行脑室系统的检查，注入同位素行放射性核素检查，以明确诊断及定位；注入抗生素以控制感染。

3. 脑室内手术安放引流管，引流血性脑脊液，减轻脑膜刺激症状，预防脑膜粘连和蛛网膜粘连，以保持日后脑脊液的正常循环及吸收功能；引流术后早期可起到控制颅内压的作用。

（二）脑室引流管的位置

待患者回病室后，立即在严格的无菌条件下接引流袋，并将其悬挂于床头，引流管口应高出侧脑室平面 10～15 cm，以维持正常的颅内压。

（三）操作程序

1. 准备

（1）用物准备　治疗盘、无菌脑室引流瓶、无菌手套 2 副、治疗巾、无齿卵圆钳、无菌纱布、碘伏、棉签、快速手消毒液等。

（2）操作者自身准备　着工作衣、裤、鞋，洗手，戴口罩、帽子。

（3）环境准备　整洁、安静、安全。

（4）患者准备　评估患者生命体征、病情，询问患者有无头痛等主观感受。

2. 实施

（1）备齐用物，将用物携至患者床旁，核对床号、姓名，向患者解释，取得合作。

（2）观察患者的局部及全身情况，包括脑室引流管是否通畅，引流的位置是否正确，脑室引流液的颜色、性质及量，患者的意识、瞳孔及生命体征等。

（3）洗手，检查并戴好手套。

（4）将治疗巾铺于患者头下，将脑室引流管近端反折并用无齿卵圆钳夹闭，关闭引流管开关，分离脑室引流管及引流瓶。

（5）脱下的手套连同引流瓶放于黄色医用垃圾袋中。

（6）消毒双手，更换手套。

（7）用碘伏棉签消毒引流管连接端管口及引流管周围两遍。

（8）检查并打开脑室引流瓶，将引流瓶与引流管连接，松开无齿卵圆钳。

（9）调节引流瓶高度并固定。一般引流瓶出口距耳平面 10～15 cm。

（10）整理引流管，整理用物，脱手套，消毒双手。

（11）观察引流情况及患者的生命体征。

（12）记录引流瓶更换的时间，引流液的颜色、性质及量。

（13）向患者及家属交代注意事项。

（四）注意事项

1. 妥善固定　在无菌条件下接引流瓶，并将其悬挂于床头，引流管口应高出侧脑室平面 10～15 cm；适当限制病人头部的活动范围，护理操作时，应避免牵拉引流管。需要搬动患者时先夹闭引流管，待患者安置稳定后再打开引流管。有精神症状、意识障碍者应适当约束。

2. 控制引流的速度及量　脑室引流早期要特别注意引流速度，切忌过多、过快。伴有脑积水者，可因快速引出大量脑脊液，使脑室塌陷，在硬脑膜与脑或颅骨内板之间产生负压吸附力，引起硬脑膜下或硬脑膜外血肿；脑室系统肿瘤者，可因一侧脑室的突然减压，使脑室系统的压力不平衡，引起肿瘤内出血；颅后窝占位性病变者，可因幕上压力的突然减低，诱发小脑中央叶向上疝入小脑幕切迹。因此，引流量应控制在每日 500 ml 以内，若有引起脑脊液分泌增多的因素（如颅内感染），引流量可适当增加，同时注意补液，以预防水、电解质失衡。

3. 保持引流通畅　避免引流管受压、扭曲、成角、折叠，注意观察引流管是否通畅。

如引流管无脑脊液流出，应查明原因，给予处理。常见原因有：①颅内压过低：若将引流瓶放低，有脑脊液流出则可证实，仍将引流瓶放回原位即可。②管口吸附于脑室壁：试将引流管轻轻旋转，使管口离开脑室壁。③小血块或挫碎的脑组织堵塞：可在严格消毒后试用无菌注射器轻轻抽吸，切不可注入生理盐水冲洗，以防管内堵塞物冲入脑室系统狭窄处，导致脑脊液循环受阻。④引流管位置不当，应请医生确认（摄 X 线片），调整引流管的位置，直到有脑脊液流出后重新固定。

4. 观察、记录引流液的颜色、性质和量　正常脑脊液无色透明，无沉淀。术后 1～2 天脑脊液可略呈血性，以后转为橙黄色。若脑脊液中有大量鲜血或血性颜色逐渐加深，常提示脑室内出血；一旦脑室内大量出血，须紧急手术止血。若脑脊液浑浊，呈毛玻璃状或有絮状物，表示存在颅内感染，应及时报告医生。

5. 严格执行无菌技术操作，防止逆行感染：每天定时按无菌原则更换引流瓶，更换时应先夹闭引流管以免管内脑脊液逆流入脑室，注意保持整个装置无菌。

6. 拔管指征　开颅术后一般引流 3～4 天，不宜超过 5～7 天，因引流时间过长，可能发生颅内感染。拔管前 1～2 天，应试行抬高引流瓶或夹闭引流管，注意观察病人神志、瞳孔及生命体征变化，观察有无头痛、呕吐等颅内压增高症状。如无异常，即可拔管，否则，应立即放低引流瓶或开放夹闭的引流管，并报告医生。拔管时应先夹闭引流管，以免管内脑脊液逆流入脑室引起感染。拔管后应观察切口处有无脑脊液漏出。

（新疆医科大学护理学院　李　慧）

第四节　胸膜腔闭式引流管

【实训要求】

1. 掌握更换胸膜腔闭式引流的操作程序及注意事项。
2. 掌握指导患者的方法。
3. 熟悉胸膜腔闭式引流的目的、适应证、置管位置和胸膜腔闭式引流管护理的目的。
4. 了解置管方法、胸膜腔引流管种类、胸膜腔引流装置。

【实训方式】 临床观察、病例分析；老师讲授与演示；学生分组观察与练习，老师指导；总结。

【实训内容】 胸膜腔闭式引流术又称水封闭式引流，是将引流管插入胸膜腔内，管的下方置于引流瓶水中，利用水的作用，维持引流单一方向，避免逆流，以重建胸膜腔负压。

（一）胸膜腔闭式引流的目的

1. 排除胸膜腔内积液、积气和积血，消灭残腔。
2. 重建胸膜腔正常负压，促使患侧肺膨胀。
3. 平衡左、右胸膜腔的压力，保持纵隔的正常位置。

（二）胸腔闭式引流的适应证

1. 气胸、血胸、脓胸，需要持续排气、排血或排脓者。
2. 胸部手术切开胸膜腔者。
3. 乳糜胸需要持续引流者。

（三）置管位置

根据患者体征和胸部 X 线检查，明确胸膜腔内气体、液体的部位。

1. 气体大部分积聚在胸膜腔上部，引流气体时，一般选在锁骨中线第2肋间或腋中线第3肋间。

2. 液体大部分位于胸膜腔下部，引流液体时，一般选在腋中线和腋后线之间第6～第8肋间。

3. 脓胸引流常选择脓液积聚的最低点置管。

4. 包裹性积气（液）或巨大肺（气）囊肿时，可在B超引导下确定置管位置并在胸壁上做标记。

（四）置管方法

通常在手术室置管，紧急情况下可在急诊室或患者床旁进行。置管时患者取坐位或半坐卧位，局部消毒后，在定位处局部麻醉胸壁各层。作一长约2 cm的切口，用血管钳逐层分离至胸膜腔，经切口将有侧孔的橡胶管或塑料管插入胸膜腔内4～5 cm。其外端连接无菌水封瓶。引流管用缝线固定在胸壁皮肤上。切口用消毒纱布覆盖并用胶布固定（图3-2）。置管过程中，患者应屏住呼吸、不改变体位，以免损伤胸壁、组织和器官。

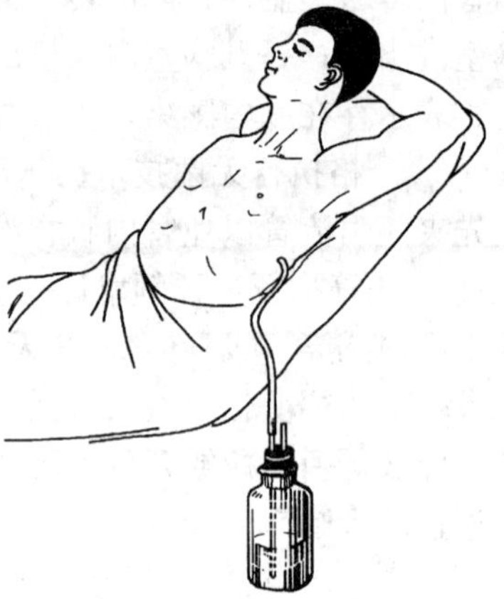

图3-2 胸膜腔闭式引流术

（五）胸膜腔引流管的种类

1. 用于排液的引流管应选择质地较硬、不易折叠和堵塞、利于通畅引流、管径为1.5～2 cm的橡胶管。

2. 用于排气的引流管可选用质地较软，既能达到引流的目的，又可减少局部刺激和减轻疼痛，管径为1 cm的塑胶管。

3. 近年来，使用深静脉留置针代替胸膜腔引流管进行闭式引流。此方法不需要切开皮肤，管道柔软、有弹性，组织相容性好，局部刺激性小。患者改变体位时不会引起疼痛且不会影响引流。

（六）胸膜腔引流装置

传统的、较常用的胸膜腔闭式引流装置有单瓶和双瓶。目前临床广泛应用的是各种一次性塑料胸膜腔引流装置。

1. 单瓶水封闭式引流　1个广口无菌的集液瓶，内装500 ml无菌生理盐水，橡胶塞上面有两个孔，分别插入两根中空的、长短不一的玻璃管。短管为空气通路，下口远离液面，长管的下口插至液平面下3～4 cm，且保持直立。另一端与患者的胸膜腔引流管连接（图3-3a）。接通后即可见长管内水柱升高，高出液平面8～10 cm，并随着患者的呼吸上、下移动。若水柱不动，则提示引流管道不通畅，有阻塞。

2. 双瓶水封闭式引流　一个空瓶收集引流液，而另一个瓶则是水封瓶。空引流瓶介于患者和水封瓶之间，引流瓶的橡皮塞上插入两根短管，一根管与患者胸膜腔引流管连接，另一根管用一短橡皮管连接到水封瓶的长管上（图3-3b）。

3. 一次性胸膜腔引流装置。

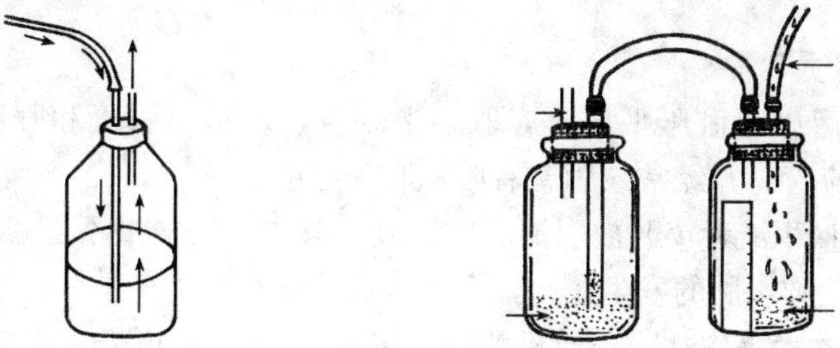

a. 单瓶水封闭式引流　　　b. 双瓶水封闭式引流

图 3-3　胸膜腔闭式引流瓶

（七）胸膜腔闭式引流管护理的目的

1. 保持引流通畅，维持胸膜腔内压力。

2. 防止逆行感染。

3. 便于观察胸膜腔引流液的性状、颜色、量。

（八）操作程序

1. 准备

（1）用物准备　无菌胸膜腔引流瓶、橡皮管、玻璃接管（或一次性塑料胸膜腔引流装置1套）、止血钳2把、胶布、无菌生理盐水、别针、碘伏棉球、开瓶器等。

（2）操作者自身准备　着工作衣、裤、鞋，洗手，戴口罩、帽子。

（3）患者准备　了解患者的生命体征、病情及胸膜腔引流情况。

（4）环境准备　清洁、安静、整齐、舒适。

2. 实施

（1）物品准备　检查引流装置和无菌生理盐水的有效期，查看引流瓶有无破损并按要求连接。打开无菌胸膜腔引流瓶，倒入无菌生理盐水，注入量以水柱波动4～6 cm或使长玻璃管浸入水平面下3～4 cm为宜。在引流瓶的水平线上注明日期和水量。

（2）携用物至患者床旁，向患者解释胸膜腔闭式引流的目的。

（3）洗手或用快速手消毒液消毒手。

（4）用两把止血钳双重夹闭胸壁引流管。

（5）用碘伏棉球消毒胸壁引流管连接口处两遍，将其与引流装置长管上的橡皮管相连。

（6）松开止血钳。

（7）观察引流管是否通畅，并妥善固定。密切观察患者的病情。

（8）将引流瓶放于安全处，保持引流瓶低于胸膜腔60～100 cm。

（9）整理用物和床单位，洗手或用快速手消毒液消毒手。观察患者的病情及引流管的引流情况，记录引流液的性质及量。

（九）指导患者

1. 讲解胸膜腔闭式引流管的重要性，嘱患者及家属在翻身或活动时注意保护引流管，勿脱出或打折。

2. 引流瓶始终保持在胸部以下，以防液体倒流入胸膜腔引起逆行感染。

3. 指导患者进行有效呼吸功能锻炼，以防止肺部感染，促进肺复张。

4. 拔出引流管前，嘱患者深吸气后屏住，以免拔出引流管时管端损伤肺造成气胸或者引起疼痛。

（十）注意事项

1. 体位 术后患者血压平稳，应取半坐卧位，以利于引流和呼吸。如果躺向插管侧，注意不要压迫引流管。并经常鼓励患者咳嗽和深呼吸。

2. 胸膜腔大量积液者，开放引流时应缓慢，首次引流液量不超过 1000 ml，以防止纵隔快速摆动或复张性肺水肿的发生。

3. 严格无菌技术操作，防止逆行感染 按常规每 24 h 更换 1 次引流瓶，更换时注意严格遵守无菌技术操作规程。保持胸壁引流口敷料清洁、干燥，若有渗湿应及时更换。引流瓶放置位置应低于胸壁引流口平面 60～100 cm，下地活动时应在膝盖以下。搬动患者时，应注意保持引流瓶低于胸膜腔，以防止引流瓶内液体逆行入胸膜腔造成感染。

4. 维持引流的有效性 引流管长度约为 100 cm，不宜过长。过长则引流液容易积聚在环圈处而使引流中断，阻碍引流。应定时挤压胸膜腔引流管，防止其阻塞、扭曲和受压。

5. 保持管道密闭 用凡士林纱布严密包盖引流管周围并妥善固定，引流瓶挂于床旁。随时检查引流装置是否密闭，引流管有无脱落。保持引流瓶内长管浸入水中 3～4 cm 并直立。若长管浸入水中的长度太长，则会妨碍胸膜腔内气体排出和体液引流，若太短则较易发生封闭不严而导致漏气。搬运患者或更换引流瓶时，应用两把止血钳双重夹闭引流管近端，防止空气进入。搬运或更换后，先把引流瓶放于低于胸膜腔的位置，再松开止血钳。若引流管从胸膜腔滑脱，应立即用手捏闭伤口处皮肤，消毒后用凡士林纱布封闭伤口，再做进一步处理。如果引流管连接处脱落或引流瓶损坏，应立即用两把止血钳夹闭胸壁引流管，按无菌操作原则更换整套引流装置。

6. 严密观察 ①密切观察并准确记录引流液的颜色、性质和量，若每小时引流量超过 200 ml 并持续 3 h 及以上，引流出的血液很快凝固，说明有活动性出血的可能。②密切观察引流瓶长管中水柱的波动情况，有无波动是提示引流管是否通畅的重要标志。一般情况下，水柱随呼吸运动上、下波动的范围为 4～6 cm，表示引流管通畅。如水柱不随呼吸运动上、下波动，表示引流管有不通畅的可能，应及时挤压引流管，以保持引流管通畅。③注意观察插管周围有无气肿或捻发感。

7. 拔管 24 h 引流量少于 50 ml，脓液少于 10 ml，无气体溢出并持续 2 天；患者无呼吸困难，听诊呼吸音恢复，X 线检查肺膨胀良好，可考虑拔管。方法：患者坐在床边缘或躺向健侧，嘱患者深吸一口气后屏住气，拔管并迅速用凡士林纱布和厚敷料封闭伤口并包扎、固定。拔管后 24 h 内应观察患者有无呼吸困难、胸闷、发绀等症状，引流管口处有无渗液、漏气、出血和皮下气肿等。

（新疆医科大学第二附属医院 陈建华）

第五节 膀胱冲洗

【实训要求】

1. 掌握膀胱冲洗的操作程序。
2. 熟悉膀胱冲洗的目的及注意事项。
3. 能按操作需要备齐物品，树立无菌观念，掌握无菌原则。

【实训方式】 老师先讲解、演示；学生练习，老师指导；总结。

【实训内容】 膀胱冲洗是指利用导尿管，将溶液灌入到膀胱内，再利用虹吸原理将灌入的液体引流出来的方法。

（一）膀胱冲洗的目的

膀胱冲洗可清除膀胱内的血液、脓液等，起到止血和预防膀胱堵塞的作用，保证引流通畅，减轻疼痛和刺激症状，防止感染，有利于膀胱功能的恢复。

（二）操作程序

1. 准备

（1）用物准备　冲洗液（0.9%氯化钠注射液或0.02%呋喃西林溶液）、冲洗管1个、引流袋1个、别针2个、夹子或止血钳2把、冲洗记录卡、0.5%碘伏、棉签、无菌手套、无菌纱布、无菌塞子、治疗巾等。

（2）操作者准备　着装整洁，洗手，戴口罩。

（3）患者准备　了解患者的病情，冲洗的目的，导尿管引流情况，尿液的颜色、性质、量，做好解释工作。

（4）环境准备　清洁、安静、避免人员走动。

2. 实施　此项操作是在留置导尿管的基础上进行的。

（1）核对医嘱，备齐用物。

（2）携用物至床旁，核对床号、姓名，向患者做好解释。

（3）协助患者取平卧位，注意保暖和遮盖。

（4）将治疗巾铺垫于患者身下，戴手套。

（5）消毒冲洗液瓶塞，将冲洗管插入冲洗液瓶内，将膀胱冲洗液悬挂在输液架上，排尽空气。

（6）连接冲洗装置

① 用止血钳夹闭三腔气囊导尿管近端，用碘伏棉签消毒三腔气囊导尿管口及其周围。

② 将冲洗管与三腔气囊导尿管引流管口相连接。

③ 更换引流袋：消毒三腔气囊导尿管另一引流管口及其周围，分离导尿管与引流袋，将无菌引流袋保护帽取下，与导尿管连接，并夹闭引流袋的管道。

（7）松开止血钳，打开冲洗管调节夹，根据病情需要及医嘱调整冲洗速度（一般为40～60滴/分），待患者有尿意或滴入200～300 ml后，夹闭冲洗管；开放引流袋的管道，排出冲洗液。如此反复进行3～4次（膀胱、前列腺手术者应不间断持续冲洗）（图3-4）。

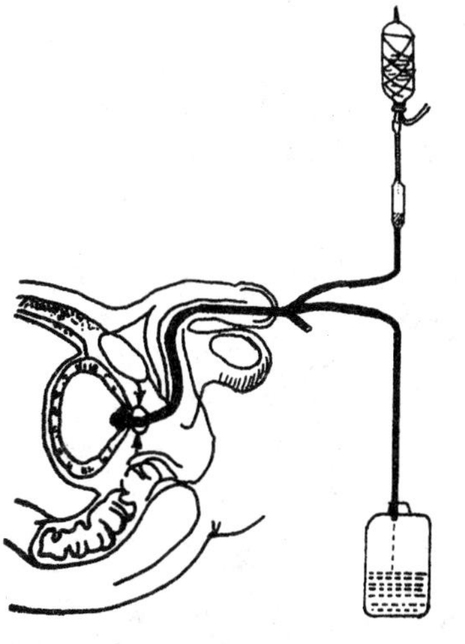

图3-4　膀胱冲洗

（8）冲洗完毕，取下冲洗管，将与冲洗管相连接的导尿管口消毒后用无菌塞子保护，外加无菌纱布包裹覆盖。

（9）妥善固定引流袋，位置低于膀胱，以利于引流尿液。

（10）取下治疗巾，协助患者取舒适卧位。

（11）整理用物，洗手。

（12）在冲洗卡上填写冲洗时间、冲洗液的量、引流量、引流液性质，准确计算尿量。

(三) 注意事项

1. 严格执行无菌操作。

2. 根据引流液的颜色、病情调节冲洗速度及量，一般 40～60 滴/分，每次滴入 200～300 ml；如果滴入药液时，需在膀胱内保留 15～30 min 后再引流出体外。

3. 密切观察，冲洗时若患者感觉不适，应减缓冲洗速度或停止冲洗，通知医师处理。

4. 保持冲洗管和引流管通畅，冲洗瓶高度距床面约 60 cm。

5. 冲洗液温度一般以 35～37℃为宜，以防冷水刺激膀胱，引起膀胱痉挛。

（大庆医学高等专科学校　孙先越）

附：技能操作考核评分标准

一、外科洗手操作评分标准

项目	内　容	标准分
准备工作 15分	1. 更换清洁鞋 2. 穿好洗手衣、裤 3. 戴好帽子、口罩 4. 修剪指甲	4 4 4 3
操作 75分	1. 用洗手液清洗双手及手臂，范围从指尖至肘上10 cm，双手按六步洗手法进行 2. 用流动水冲净双手，指尖朝上，肘朝下 3. 用无菌毛刷蘸0.5%碘伏溶液刷手，范围从指尖至肘上10 cm。刷洗时，把每侧分成从指尖到手腕、从手腕到肘及肘上臂三个区域依次刷洗，每一区域的左、右侧手臂交替进行。特别注意甲缘、甲沟、指间等处。刷完一遍后，用流动清水冲净双手，冲洗时保持指尖朝上、肘关节处最低位。共3 min 4. 用流动水冲净双手，指尖朝上，肘朝下 5. 取无菌小毛巾擦干手臂，每侧一块，从指尖至肘上10 cm内，毛巾呈拉锯式向上擦，不能逆行 6. 用蘸有0.5%碘伏溶液的纱布，从指尖向上涂擦直至肘上6 cm，同法涂擦另一侧手臂，注意须涂满，为时3 min 7. 换另一块蘸有0.5%碘伏溶液的纱布，同法涂擦第二遍 8. 双手作拱手姿势，待其自然晾干，不接触任何未消毒物品	10 5 15 5 10 10 10 10
终末质量 10分	1. 操作熟练，动作轻巧、准确 2. 动作顺序正确 3. 符合无菌原则	2 3 5

（怀化医学高等专科学校　姚　珺）

二、穿无菌手术衣、戴无菌手套

(一) 考核规则

1. 学生持学生证等有效证件参考，严禁替考等舞弊现象，一旦发现，按舞弊处理。

2. 每两位同学为一个考试小组，两人分别担任洗手护士与巡回护士，一人考完后再交换角色考试，两种角色均记成绩。

3. 巡回护士或洗手护士在操作中，造成有菌区与无菌区相接触者，其成绩记为“不及格”。

4. 消毒区与无菌区相接触时，每接触 1 次扣 5 分。

5. 操作不及格者给予一次补考机会，补考时间另行通知。

(二) 评分标准

项目	内　　容	分值
准备工作 15 分	1. 更换清洁鞋 2. 穿好洗手衣、裤 3. 戴好帽子、口罩 4. 修剪指甲 5. 按要求进行外科洗手	2 2 4 2 5
操作 75 分	1. 以拱手姿势进入无菌区 2. 拿取衣服 3. 找空旷地方 4. 穿无菌手术衣 (1) 打开手术衣，注意衣服的正、反 (2) 提起衣领两角 (3) 将手术衣轻轻上抛、双手顺势插入袖筒、两臂前伸、勿过度外展 (4) 由巡回护士在身后提拉手术衣，系好领口带和腰带 5. 后开襟式无菌手术衣　递腰带，手交叉而带子不交叉，交给巡回护士协助系好腰带。注意协助系腰带的巡回护士不能污染无菌区（记为巡回护士的分，污染者记为“不及格”） 6. 戴无菌手套 (1) 巡回护士打开手套包后（计巡回护士的分，污染无菌区者记“不及格”），洗手护士取出手套袋内的无菌滑石粉包，轻轻涂擦双手，使之干燥、光滑 (2) 一手自手套袋内捏住手套口翻折部，将其取出 (3) 先用一手插入一只手套内，注意勿触及手套外面 (4) 再用已戴好手套的手的示、中、环、小指插入另一只手套的翻折部，帮助另一只手插入手套内 (5) 将手套翻折部翻回手套袖口 7. 全遮盖式无菌手术衣 (1) 左手提起胸前带，右手提起右侧腰带交给巡回护士，巡回护士用无菌持物钳将腰带绕过穿衣者背部，使手术衣的外片遮盖住内片 注意协助系腰带的巡回护士不能污染无菌区（记为巡回护士的分） (2) 穿衣者接过巡回护士钳夹的腰带，系好腰带，穿衣完毕 8. 用无菌生理盐水冲洗手套外面的滑石粉，双手置于胸前 （注意：第 5 项与第 7 项只记一项分）	3 2 2 2 2 5 5 12 2 5 10 10 10 12 5
终末质量 10 分	1. 操作熟练、在 7 min 内完成，每延迟 1 min 扣 1 分（扣完为止） 2. 无菌观念强，对有菌区与无菌区、消毒区与无菌区的概念有清晰的认识	5 5

（怀化医学高等专科学校　姚　珺）

三、常用手术器械识别与传递操作评分标准

序号	操作流程		分值	操作要点	标准分
1	操作前准备	护士	20	衣帽整洁，姿势规范，态度严谨	10
		用物		齐全、性能良好，摆放有序	10
2	操作流程	手术刀	6	装、卸	2
				名称、作用、使用方法	2
				传递：刀锋向上，传递给术者	2
		手术剪	5	分类名称、作用、使用方法	3
				传递：弯、直	2
		血管钳	5	分类名称、作用、使用方法	3
				传递：弯、直	2
		组织钳	5	名称、作用、使用方法	3
				传递	2
		布巾钳	5	分类名称、作用、使用方法	3
				传递	2
		胃钳	5	名称、作用、使用方法	3
				传递	2
		肠钳	5	名称、作用、使用方法	3
				传递：弯、直	2
		卵圆钳	5	名称、作用、使用方法	3
				传递：弯、直	2
		手术镊	5	分类名称、作用、使用方法	3
				传递	2
		手术缝针	5	分类名称、用途、使用方法	3
				传递：持针器夹持，手托缝线，针端向上，传递给术者	2
		持针钳	3	名称、作用、使用方法：夹持缝针的中、后1/3交界处	3
		拉钩	3	分类名称、用途、使用方法、传递	3
		吸引器	3	名称、用途、使用方法	3
3	操作后	整理	5	清理用物、归类、保存	5
4	评价	效果	15	器械台上的器械摆放整齐、有序	5
		操作		能说出手术器械的名称、用途，使用方法正确，传递器械准确、熟练	5
		护士素质		护士端庄大方，语言清晰，态度严谨，动作敏捷	5
总分			100		

（邵阳医学高等专科学校　宋小花）

第二部分　学习指导

第一章　绪　论

内容提要

1. 外科护理学经历的三个发展时期　①以疾病为中心的护理阶段；②以患者为中心的护理阶段；③以人的健康为中心的护理阶段。

2. 学习外科护理学的方法　①掌握“三基”；② 理论知识与临床实际结合；③以整体护理观指导学习。

3. 外科护士应具备的素质　①应富有爱心、耐心、细心、热心和高度的责任心；②要具有较强的认知能力、细致的观察能力、灵活的应变能力和熟练的技术操作能力；③要具备良好的身体素质；④要具备良好的心理素质。

习　题

一、名词解释

外科护理学

二、简答题

外科护理学的范畴有哪些？

参考答案

一、名词解释

外科护理学是研究如何对外科疾病患者进行整体护理的临床护理学科。

二、简答题

对外科疾病包括创伤、感染、肿瘤、畸形、功能障碍等患者提供整体护理。运用基础医学理论、外科学理论、护理学基础和技术操作，以及心理学、护理伦理学、社会学等人文科学知识，根据患者的身心健康要求，社会、家庭、文化需求，以人的健康为中心，应用护理程序，对接受外科治疗的患者提供全身心的整体护理，以达到去除病痛、促进康复的目的。

（怀化医学高等专科学校　姚　珺）

第二章　手术室护理工作

内容提要

1. 手术室的建筑布局和要求　一般位于低层建筑的中、上层或顶层，高层建筑则不宜设在首层或顶层，可设在单独一端或专用一层。

2. 手术所用物品　①布类物品包括洗手衣、裤，手术衣，手术单等；②敷料类包括脱脂纱布类或脱脂棉球类；③器械类包括常用器械如钳、镊、刀、牵拉器等和特殊器械如内镜、吻合器等；④缝针及缝线；⑤引流物等。

3. 手术室所需的物品须经过清洗、消毒和灭菌处理。

4. 手术人员的准备　①外科手的洗刷和消毒包括肥皂水刷手法、碘伏刷手法、灭菌王刷手法、美逸柔刷手法等，刷手的范围是从指尖开始向上刷至肘关节上 10 cm，洗刷和消毒完毕后应保持双手呈拱手姿势，自然待干；②穿无菌手术衣包括穿传统后开襟式和全遮盖式手术衣两种；③戴无菌手套分闭合式和开放式两种方法。

5. 患者准备　①一般准备；②手术体位；③手术区皮肤消毒；④手术区铺单。

6. 手术室的无菌操作原则　①无菌物品的保管；②工作人员；③明确无菌范围；④无菌区的建立；⑤保持物品无菌；⑥无菌物品的使用；⑦保护皮肤切口；⑧污染手术的隔离技术等。

7. 手术配合　包括：①器械护士的配合；②巡回护士的配合。

习　题

一、名词解释

1. 消毒　　　　2. 灭菌

二、填空题

1. 根据空气的清洁度和细菌浓度可将手术间分为__________、__________、__________和__________。
2. 按洁净程度将手术室分为__________、__________和__________三个区域。
3. 手术室空气净化的气流一般分为__________、__________、__________三种形式。
4. 手术所用的缝针有圆针和三角针两种，三角针适用于缝合__________、________等坚韧的组织。

三、选择题

【A1 型题】

1. 手术室内的温、湿度应恒定在
   A. 温度 16～18℃，相对湿度 20%～30%
   B. 温度 18～20℃，相对湿度 25%～35%
   C. 温度 20～25℃，相对湿度 20%～30%
   D. 温度 20～25℃，相对湿度 50%～60%
   E. 温度 25～30℃，相对湿度 40%～60%
2. Ⅰ级特别洁净手术室适用于以下哪种手术
   A. 器官移植
   B. 胸外科
   C. 肝胆外科
   D. 妇产科
   E. 肛肠外科
3. 以下属于手术室准洁净区的是
   A. 手术间
   B. 手术间内走廊
   C. 敷料室
   D. 医生、护士办公室
   E. 更衣室
4. 手术人员手臂刷洗、消毒后，手臂应保持的姿势是
   A. 手臂向上高举
   B. 手臂自然下垂
   C. 于胸前呈拱手姿势
   D. 手臂向前伸
   E. 双手放置背后
5. 侧卧位适用于
   A. 腹部、乳房手术
   B. 胸部手术
   C. 脊柱及背部手术
   D. 会阴部手术
   E. 肛门、直肠手术
6. 关于手术室的管理要求，下列哪项不正确
   A. 手术室必须建立打扫卫生、空气消毒等制度
   B. 手术时无须控制参观人员数量
   C. 有上呼吸道感染者，如必须参加手术，则应戴双层口罩
   D. 进入手术室或进行无菌操作时，口罩应遮住口、鼻部
   E. 进入手术室应肃静，不要大声说话和咳嗽，如打喷嚏应将脸侧向地面
7. 用于浅表部位出血的止血器械是
   A. 弯止血钳
   B. 直止血钳
   C. 有齿镊
   D. 无齿镊
   E. 以上都不是
8. 手术室物品最可靠的消毒方法是
   A. 高压蒸汽灭菌法
   B. 药液浸泡消毒法
   C. 煮沸消毒法
   D. 火烧法
   E. 化学药物熏蒸法
9. 穿无菌手术衣及戴无菌手套时，下列哪项是错误的
   A. 穿无菌手术衣，应选择宽阔的地方
   B. 穿全遮盖式无菌手术衣时，先递腰带，后戴手套
   C. 戴手套时勿使手套外面与皮肤接触
   D. 戴好手套后用无菌生理盐水冲净滑石粉
   E. 穿戴完毕，其前胸、手臂、腰部以上为无菌区
10. 手术区皮肤消毒的范围原则上应超出切口四周的距离至少为
   A. 10 cm
   B. 15 cm
   C. 20 cm
   D. 25 cm
   E. 30 cm
11. 手术者行腹部手术，手术区皮肤消毒后铺手术巾的顺序是
   A. 下方—上方—近侧—对侧
   B. 上方—下方—近侧—对侧

C. 下方—上方—对侧—近侧
D. 近侧—上方—下方—对侧
E. 对侧—下方—近侧—上方

12. 关于手术进行中的无菌原则的叙述，下列哪项不正确
A. 不可在手术人员背后传递器械
B. 手术台平面以下为污染区
C. 手套破损应立即更换
D. 术中被肠内容物污染的器械必须冲洗后再用
E. 皮肤切开前及缝合之前均要用 70% 乙醇消毒皮肤一次

13. 以下哪一项是手术护士与巡回护士的共同责任
A. 管理器械台及传递器械
B. 协助手术人员穿衣
C. 手术结束后整理手术台和清洗器械
D. 术前洗手、穿无菌手术衣和戴手套
E. 手术开始和结束前，清点器械、敷料、缝针和缝线

14. 进行手术时，下列哪项不符合无菌原则
A. 所铺无菌巾（单）要有 4～6 层
B. 手术人员如需交换位置，应面对面移动
C. 手术人员双手不可下垂超过腰以下
D. 术中如手套接触到非无菌区，应立即更换
E. 无菌区的布单有沾湿时，应加盖无菌巾

参考答案

一、名词解释

1. 消毒是指用物理或化学的方法杀灭或清除芽胞以外的所有病原微生物。
2. 灭菌是指用物理或化学的方法杀灭或清除所有微生物，包括致病菌和非致病微生物以及细菌芽胞，灭菌是彻底的消毒。

二、填空题

1. 特别洁净手术间（Ⅰ级） 标准洁净手术间（Ⅱ级） 一般洁净手术间（Ⅲ级） 准洁净手术间（Ⅳ级）
2. 洁净区 准洁净区 非洁净区
3. 乱流式气流 水平层流 垂直层流
4. 韧带 皮肤

三、选择题

【A1/A2 型题】

1. D 2. A 3. C 4. C 5. B 6. B 7. B 8. A 9. B 10. B 11. C 12. D 13. E 14. B

（怀化医学高等专科学校 姚 珺）

第三章　水、电解质、酸碱代谢失衡患者的护理

内容提要

一、高渗性缺水

1. 病因　①水分摄入不足；②水分丧失过多。

2. 临床表现　①口渴；②乏力、尿少和尿比重增高、皮肤弹性差、眼窝凹陷等；③脑功能障碍。

3. 治疗　①治疗原发病；②饮水；③静脉补充5%葡萄糖溶液或低渗盐溶液。

二、低渗性缺水

1. 病因　①消化液持续性丢失；②大创面的慢性渗液；③排钠过多；④钠补充不足。

2. 临床表现　①疲乏、头晕、软弱无力；②恶心、呕吐及血容量不足的表现；③休克及脑功能障碍表现等。

3. 治疗　①治疗原发病；②补充血容量；③静脉滴注高渗盐溶液或含盐溶液。

三、等渗性缺水

1. 病因　①消化液急性丢失；②体液体内转移。

2. 临床表现　①缺水表现；②缺钠表现。

3. 治疗　①治疗原发病；②静脉补充平衡盐溶液或等渗盐溶液。

4. 补液原则　①先盐后糖；②先晶后胶；③先快后慢；④交替输入；⑤尿畅补钾；⑥边治疗、边观察、边调整。

四、低钾血症

1. 病因　①钾摄入不足；②钾排出过多；③体内钾分布异常。

2. 临床表现　①肌无力；②消化道功能障碍；③心功能异常，出现T波低平、增宽、双向或倒置，Q-T间期延长，出现u波；④代谢性碱中毒。

3. 治疗　①治疗原发病；②口服补钾；③静脉补钾。其原则是：尿畅补钾，浓度不超过0.3%，滴速不过快，补钾不过量，严禁直接静脉注射。

五、高钾血症

1. 病因　①钾摄入过多；②钾排出减少；③体内钾分布异常。

2. 临床表现　①神志淡漠或恍惚、手足麻木；②腹胀、腹泻；③乏力、四肢软弱无力等。

3. 治疗　①治疗原发病；②禁钾；③抗钾；④降钾；⑤排钾等。

六、代谢性酸中毒

1. 概念　血浆中［HCO_3^-］原发性下降导致的 pH 降低。

2. 病因　①酸性物质产生或摄入过多；②酸性物质排出减少；③碱性物质丢失过多；④高血钾。

3. 临床表现　①呼吸加深、加快；②中枢神经系统症状；③循环系统症状等。

4. 治疗　①治疗原发病；②静脉注射 5%碳酸氢钠溶液等。

习　　题

一、名词解释

1. 高钾血症
2. 低钾血症
3. 高渗性缺水
4. 等渗性缺水
5. 低渗性缺水
6. 水中毒

二、填空题

1. 细胞内液绝大部分存在于__________，细胞外液包括__________和__________两部分。
2. 维持体内电解质平衡的主要电解质是__________和__________。
3. 血液缓冲系统中最重要的缓冲对是__________。
4. 补液总量包括__________、____________、____________。
5. 细胞外液的渗透压主要由__________维持，细胞内液的渗透压主要由____________维持。
6. 血清钠浓度正常值为__________，血清钾浓度正常值为____________，血液正常 pH 值为______________。

三、选择题

【A1/A2 型题】

1. 细胞外液最主要的阳离子是
   A. K^+
   B. Na^+
   C. Mg^{2+}
   D. H^+
   E. Ca^{2+}
2. 临床最常见的等渗性缺水的原因是
   A. 水分摄入不足
   B. 水分丢失过多
   C. 补充等渗溶液过多
   D. 消化液长期慢性丢失
   E. 消化液的急性丧失
3. 严重高渗性缺水患者首选的补液是
   A. 平衡盐溶液
   B. 50%葡萄糖溶液
   C. 5%$NaHCO_3$ 溶液
   D. 5%葡萄糖溶液
   E. 生理盐水
4. 低血钾常发生于
   A. 钾离子摄入减少
   B. 醛固酮分泌减少
   C. 钾离子进入细胞内减少
   D. 肾排钾减少
   E. 代谢性酸中毒
5. 低渗性缺水时，体液的容量改变为
   A. 细胞外液正常，细胞内液减少
   B. 细胞外液减少，细胞内液正常
   C. 细胞外液显著减少，细胞内液轻度减少

D. 细胞外液轻度减少，细胞内液显著减少
E. 细胞外液、细胞内液按比例减少

6. 严重呕吐、长期胃肠减压者，易发生
A. 代谢性酸中毒
B. 低氯性碱中毒
C. 呼吸性酸中毒
D. 呼吸性碱中毒
E. 低钙血症

7. 高渗性缺水早期出现的主要表现是
A. 尿量减少
B. 血压下降
C. 烦躁
D. 口渴
E. 神志不清

8. 代谢性酸中毒最突出的表现是
A. 疲乏、眩晕、嗜睡
B. 感觉迟钝或烦躁
C. 呼吸深而快，呼出气中带有酮味
D. 心率加快，血压偏低
E. 神志不清或昏迷

9. 出汗湿透一身内衣裤，体液丧失量约为
A. 500 ml
B. 600 ml
C. 800 ml
D. 1000 ml
E. 1200 ml

10. 给予水中毒的患者输注 3%～5%氯化钠溶液的目的是
A. 增加血容量
B. 补充钠的不足
C. 增加缺水效果
D. 提高血浆渗透压
E. 降低颅内压

11. 以下哪项符合低钾血症的临床特点
A. 肠鸣音亢进
B. 嗜睡、软瘫
C. 心搏徐缓
D. ECG 中 T 波高耸
E. 血钾浓度为 5.5 mmol/L

12. 代谢性酸中毒常伴有
A. 血钾浓度降低
B. 血钾浓度增高
C. 血钙浓度降低
D. 血氯浓度降低
E. 血氯浓度增高

13. 急性水中毒时，影响最大、危害最严重的组织是
A. 肾上腺皮质
B. 肾上腺髓质
C. 脑组织
D. 周围神经组织
E. 肺组织

14. 静脉补钾时，首先应考虑患者的
A. 血压
B. 脉搏
C. 呼吸
D. 神志
E. 尿量

15. 代谢性酸中毒其原发改变为
A. 血中 HCO_3^- 增多，$PaCO_2$↓，pH↓
B. 血中 HCO_3^- 减少，$PaCO_2$↓，pH↓
C. 血中 HCO_3^- 减少，$PaCO_2$↑，pH↑
D. 血中 HCO_3^- 增多、$PaCO_2$↑，pH↑
E. 血中 H_2CO_3 减少、$PaCO_2$↓，pH↑

16. 高钾血症时，静脉注射 10%葡萄糖酸钙溶液的作用是
A. 纠正高钾所致的酸中毒
B. 促进钾离子排出
C. 降低血钾
D. 对抗钾离子对心肌的抑制作用
E. 补钙

17. 患者女性，34 岁，急性腹泻 1 天入院。自诉腹痛，口渴，乏力，尿少。查体：皮肤干燥，眼窝凹陷，血压正常。该患者最主要的护理诊断为
A. 体液不足
B. 组织灌流不足
C. 活动无耐力
D. 排尿异常

E. 疼痛

18. 患者男性，36 岁，因急性腹泻出现口渴、尿少、血压偏低。应首先输入的液体是
 A. 5%葡萄糖溶液
 B. 10%葡萄糖溶液
 C. 平衡盐溶液
 D. 5%碳酸氢钠溶液
 E. 11.2%乳酸钠溶液

19. 患者女性，24 岁，呕吐、腹泻 3 天，3 天来未正常进食。经补液后，缺水基本纠正，现自觉乏力、腹胀。查体：腱反射减弱，该患者最可能发生了
 A. 低钠血症
 B. 低镁血症
 C. 低钾血症
 D. 低钙血症
 E. 低血糖

20. 某患者体重为 60 kg，体温持续 39°C，晚间用退热药后，大汗淋漓，渗透全身衬衣裤，估计以上两项额外失水量约为
 A. 500 ml
 B. 800 ml
 C. 1000 ml
 D. 1600 ml
 E. 2000 ml

21. 患者男性，56 岁，下肢严重挤压伤后发生急性肾功能衰竭，少尿期不可能出现的是
 A. 尿比重低
 B. 低钾血症
 C. 低钠血症
 D. 代谢性酸中毒
 E. 氮质血症

【A3/A4 型题】

（1～3 题共用题干）

患者男性，40 岁，诉进食困难 1 个月余，感乏力，严重口渴，尿少而色深，原体重为 60 kg，现体重下降。查体：血压、体温均正常，眼窝凹陷，唇、舌干燥，皮肤弹性差。

1. 该患者可初步诊断为：
 A. 轻度高渗性缺水
 B. 中度高渗性缺水
 C. 重度高渗性缺水
 D. 等渗性缺水
 E. 低渗性缺水

2. 患者经补液后口渴减轻，测血清钾浓度为 3.1 mmol/L，医嘱静脉补钾，执行医嘱前必须明确患者尿量至少为每小时
 A. 20 ml
 B. 25 ml
 C. 30 ml
 D. 35 ml
 E. 40 ml

3. 将 15%氯化钾 20 ml 稀释于 5%葡萄糖溶液中，至少需要的葡萄糖溶液量是
 A. 200 ml
 B. 300 ml
 C. 500 ml
 D. 800 ml
 E. 1000 ml

（4～7 题共用题干）

患者女性，45 岁，反复呕吐 20 天就诊。诉全身乏力、头晕，曾出现过直立性晕厥。查体：P 110 次/分，BP 90/60 mmHg。

4. 上述患者最有可能的诊断为
 A. 等渗性缺水
 B. 高渗性缺水
 C. 低渗性缺水
 D. 水中毒
 E. 以上都不可能

5. 为了进一步明确诊断，下列哪项检查最重要
 A. 尿比重测定
 B. 尿钠测定
 C. 血气分析
 D. 血清钠测定

E. 血红蛋白测定

6. 该患者最宜选用的液体为
   A. 5%葡萄糖溶液
   B. 平衡盐溶液
   C. 等渗盐溶液
   D. 高渗盐溶液
   E. 血浆
7. 该患者最主要的护理诊断为
   A. 体液不足
   B. 体液过多
   C. 活动无耐力
   D. 有受伤的危险
   E. 组织灌注量改变

【B型题】

（1～4题共用备选答案）

A. 代谢性酸中毒
B. 代谢性碱中毒
C. 呼吸性酸中毒
D. 呼吸性碱中毒
E. 高钾血症

1. 手术后并发肺炎的患者可发生
2. 胰瘘患者可发生
3. 幽门梗阻患者可发生
4. 挤压综合征患者易发生

（5～7题共用备选答案）

A. 低渗性缺水
B. 等渗性缺水
C. 高渗性缺水
D. 低钾血症
E. 高钾血症

5. 急性肠梗阻，大量呕吐，脉搏细弱，血压下降
6. 长期禁食，每日通过静脉补液，四肢软瘫，肠麻痹
7. 大面积烧伤后，血尿，尿量为10～15 ml/h

四、简答题

1. 简述低钾血症患者静脉补钾应遵循的原则。
2. 补液患者如何做好病情观察？

五、病例分析题

1. 患者男性，40岁，因急性粘连性肠梗阻住院。患者口渴、尿少、眼球下陷，脉细速、血压偏低。化验结果为：血钾浓度3.5 mmol/L，血钠浓度138 mmol/L，血液pH 7.32，HCO_3^- 浓度15 mmol/L。由于是粘连性肠梗阻，故决定先进行非手术疗法。医嘱中有静脉滴注5%葡萄糖盐溶液1500 ml，10%葡萄糖溶液3000 ml，5%碳酸氢钠溶液250 ml，10%氯化钾溶液30 ml。

   请回答下列问题：

   （1）此患者属何种类型缺水？程度如何？

   （2）有无其他电解质和酸碱平衡失调？

   （3）应首先输入何种液体？

   （4）该患者血钾浓度在正常范围内，为何还要补钾？

2. 患者女性，51岁，糖尿病病史10年，反复住院治疗，近日病情逐步加重，昨晚突然出现意识不清而入院。查体：T 36.2°C，P 118次/分，BP 120/80 mmHg。面部潮红，口唇呈樱桃红色。神志不清，皮肤弹性稍差，呼吸加深、加快，呼出气有烂苹果味。HR 118次/分、律齐，两肺呼吸音清，肝、脾未扪及，腹平软，肠鸣音正常。腱反射存在，其余无特殊。血清钠142 mmol/L，血清氯96 mmol/L，血清钾5.6 mmol/L，血pH为7.3，

心电图示窦性心动过速。

请回答下列问题：

（1）此患者目前的医疗诊断是什么？

（2）写出患者目前 2 个主要护理诊断及目前主要的护理措施。

参考答案

一、名词解释

1. 高钾血症是指血清钾浓度高于 5.5 mmol/L。
2. 低钾血症是指血清钾浓度低于 3.5 mmol/L。
3. 高渗性缺水又称原发性缺水。水和钠同时丢失，但失水多于失钠，血清钠高于 150 mmol/L，细胞外液呈高渗状态。
4. 等渗性缺水又称急性缺水或混合性缺水，是外科最常见的缺水类型。水、钠成比例丢失，血清钠和细胞外液渗透压维持正常。
5. 低渗性缺水又称慢性或继发性缺水。水、钠同时丢失，但失水少于失钠，血清钠低于 135 mmol/L，细胞外液呈低渗状态。
6. 水中毒又称水潴留性低钠血症或稀释性低钠血症，是指总入水量超过排出量，水潴留于体内致血浆渗透压下降和循环血量增多。

二、填空题

1. 骨骼肌内　血浆　组织液
2. Na^+　K^+
3. 碳酸氢盐/碳酸（HCO_3^-/H_2CO_3）
4. 生理需要量　已丧失量　继续丧失量
5. Na^+　K^+
6. 135～150 mmol/L　3.5～5.5 mmol/L　7.35～7.45

三、选择题

【A1/A2 型题】

1. B　2. E　3. D　4. A　5. C　6. B　7. D　8. C　9. D　10. D　11. B　12. B　13. C　14. E　15. B　16. D　17. A　18. C　19. C　20. D　21. B

【A3/A4 型题】

1. B　2. E　3. E　4. C　5. D　6. D　7. A

【B 型题】

1. C　2. A　3. B　4. E　5. B　6. D　7. E

四、简答题

1. 静脉补钾务必遵循以下原则：①尿畅补钾：每小时尿量在 40 ml 以上时，方可补钾。②浓度不过高：一般不超过 0.3%（40 mmol/L）。③滴速不过快：成人患者静脉滴注速度不要超过 60～80 滴/分（20 mmol/h），严禁直接静脉注射，以免导致心搏骤停。④补钾不过量：细胞内缺钾情况恢复较慢，因此，禁食而无其他额外失钾者，每天可补生理需要量氯化钾2～3 g；对一般性缺钾患者（临床症状较轻，血钾常为 3～3.5 mmol/L），每天补氯化钾总量为 4～5 g；严重缺钾者（血钾多在 3 mmol/L 以下），每天补氯化钾总量也不宜超过 6～8 g。

2. 密切观察患者的生命体征、神志和感觉情况、尿量、皮肤黏膜状况、周围静脉充盈情况，记录 24 h 出入量，并了解血常规、血气分析、血清电解质等实验室检查结果，必要时监测中心静脉压。

五、病例分析题

1. （1）该患者属于等渗性缺水，程度中等。

（2）血液 pH 和 HCO_3^- 浓度提示有代谢性酸中毒。此外，急性肠梗阻因呕吐丢失消化液，有缺钾的潜在因素。

（3）首先输入 5%葡萄糖盐水。

（4）因酸中毒时细胞内钾外逸，故可掩盖血钾降低的真相而呈现血钾在正常范围内的假象。当用碱性液体纠正酸中毒时，钾离子进入细胞，立即可见血钾浓度降低。故该患者血钾浓度处于正常下限，只要尿量正常，应补充钾盐。

2. （1）医疗诊断：糖尿病、代谢性酸中毒。

（2）主要护理诊断：

低效性呼吸型态：与呼吸异常、意识不清有关。

潜在并发症：意识障碍、心律不齐、休克、高钾血症。

（3）护理措施：①病情观察；②消除或控制导致代谢性酸中毒的危险因素；③使用碱性溶液；④预防并发症。

（邵阳医学高等专科学校 吕 冬 邓梦秦）

第四章　外科休克和多器官功能障碍综合征患者的护理

内容提要

一、休克

1. 病因与分类　①低血容量性休克：常见的是失血性休克、创伤性休克；②感染性休克：可分为低动力型（低排高阻型）和高动力型（高排低阻型）；③心源性休克；④神经源性休克；⑤过敏性休克。

2. 病理生理　①微循环的变化：分为微循环收缩期、微循环扩张期、微循环衰竭期；②代谢变化；③内脏器官的继发性损害。

3. 临床表现　分为休克代偿期和休克抑制期，或休克早期、休克期及休克晚期。休克代偿期主要表现为：①神志清楚、兴奋或烦躁不安；②面色苍白，手、足湿冷；③尿量正常或减少；④舒张压可升高，脉压减小。休克抑制期主要表现为：①神情淡漠，反应迟钝，甚至出现意识模糊或昏迷；②皮肤和黏膜发绀，四肢厥冷；③尿量减少甚至无尿；④脉搏细速或扪不清，血压下降，脉压缩小；⑤皮肤、黏膜出现紫斑或消化道出血等。

4. 处理原则　①一般紧急措施；②补充血容量；③积极处理原发病；④纠正酸碱平衡失调；⑤应用血管活性药物；⑥治疗 DIC，改善微循环；⑦皮质激素和其他药物的应用。

5. 护理措施　①病情监测；②补充血容量；③改善组织灌注；④维持正常气体交换功能；⑤预防感染；⑥调节体温；⑦预防意外损伤。

二、多器官功能障碍综合征

1. 急性呼吸窘迫综合征（ARDS）

（1）临床表现　①早期：呼吸频率加快、呼吸窘迫。②进展期：呼吸困难，发绀，呼吸道分泌物增加，体温升高，两肺可闻及啰音，WBC 和 N 升高。③末期：昏迷、心脏停搏。

（2）处理原则　①治疗原发病；②呼吸支持；③循环支持；④药物治疗。

（3）护理措施　①心理护理；②病情监测；③生活护理；④维持呼吸功能；⑤预防感染与用药护理。

2. 急性肾衰竭（ARF）

（1）病因　①肾前性；②肾性；③肾后性。

（2）临床表现　①少尿或无尿期：尿量减少，水中毒、高钾血症、高镁血症、高磷血症、低钙血症、低钠低氯血症、代谢性酸中毒、氮质血症和尿毒症，出血征象；②多尿期：尿量增多，低血钾、低血钠、低血钙、低血镁和缺水现象。

习 题

一、名词解释

1. 休克
2. 中心静脉压（CVP）
3. 多器官功能障碍综合征（MSOF）

二、填空题

1. 休克时机体微循环的病理改变分为__________、__________、__________三期。
2. 感染性休克按血流动力学可分为__________、__________。
3. 休克在临床上可分为三期，即__________、________、________。
4. 维持有效循环血量有赖于三个因素，即________、________、________。

二、选择题

【A1/A2 型题】

1. 治疗休克首要而基本的措施是
   A. 迅速补充血容量
   B. 改善心功能
   C. 纠正酸中毒
   D. 改善周围血管张力
   E. 治疗原发病
2. 中心静脉压主要测量哪个心房的压力，正常值为
   A. 右心房，正常值为 5～12 cmH_2O
   B. 左心房，正常值为 6～12 cmH_2O
   C. 右心房，正常值为 8～12 cmH_2O
   D. 左心房，正常值为 5～12 mmHg
   E. 右心房，正常值为 6～16 cmH_2O
3. 无尿是指成人 24 h 尿量
   A. ＜500 ml
   B. ＜400 ml
   C. ＜200 ml
   D. ＜100 ml
   E. ＜300 ml
4. 各种休克的共同点是
   A. 血压下降
   B. 中心静脉压升高
   C. 脉压减小
   D. 尿量减少
   E. 有效循环血容量锐减
5. 休克早期的血压变化是
   A. 收缩压降低，脉压变小
   B. 收缩压在正常范围，脉压变小
   C. 舒张压降低，脉压变大
   D. 收缩压和舒张压均下降
   E. 以上都不是
6. 休克时主要的代谢障碍为
   A. 酸中毒、高血钾
   B. 碱中毒、低血钾
   C. 低镁血症、低渗性缺水
   D. 低血钙、低血糖
   E. 成人呼吸窘迫综合征
7. 休克患者最理想的体位是
   A. 头低脚高位
   B. 头高脚低位
   C. 仰卧中凹位
   D. 平卧位
   E. 侧卧位
8. 休克早期最主要的临床特征是
   A. 血压下降
   B. 脉搏细速
   C. 脉压减小
   D. 四肢厥冷
   E. 尿量减少

9. 反映休克患者危重征象的指标是
   A. 收缩压低于 80 mmHg
   B. 伴代谢性酸中毒
   C. 神志淡漠
   D. 脉搏细速，为 120 次/分
   E. 皮肤出现多处瘀点、瘀斑
10. 低血容量性休克治疗中，调节输液速度和量最可靠的依据是
   A. 血压和脉搏
   B. 意识状态
   C. 中心静脉压及尿量
   D. 肢端温度及皮肤弹性
   E. 以上都不是
11. 休克患者若中心静脉压低，血压正常，处理原则是
   A. 充分补液
   B. 适当补液
   C. 应用强心药
   D. 舒张血管
   E. 做补液试验
12. 休克指数大于 2.0 表示
   A. 无休克
   B. 休克代偿期
   C. 严重休克
   D. MODS
   E. ARDS
13. 休克治疗中，微循环灌注改善与否的重要判断指标是
   A. 血压回升
   B. 皮肤红润
   C. 呼吸、脉搏减慢
   D. 肢端温暖
   E. 尿量增加
14. 感染性休克的处理原则是
   A. 先控制感染再纠正休克
   B. 先纠正休克再控制感染
   C. 纠正休克的同时抗感染
   D. 先去除病因再纠正休克
   E. 先去除病因再纠正感染
15. 在休克治疗中，应用血管扩张剂前应注意
   A. 补足血容量
   B. 控制感染
   C. 脉压减小
   D. 心指数下降
   E. 微循环灌注不足
16. 急性肾衰竭患者由少尿期进入多尿期的标志是 24 h 尿量增加至
   A. 300 ml
   B. 400 ml
   C. 500 ml
   D. 700 ml
   E. 800 ml
17. 急性呼吸窘迫综合征患者的最主要的治疗方法是
   A. 机械通气
   B. 抗感染
   C. 吸氧
   D. 支持治疗
   E. 保证足够体液容量
18. 女性，38 岁，双下肢挤压伤，经初步抗休克处理后出现吸气性呼吸困难，吸纯氧未能改善呼吸。查体：无发绀，肺部无啰音，胸部透视无异常发现。应首先考虑诊断为
   A. 输液过多
   B. 心功能不全
   C. 吸入性肺炎
   D. 呼吸窘迫综合征
   E. 下呼吸道梗阻

【A3/A4 型题】

（1～3 题共用题干）

患者男性，40 岁，因车祸导致肝破裂就诊入院。查体：BP 60/30 mmHg，P 120 次/分，R 20 次/分，T 36.8℃，烦躁不安、面色苍白、四肢湿冷。

1. 该患者出现
   A. 感染性休克
   B. 过敏性休克

C. 失血性休克
D. 心源性休克
E. 神经源性休克

2. 对该患者的护理措施中，错误的是
A. 吸氧、输液
B. 置热水袋加温
C. 仰卧中凹位
D. 测每小时尿量
E. 测中心静脉压

3. 该患者的休克指数为
A. 0.5
B. 1.0
C. 1.5
D. 2.0
E. 2.5

（4～6 题共用题干）

患者男性，40 岁，下肢被汽车压伤后 4 天，24 h 尿量＜200 ml，伴有恶心、呕吐、嗜睡、昏迷、抽搐等症状。实验室检查：血肌酐 460 μmol/L，尿素氮 26 mmol/L，K^+ 6.0 mmol/L。

4. 该患者的诊断可能是
A. 急性呼吸衰竭
B. 弥散性血管内凝血
C. 急性肾衰竭少尿期
D. 急性肾衰竭无尿期
E. 急性肾衰竭恢复期

5. 该患者的护理诊断/问题不包括
A. 体液过多
B. 潜在并发症：高钾血症
C. 潜在并发症：尿毒症
D. 潜在并发症：高钙血症
E. 潜在并发症：代谢性酸中毒

6. 该患者的治疗中效果最可靠的是
A. 限制入水量
B. 纠正电解质和酸碱平衡紊乱
C. 预防感染
D. 加强营养
E. 透析疗法

【B 型题】

（1～2 题共用备选答案）
A. 无休克
B. 休克早期
C. 休克期
D. 休克晚期
E. 多器官功能衰竭

1. 某患者出血 700 ml，P 100 次/分，烦躁、面色苍白，他正处于
2. 某患者发生严重药物过敏，心音弱、呼吸浅而不规则，皮肤、黏膜出现紫瘢、出血点，他正处于

（3～4 题共用备选答案）
A. 感染性休克
B. 低血容量性休克
C. 心源性休克
D. 神经源性休克
E. 过敏性休克

3. 某胃溃疡患者急性出血 1200 ml，烦躁，血压 95/70 mmHg
4. 某急性化脓性梗阻性胆管炎患者，寒战，体温骤升至 41℃，神情淡漠

四、简答题

哪些征象说明休克情况好转？

五、病例分析题

患者男性，30 岁，酒后驾车发生车祸，右上肢受伤，急诊入院。患者神志清楚，面色苍白，四肢湿冷，自觉口渴，上腹部明显压痛，腹肌稍紧张。T 37℃，P 120 次/分，BP 80/60 mmHg。腹腔穿刺有不凝固血液，医疗诊断为脾破裂。请问：

（1）患者发生的休克属于哪一期？

（2）该患者的主要护理诊断有哪些（至少列出3个）？针对这些护理诊断，你将采取哪些护理措施？

参考答案

一、名词解释

1. 休克是机体在各种有害因素侵袭下引起的以有效循环血容量骤减致组织灌注不足，细胞代谢紊乱、受损，微循环障碍为特点的病理过程。
2. 中心静脉压代表右心房或者胸腔段静脉内的压力，其变化可反映血容量、右心功能和血管张力情况。
3. 若两个或两个以上重要器官或系统同时或序贯发生功能衰竭，称为多器官功能障碍综合征。

二、填空题

1. 微循环收缩期　微循环扩张期　微循环衰竭期
2. 低动力型（低排高阻型）　高动力型（高排低阻型）
3. 休克早期　休克期　休克晚期
4. 充足的血容量　有效的心输出量　适宜的周围血管张力

三、选择题

【A1/A2型题】

1. A　2. A　3. D　4. E　5. B　6. A　7. C　8. C　9. E　10. C　11. B　12. C　13. E　14. C　15. A　16. B　17. A　18. D

【A3/A4型题】

1. C　2. B　3. D　4. C　5. D　6. E

【B型题】

1. B　2. D　3. B　4. A

四、简答题

①神志从抑制恢复清醒、从烦躁恢复安静；②血压回升、脉压增大；③脉率减慢、脉搏有力；④皮肤转为红润、四肢转暖；⑤尿量增多，稳定在每小时30 ml以上；⑥中心静脉压恢复正常。

五、病例分析题

（1）休克中期。

（2）护理诊断：①体液不足：与大量失血有关；②组织灌流量改变：与有效循环血量不足有关；③有感染的危险：与免疫力降低有关。

（3）护理措施：①严密观察患者的生命体征、意识、皮肤色泽及温度、尿量，发现异常及时通知医生。②补充血容量：迅速建立静脉通道，遵医嘱及时、准确地补液或输血。③保持呼吸道通畅，给予吸氧。④保持安静，避免过多的搬动，注意保暖。⑤给予心理支持：向患者简单讲解疾病的情况及治疗措施，以减轻患者的恐惧感。⑥做好术前的各项准备。

（新疆医科大学护理学院 李 慧）

第五章　麻醉患者的护理

内容提要

1. 麻醉的分类　①全身麻醉；②局部麻醉。

2. 麻醉前用药目的　①稳定情绪，减轻患者紧张、焦虑、恐惧等心理应激状态；②抑制呼吸道腺体分泌，保持呼吸道通畅；③提高痛阈，增强麻醉镇痛效果；④对抗某些麻醉药的不良反应，减少有害的神经反射。

3. 常用局部麻醉药　有酯类如普鲁卡因、丁卡因及酰胺类如利多卡因、布比卡因等。

4. 局部麻醉药的毒性反应产生的原因、症状、治疗、护理及预防。

5. 椎管内麻醉的分类　硬膜外阻滞、蛛网膜下腔阻滞。

6. 蛛网膜下腔阻滞（腰麻）与硬膜外阻滞的适应证、禁忌证、方法及护理。

7. 蛛网膜下腔阻滞（腰麻）的并发症　血压下降、呼吸抑制、恶心、呕吐、头痛、尿潴留。

8. 硬膜外阻滞常见的并发症为全脊髓麻醉、神经损伤。

9. 全身麻醉的分类　吸入麻醉、静脉麻醉、复合全身麻醉。

10. 全身麻醉的并发症　呼吸暂停，上呼吸道梗阻，急性支气管痉挛，肺不张，高血压，低血压，室性心律失常，术后恶心、呕吐。

11. 全身麻醉的护理包括　观察患者病情，维持呼吸功能、循环功能及正常体温，防止意外伤害及并发症的观察和护理等。

习　题

一、名词解释

1. 局部麻醉
2. 全身麻醉
3. 蛛网膜下腔阻滞

二、填空题

1. 常用的局部麻醉药有__________、__________、__________、__________。
2. 关于硬膜外阻滞后护理，患者回病房后需要平卧__________。
3. 根据全身麻醉给药途径的不同，可将全身麻醉分为__________和__________两大类。
4. 成人择期手术，麻醉前__________h内禁食，__________h内禁饮，否则麻醉中有发生误吸的危险。
5. 普鲁卡因成人一次使用限量是__________。

三、选择题

【A1/A2 型题】

1. 麻醉前用药的目的不包括
   A. 提高痛阈以减少麻醉药用量
   B. 使患者情绪稳定、利于合作
   C. 减少不良神经反射
   D. 减少口腔和呼吸道分泌物
   E. 防止术中支气管痉挛
2. 为避免术中呕吐物误吸，小儿择期手术前应
   A. 禁食（奶）、禁饮 8～12 h
   B. 禁食（奶）、禁饮 4～8 h
   C. 禁食（奶）8 h，禁饮 2～4 h
   D. 禁食（奶）4～8 h，禁饮 2～4 h
   E. 禁食（奶）4～8 h，禁饮 2～3 h
3. 全身麻醉最严重的并发症是
   A. 窒息
   B. 呼吸道梗阻
   C. 心搏骤停
   D. 低血压
   E. 低氧血症
4. 硬膜外阻滞最严重的并发症是
   A. 呼吸抑制
   B. 低血压
   C. 局部麻醉药毒性反应
   D. 全脊髓麻醉
   E. 硬膜外血肿
5. 以下哪项不属于局部麻醉
   A. 表面麻醉
   B. 局部浸润麻醉
   C. 吸入麻醉
   D. 蛛网膜下腔阻滞
   E. 硬膜外阻滞
6. 腰麻术后去枕平卧 6 h 是为防止
   A. 血压下降
   B. 头痛
   C. 呼吸抑制
   D. 恶心、呕吐
   E. 意外情况发生
7. 全身麻醉患者完全清醒的标志是
   A. 睫毛反射恢复
   B. 能睁眼看人
   C. 眼球转动
   D. 呻吟、翻身
   E. 能准确回答问题
8. 麻醉前禁食、禁饮的主要目的是
   A. 预防术中呕吐物误吸
   B. 防止术中排便
   C. 防止术后腹胀
   D. 利于术后胃肠功能恢复
   E. 防止术后尿潴留
9. 麻醉前用阿托品的目的是
   A. 提高痛阈
   B. 减少呼吸道分泌物
   C. 镇静
   D. 防止术中出血
   E. 抑制交感神经兴奋
10. 全身麻醉术后未清醒的患者，最适宜的体位是
   A. 去枕平卧头侧位
   B. 俯卧位
   C. 半坐卧位
   D. 头低足高位
   E. 仰卧位

【A3/A4 型题】

（1～3 题共用题干）

患者女性，29 岁，平时身体健康，询问无麻醉药物过敏史，利多卡因过敏试验（—）。局部浸润麻醉下行前臂纤维瘤切除术，局部注入利多卡因 300 mg 加肾上腺素后 8 min，患者突然出现眩晕、寒战、四肢抽搐、惊厥，继之呼吸困难、血压下降、心率减慢。

1. 此时，患者最可能的诊断是
   A. 全脊髓麻醉
   B. 局部麻醉药毒性反应

C. 脑血管意外
D. 局部麻醉药过敏反应
E. 低血压

2. 出现这一并发症最可能的原因是
A. 一次性用药量过大
B. 药物吸收速度过快
C. 注药部位血供丰富
D. 局部麻醉药误注入血管
E. 患者对麻醉药耐受性差

3. 针对该原因，采取什么措施可预防这一并发症的发生
A. 控制药物用量
B. 减慢药物注射速度
C. 降低药物浓度
D. 注药前回抽确定无血液
E. 加强营养，提高患者耐受性

(4～6 题共用题干)

患者男性，69 岁。急诊行颅内血肿清除术、拔除气管插管后转入麻醉复苏室。呼之能应，T 37.6℃，P 112 次/分，R 22 次/分，BP 126/89 mmHg，SpO_2 99%。2 h 后患者突然呕吐大量胃内容物，并出现呼吸急促、烦躁不安、口唇轻度发绀。测 P 128 次/分，R 28 次/分，BP 108/76 mmHg，SpO_2 86%。听诊肺部有明显湿啰音。血气分析示：PaO_2 68 mmHg，$PaCO_2$ 43 mmHg。

4. 最可能引起这一并发症的原因为
A. 气管导管扭折
B. 喉头水肿
C. 口腔分泌物误吸
D. 呕吐物误吸
E. 舌后坠

5. 此时，最首要的处理措施为
A. 加大氧流量
B. 机械通气
C. 气管切开
D. 置人口咽通气管
E. 清除呼吸道误吸物

6. 该患者最有可能继发的其他并发症是
A. 喉头水肿
B. 气管炎
C. 坠积性肺炎
D. 气管炎
E. 肺气肿

【B 型题】

(1～2 题共用备选答案)
A. 头痛
B. 全脊髓麻醉
C. 喉头痉挛
D. 药物外渗、组织坏死
E. 局部麻醉药毒性反应

1. 腰麻最常见的并发症是
2. 硬膜外阻滞的严重并发症是

(3～4 题共用备选答案)
A. 去枕平卧位
B. 平卧位
C. 半坐卧位
D. 去枕头侧位
E. 俯卧位

3. 腰麻后取
4. 硬膜外阻滞后取

四、简答题

1. 简要写出麻醉术后常见并发症及护理要点。
2. 麻醉前用药的目的是什么?

参考答案

一、名词解释

1. 局部麻醉，简称局麻，是指应用局部麻醉药暂时阻滞身体某一区域的某些神经末梢或神经干（丛、节）传导而产生麻醉作用（感觉、运动消失）。
2. 全身麻醉，简称全麻，是指麻醉药经呼吸道、静脉、肌内注射等进入机体内，对中枢神经系统产生的暂时性抑制，呈现可逆的意识和痛觉消失，反射活动减弱、肌肉松弛等状态。常用有吸入麻醉和静脉麻醉。
3. 蛛网膜下腔阻滞，简称腰麻。是指将局部麻醉药注入蛛网膜下腔，阻滞部分脊神经传导的麻醉方法。

二、填空题

1. 普鲁卡因　丁卡因　利多卡因　布比卡因
2. 4～6 h
3. 吸入麻醉　非吸入麻醉
4. 12　4
5. 1000 mg

三、选择题

【A1/A2 型题】

1. E　2. E　3. C　4. D　5. C　6. B　7. E　8. A　9. B　10. A

【A3/A4 型题】

1. B　2. D　3. D　4. D　5. E　6. C

【B 型题】

1. A　2. B　3. A　4. B

四、简答题

1. ①腰麻后头痛：护理时应注意找出头痛的原因。去枕平卧或用止痛药。②疼痛：可用神经阻滞、硬膜外阻滞或注射镇痛药，使疼痛缓解。③肺部并发症：术前积极治疗原发呼吸道疾病，术后保持呼吸道通畅，帮助患者咳嗽、排痰，必要时用吸引器吸出呼吸道分泌物。④尿潴留：安慰患者，解除在床上排尿的顾虑；利用条件反射如听流水声、用温水缓缓冲洗外阴等，如病情允许可协助患者站立床前排尿；必要时放置导尿管导尿。⑤胃肠道并发症：首先术前禁食、禁饮。对呕吐患者可将其头偏向一侧，及时清除口腔内异物，必要时行胃肠减压。
2. ①稳定情绪，减轻患者紧张、焦虑、恐惧等心理应激状态。②抑制呼吸道腺体分泌，保持呼吸道通畅。③对抗某些麻醉药的不良反应，减少有害的神经反射。④提高痛阈，增强麻醉镇痛效果。

（怀化医学高等专科学校　岳　琳）

第六章　手术前后患者的护理

内容提要

1. 手术前患者的护理措施包括

（1）心理准备。

（2）环境准备：病房温度应保持在18～20℃，湿度为50%～60%。

（3）常规生理准备包括：①完善各项检查；②胃肠道准备，常规术前12 h禁食，4小时禁饮；③呼吸道准备，要求术前2周戒烟；④手术区皮肤准备；⑤术前特殊练习；⑥增强机体抵抗力。

（4）特殊患者准备：包括营养不良、高血压、心脏病、肺功能障碍、肝病、肾病、糖尿病等特殊患者的准备。

（5）术日晨准备：包括测量生命体征；遵医嘱术前用药；嘱患者排尽尿液，必要时留置导尿管导尿；留置胃管等。

（6）急症手术准备：包括输液，交叉配血，嘱患者立即禁食、皮肤准备、过敏试验等。

2. 手术后患者的护理措施包括　① 一般护理；②病情监测；③体位；④饮食与补液；⑤活动；⑥切口护理；⑦引流管护理；⑧常见不适的护理：包括疼痛、发热、恶心与呕吐、腹胀、呃逆、尿潴留等；⑨术后并发症的预防及护理：包括术后出血、切口感染、切口裂开、肺不张、尿路感染、深静脉血栓形成等。

习　题

一、名词解释

1. 围手术期　　　　2. 外科手术热

二、填空题

1. 围手术期包括三个阶段，即__________、__________和__________。

2. 根据手术的期限可将手术分为__________、__________和__________。

3. 术后常见的肺部并发症是__________和__________。

4. 手术后常见的不适包括__________、__________、__________、__________、__________、__________、__________。

三、选择题

【A1/A2 型题】

1. 成人择期手术前应

A. 禁食 3 h，禁饮 5 h
B. 禁食 3 h，禁饮 6 h
C. 禁食 5 h，禁饮 6～8 h
D. 禁食 8 h，禁饮 2 h
E. 禁食 12 h，禁饮 4 h

2. 下列手术中属限期手术的是
A. 肾癌根治术
B. 胃溃疡行胃大部切除术
C. 甲状腺大部分切除术
D. 脾破裂行脾切除术
E. 大隐静脉曲张行高位结扎术

3. 施行颈、胸部手术后的患者宜采取的体位是
A. 头高脚低斜坡卧位
B. 平卧位
C. 高半坐卧位
D. 低半坐卧位
E. 侧卧位

4. 胃肠道手术前禁食的主要的目的是
A. 防止麻醉中呕吐物误吸引起窒息
B. 防止手术后胀气
C. 防止在手术中排便失禁
D. 防止术中污染无菌环境
E. 便于手术操作

5. 手术后 3～6 天的发热，可能发生的原因是
A. 代谢异常
B. 低血压
C. 感染
D. 外科手术热
E. 输血反应

6. 腹部手术后可以开始进流质饮食的时间是
A. 腹痛消失后
B. 患者有食欲后
C. 肛门排气后
D. 恶心、呕吐消失后
E. 体温降至正常后

7. 手术前备皮，下列哪一项是错误的
A. 颅脑手术：剃去全部头发及颈部毛发，保留眉毛
B. 上腹部手术：自乳头至耻骨联合平面、两侧到腋后线
C. 下腹部手术：自剑突至大腿上 1/3 前内侧及外阴部，两侧到腋后线
D. 肾手术：自乳头至耻骨联合，前后均超过正中线
E. 四肢手术：一般肢体手术、备皮范围包括切口上、下各超过 10 cm 的整段肢体

8. 最简单而有效的预防术后肺不张的方法是
A. 吸氧
B. 应用抗生素
C. 鼓励患者有效的咳嗽和排痰
D. 应用祛痰药物
E. 雾化吸入

9. 深静脉血栓形成的患者局部严禁按摩的目的是
A. 减轻疼痛
B. 减少刺激
C. 防止血栓脱落引起其他部位栓塞
D. 便于消肿
E. 防止感染

10. 胃肠道手术后引起的腹胀，宜首先采用
A. 胃肠减压
B. 肛管排气
C. 腹部热敷
D. 肌内注射新斯的明
E. 高渗盐溶液低压灌肠

11. 手术前患者最常见的护理诊断是
A. 焦虑
B. 体液不足
C. 营养失调
D. 有感染的危险
E. 有损伤的危险

12. 术后早期活动的主要优点是防止
A. 心力衰竭
B. 肺部并发症，有利于伤口愈合
C. 切口裂开

D. 褥疮发生
E. 伤口感染

13. 术后尿潴留的处理首先是
A. 在无菌技术下导尿
B. 鼓励或诱导患者自行排尿
C. 肌内注射氨甲酰胆碱
D. 服用止痛药物
E. 针刺疗法

14. 避免切口感染的术前重要措施是
A. 进高蛋白饮食
B. 勿使患者感冒
C. 入院后更换衣服
D. 仔细认真备皮
E. 术前使用抗生素

15. 下腹部、会阴部手术拆线时间一般在术后
A. 4～5 天
B. 6～7 天
C. 7～9 天
D. 10～12 天
E. 14 天

16. 患者女性，20 岁。阑尾切除术后第 3 天，诉切口疼痛难忍，T 38℃，P 92 次/分，血 WBC 计数 14×10^9/L，首先考虑的是
A. 切口感染
B. 肺不张
C. 尿路感染
D. 血栓性静脉炎
E. 外科手术热

17. 患者男性，75 岁，腹部手术后 7 天，用力排便后突然出现腹痛，伤口敷料被血性渗液浸透，护士应考虑到的原因是
A. 切口感染
B. 切口裂开
C. 切口血肿
D. 腹腔内出血
E. 肠破裂

【B 型题】

（1～2 题共用备选答案）
A. 取 15°～30°头高脚低斜坡卧位
B. 平卧 6～8 h
C. 取去枕平卧位，头偏向一侧
D. 取高半坐卧位
E. 多采用低半坐卧位或斜坡卧位

1. 全身麻醉尚未清醒者宜
2. 腹部手术后宜

（3～4 题共用备选答案）
A. 去枕平卧位
B. 半坐卧位
C. 头高脚低斜坡卧位
D. 俯卧位
E. 仰卧中凹位

3. 腰麻患者取
4. 颅脑部手术患者术后取

（5～6 题共用备选答案）
A. 急症手术
B. 限期手术
C. 择期手术
D. 诊断性手术
E. 美容性手术

5. 肝破裂应
6. 乳腺癌根治术应

四、简答题

外科手术后常见的并发症有哪些？

参考答案

一、名词解释

1. 围手术期是指患者入院后在手术前、手术中和手术后相连续的这段时间。
2. 由于手术创伤的反应，术后 1～2 天患者的体温可略升高，一般不超过 38℃，称为外科手术热或吸收热。

二、填空题

1. 手术前期　手术中期　手术后期
2. 择期手术　限期手术　急症手术
3. 肺炎　肺不张
4. 疼痛　发热　恶心　呕吐　腹胀　呃逆　尿潴留

三、选择题

【A1/A2 型题】
1. E　2. A　3. C　4. A　5. C　6. C　7. E　8. C　9. C　10. A　11. A　12. B　13. B　14. D　15. B　16. A　17. B

【B 型题】
1. C　2. E　3. A　4. C　5. A　6. B

四、简答题

①术后出血；②切口感染；③切口裂开；④肺炎、肺不张；⑤尿路感染；⑥下肢深静脉血栓形成。

（新疆医科大学护理学院　李　慧）

第七章　外科营养支持患者的护理

内容提要

1. 营养不良的病因　进食障碍、高代谢状态、慢性消耗性疾病等。

2. 营养不良的临床表现　主要是消瘦、贫血、水肿等。

3. 肠内营养的适应证　胃肠有一定功能，需要营养支持的患者。

4. 肠外营养的适应证　胃肠消化吸收功能障碍，腹泻、呕吐严重，因治疗需要胃肠道休息的，胃肠内营养不能满足需要的，肿瘤放、化疗期间等的患者。

5. 肠内营养供给方式　是口服，管饲；肠外营养的供给方式是静脉输注。

6. 肠内营养护理措施　保证操作清洁，保护黏膜、皮肤，预防误吸，喂养管护理，防止并发症。

7. 肠外营养护理措施　注意保证操作无菌，防止并发症，导管护理等。

习　题

一、名词解释

1. EN（enteral nutrition）

2. PN（parenteral nutrition）

二、填空题

1. 凡肠道功能正常，或存在部分功能者，营养支持时应首选 ________ 营养。
2. 肠外营养常见的三类并发症是：________、________、________。
3. 外科患者营养不良的分类常见有________、________、________三类。
4. 肠内营养管饲时的体位是________。
5. 肠内营养常见并发症有________、________、________等。
6. 中心静脉营养适于输注时间较长，超过________周者。

三、选择题

【A1/A2 型题】

1. 无菌条件下配置的要素饮食冷藏的有效期是
   A. 4 h
   B. 8 h
   C. 12 h
   D. 24 h
   E. 1 h
2. 下列哪项不属于肠内营养输注途径
   A. 胃造瘘
   B. 鼻胃管
   C. 中心静脉置管
   D. 空肠造瘘
   E. 鼻肠管

3. TPN营养液中，热能提供者是
   A. 脂肪
   B. 蛋白质
   C. 氨基酸
   D. 葡萄糖
   E. 钙
4. 关于饥饿初期的机体代谢变化，下列哪项是最主要的
   A. 机体的代谢率低
   B. 机体组织此时均利用脂肪氧化供能
   C. 初期蛋白质分解增加，几天后分解减少
   D. 糖原分解加强
   E. 蛋白质分解释放出的氨基酸经糖异生作用生成葡萄糖
5. 下列哪项不是评价营养不良的指标
   A. 血浆白蛋白小于30g/l
   B. 体重下降大于10%
   C. 腹部脂肪明显减少
   D. 血糖高于160mg/dl
   E. 血浆转铁蛋白小于200mmol/L
6. 患者，女性，肠外营养支持，下列关于导管护理正确的是
   A. 可以经过中心静脉置管输注抗生素
   B. 可以经过中心静脉置管输血
   C. 可以经过中心静脉置管抽血
   D. 每周消毒穿刺部位一次
   E. 输液结束后用肝素稀释液封管
7. 患者，男性，肠内营养支持，护士应关注患者出现的最常见的胃肠道并发症是
   A. 腹泻
   B. 呕血
   C. 便血
   D. 呕吐
   E. 便秘

【A3/A4型题】

（1～3题共用题干）

患者男性，40岁，与朋友聚餐，饮酒1h后出现剧烈而持续的中上部腹痛，并向腰背部呈带状放射。伴有恶心、呕吐，吐出食物和胆汁。入院诊断为急性坏死性胰腺炎。急诊手术治疗。

1. 该患者术后第二天应采取何种营养方式
   A. 普通食物
   B. 流质饮食
   C. 鼻饲管营养
   D. 肠外营养
   E. 半流质饮食
2. 术后5天，患者体温升高到39.5℃，寒战，伤口引流液少，无腹痛，中心静脉置管处红肿、有压痛，可能发生了
   A. 空气栓塞
   B. 导管败血症
   C. 低血糖
   D. 高血糖
   E. 腹腔内出血
3. 护士此时可以采取的最正确的措施是
   A. 全身应用降温药
   B. 更换穿刺部位的敷料
   C. 拔除导管并将管尖送细菌培养
   D. 继续观察病情
   E. 立即手术

四、简答题

简述肠内营养支持的护理措施？

参考答案

一、名词解释

1. 肠内营养支持（enteral nutrition，EN）是指用口服或管饲的方法经胃肠道提供营养物质的方法。凡胃肠道功能正常，或存在部分功能者，营养支持时应首选肠内营养。
2. 肠外营养支持（parenteral nutrition，PN）是指通过静脉途径，提供机体所需的全部或部分营养，以达到营养治疗目的的一种方法。

二、填空题

1. 肠道
2. 技术性并发症　代谢性并发症　感染性并发症
3. 消瘦型营养不良　低蛋白质型营养不良　混合型营养不良
4. 半坐卧位
5. 误吸　腹泻　胃潴留
6. 2

三、选择题

【A1/A2 型题】

1. D　2. C　3. D　4. D　5. D　6. E　7. A

【A3/A4 型题】

1. D　2. B　3. C

四、简答题

①保证输注工具和营养液的清洁；②保护黏膜和皮肤；③预防误吸；④防止并发症：腹泻、感染等；⑤喂养管的护理。

（怀化医学高等专科学校　刘燕南）

第八章 外科感染患者的护理

内容提要

1. 外科感染的分类 ①按致病菌种类和病变性质可分为非特异性感染、特异性感染；②按病变进程分为急性感染、亚急性感染、慢性感染。

2. 外科感染的病因 ①病菌的致病因素；②人体的防御机制。

3. 外科感染的转归 ①炎症局限；②炎症扩散；③转为慢性感染。

4. 外科感染的临床表现 ①局部表现：红、肿、热、痛和功能障碍的典型表现；②全身症状；③器官-系统功能障碍；④特异性表现。

5. 外科感染的处理原则 ①局部处理：主要包括患部保护与制动、外用药物、物理治疗、手术治疗；②全身治疗：主要包括支持疗法和抗菌药物治疗。

6. 疖 是一个毛囊及其所属皮脂腺的急性化脓性感染，常扩散至其周围组织。常见致病菌是金黄色葡萄球菌。

7. 痈 指相邻的毛囊及其所属皮脂腺或汗腺的急性化脓性感染，或由多个疖融合而成。致病菌以金黄色葡萄球菌为主。

8. 急性蜂窝织炎 指皮下、筋膜下、肌间隙或深部疏松结缔组织的急性弥漫性化脓性感染。

9. 急性淋巴管炎 包括①网状淋巴管炎即丹毒；②管状淋巴管炎：可分浅、深两种，前者有“红线”，后者主要表现为患肢肿胀，有压痛。

10. 全身性感染 通常指脓血症和菌血症。处理原则包括：局部处理原发感染灶、应用抗菌药物。护理措施包括：一般护理、严密观察患者病情等。

11. 破伤风 ①临床表现：包括前驱症状，典型症状和体征：肌肉强直性收缩，阵发性痉挛；②预防：主动免疫法、被动免疫法；③处理原则：清除毒素来源、中和游离的毒素、控制和解除痉挛、防治并发症；④护理措施：一般护理、呼吸道管理、加强营养、保护患者、防止受伤、严密观察患者的病情变化、人工冬眠护理、对症处理。

12. 气性坏疽 ①处理原则：紧急清创、应用抗菌药、高压氧治疗、全身支持疗法、对症处理；②护理措施：严格隔离消毒、监测患者病情变化、应用抗菌药、疼痛护理、恢复患肢功能、截肢患者的护理。

习 题

一、名词解释

1. 外科感染
2. 全身性感染
3. 脓血症

二、填空题

1. 外科感染按致病菌种类和病变性质可分为__________感染和__________感染两大类。
2. 外科感染按病程分为__________、__________、__________。
3. 全身性感染通常指__________和__________。
4. 外科感染的转归包括__________、__________、__________。

三、选择题

【A1/A2 型题】

1. 急性感染一般是指病程在多长时间以内
   A. 1 周
   B. 2 周
   C. 3 周
   D. 1 个月
   E. 2 个月
2. 外科感染体温过高的患者护理措施不包括
   A. 适当降低室温
   B. 进高热量、高纤维素饮食
   C. 鼓励多饮水
   D. 鼓励多活动
   E. 按时做好口腔护理
3. 下列不属于化脓性感染的是
   A. 急性乳腺炎
   B. 痈
   C. 急性蜂窝织炎
   D. 气性坏疽
   E. 丹毒
4. 下列疾病中，属于特异性感染的是
   A. 疖
   B. 痈
   C. 丹毒
   D. 破伤风
   E. 急性蜂窝织炎
5. 面部“危险三角区”疖的危险性在于
   A. 可引起眼球的感染
   B. 抗生素治疗无效
   C. 可侵入上颌窦
   D. 可引起海绵状静脉窦炎
   E. 容易形成痈
6. 有传染性需隔离的外科感染性疾病是
   A. 疖
   B. 痈
   C. 丹毒
   D. 淋巴管炎
   E. 蜂窝织炎
7. 皮肤的多数相邻毛囊和皮脂腺的急性化脓性炎症是
   A. 疖
   B. 痈
   C. 急性淋巴管炎
   D. 脓性指头炎
   E. 急性淋巴结炎
8. 蜂窝织炎的主要致病菌为
   A. 溶血性链球菌
   B. 金黄色葡萄球菌
   C. 铜绿假单胞菌
   D. 厌氧菌
   E. 大肠埃希菌
9. 丹毒的学名是
   A. 疖
   B. 痈
   C. 脓性指头炎
   D. 网状淋巴管炎
   E. 管状淋巴管炎
10. 伤口或病灶近侧皮肤出现“红线”并有压痛的是
    A. 静脉炎
    B. 动脉炎
    C. 丹毒
    D. 淋巴结炎
    E. 管状淋巴管炎

11. 破伤风患者注射大量破伤风抗毒素的目的是
A. 控制和解除痉挛
B. 抑制破伤风杆菌生长
C. 减少毒素的产生
D. 中和游离的毒素
E. 中和游离与结合的毒素
12. 全身化脓性感染做血细菌培养，其最佳采血时间是
A. 寒战、高热时
B. 高热间歇时
C. 空腹时
D. 输入抗菌药物时
E. 输入抗生素后
13. 破伤风的潜伏期一般是
A. 2～8 天
B. 4～6 天
C. 6～12 天
D. 15～30 天
E. 1～2 个月
14. 一般人群预防破伤风最可靠的方法是
A. 注射人体破伤风免疫球蛋白
B. 注射破伤风抗毒素
C. 注射破伤风类毒素
D. 受伤后注射甲硝唑
E. 受伤后注射青霉素
15. 破伤风患者最先出现的症状是
A. 苦笑面容
B. 角弓反张
C. 咀嚼不便
D. 颈项强直
E. 脊柱强直
16. 破伤风最早累及的肌肉是
A. 面肌
B. 膈肌
C. 咀嚼肌
D. 四肢肌
E. 颈项肌
17. 破伤风治疗的重要环节是
A. 彻底清创
B. 充分引流
C. 用 3%过氧化氢溶液冲洗
D. 控制并解除痉挛
E. 保持呼吸道通畅
18. 气性坏疽预防的关键是
A. 尽快彻底清创
B. 注射多价气性坏疽抗毒素
C. 应用类毒素
D. 全身使用大剂量的抗生素
E. 增强机体抵抗力
19. 对气性坏疽患者用过的器械最好的灭菌方法是
A. 高压蒸汽灭菌
B. 焚毁
C. 煮沸消毒 1 h
D. 3%碘酊浸泡
E. 3%过氧化氢溶液浸泡
20. 患者男性，62 岁，因颈部蜂窝织炎入院。患者颈部肿胀明显，观察中应特别注意
A. 体温
B. 呼吸
C. 血压
D. 吞咽
E. 神志
21. 患者女性，28 岁，产后 4 周出现体温升高，右侧乳房疼痛、有波动感。最主要的处理措施是
A. 托起患侧乳房
B. 33%硫酸镁湿敷
C. 局部物理疗法
D. 及时切开引流
E. 全身应用抗生素
22. 患者男性，46 岁，因破伤风住院，全身肌肉强直性收缩，阵发性痉挛，面、唇发绀，并伴有发热，首选的抗生素是
A. 红霉素
B. 青霉素
C. 氯霉素
D. 庆大霉素

E. 新霉素

【A3/A4 型题】

（1～3 题共用题干）

患者男性，35 岁，因腿部刺伤后出现全身肌肉强直性收缩，阵发性痉挛，诊断为破伤风。

1. 易导致患者死亡的常见原因是
   A. 休克
   B. 窒息
   C. 肺部感染
   D. 肾衰竭
   E. 脱水、酸中毒
2. 与控制痉挛无关的护理措施是
   A. 保持病室安静
   B. 护理措施要集中进行
   C. 按时使用镇静剂
   D. 避免损伤
   E. 避免强光照射
3. 换药时可选择
   A. 生理盐水
   B. 蒸馏水
   C. 3%氯化钠溶液
   D. 3%过氧化氢溶液
   E. 70%乙醇

（4～8 题共用题干）

患者女性，35 岁，4 天前不慎刺伤中指指腹，当时仅有少量出血，未予特殊处理。昨日发现手指明显肿胀，皮肤苍白，自觉有搏动性跳痛，尤以夜间为甚，全身不适。

4. 目前应考虑患者发生了
   A. 甲沟炎
   B. 甲下脓肿
   C. 脓性指头炎
   D. 急性化脓性腱鞘炎
   E. 化脓性滑囊炎
5. 对患者的首要处理措施是
   A. 鱼石脂软膏敷贴指头
   B. 拔出指甲
   C. 切开减压引流
   D. 应用抗生素
   E. 局部热敷和理疗
6. 若治疗不及时，患者易发生
   A. 指骨坏死
   B. 肌腱坏死
   C. 慢性甲沟炎
   D. 掌中间隙感染
   E. 鱼际间隙感染
7. 选择抗生素最理想的依据是
   A. 脓液的性质
   B. 细菌的种类
   C. 细菌药敏试验
   D. 感染的严重程度
   E. 药物的抗菌谱
8. 若脓性指头炎的创面经久不愈，应考虑的并发症是
   A. 指骨骨髓炎
   B. 肌腱坏死
   C. 化脓性腱鞘炎
   D. 掌中间隙感染
   E. 鱼际间隙感染

四、简答题

简述外科感染的特点。

五、病例分析题

患者男性，55 岁，近日来自觉颈部疼痛，逐渐加重，近 1 日来伴寒战、发热。查体：T 39℃、P 108 次/分、R 20 次/分、BP 130/80 mmHg，颈部暗红色炎症性浸润，质地坚韧，界限不清，中央区有多个脓点。实验室检查示白细胞 18×10^9/L，尿糖（+++）。请问：

（1）本病的初步诊断是什么？

（2）列出主要护理诊断。

（3）需要采取哪些护理措施？

参考答案

一、名词解释

1. 外科感染是指需要外科手术治疗的感染，包括创伤、手术、烧伤等并发的感染。
2. 全身性感染是指致病菌侵入人体血液循环，并在体内生长繁殖或产生毒素而引起的严重的全身性感染或中毒症状。
3. 脓血症是指伴有全身性炎症反应表现，如体温、循环、呼吸等明显改变的外科感染的统称。

二、填空题

1. 非特异性　特异性
2. 急性感染　慢性感染　亚急性感染
3. 脓血症　菌血症
4. 炎症局限　炎症扩散　转为慢性炎症

三、选择题

【A1/A2 型题】

1. C　2. D　3. D　4. D　5. D　6. C　7. B　8. A　9. D　10. E　11. D　12. A　13. C　14. C　15. C　16. C　17. D　18. A　19. A　20. B　21. D　22. B

【A3/A4 型题】

1. B　2. D　3. D　4. C　5. C　6. A　7. C　8. A

四、简答题

外科感染的特点是：①多数为几种细菌引起的混合感染，少数在感染早期为单一细菌所致，以后逐渐发展为几种细菌的混合感染；②多有明显而突出的局部症状和体征；③感染常集中在局部，发展后会导致化脓、坏死等，使组织遭到破坏，最终形成瘢痕组织而影响局部功能。

五、病例分析题

（1）痈（颈项部）；糖尿病。

（2）护理诊断：①体温过高：与病菌感染有关；②疼痛：与炎症刺激有关；③知识缺乏：缺乏预防感染的知识。

（3）护理措施：①卧床休息，加强营养；②应用足量抗生素；③药物局部外敷和物理疗法；④红肿范围大，中央部坏死组织多，或全身症状严重时，须手术治疗；⑤注意手术后的护理。

（新疆医科大学护理学院　李　慧）

第九章　损伤患者的护理

内容提要

一、损伤的分类

1. 按致伤原因分为　切割伤、刺伤、挤压伤、烧伤等。

2. 按受伤部位分为　颅脑损伤、颌面部损伤、颈部损伤、胸部损伤等。

3. 按伤后皮肤是否完整分为　闭合性损伤和开放性损伤。

4. 按受伤程度分为　轻度受伤、中度受伤、重度受伤。

二、烧伤

1. 烧伤的面积评估

（1）中国新九分法　将全身面积划分为11个9%和1个1%，构成100%。即头颈部＝1×9%；双上肢＝2×9%；躯干＝3×9%；双下肢＝5×9%＋1%，共为11×9%＋1%。

记忆口诀：3、3、3（头、面、颈），5、6、7（双手、双前臂、双上臂），13、13、1（躯干前、躯干后、会阴部），5、7、13、21（双臀、双足、双小腿、双大腿）

儿童头大，下肢短，评估烧伤面积应予注意，按下列公式计算：头颈部面积＝9%＋(12－年龄)%，双下肢面积＝46%－(12－年龄)%。

2. 烧伤深度

（1）Ⅰ度烧伤　又称红斑烧伤，仅伤及表皮浅层。表现为皮肤红斑，轻度红肿，干燥，烧灼痛，无水疱，局部温度稍高，2～3天内症状消失。

（2）Ⅱ度烧伤　又称水疱烧伤。①浅Ⅱ度烧伤：伤及表皮的生发层甚至真皮乳头层，局部肿胀，有大小不一的水疱形成；②深Ⅱ度烧伤：伤及真皮深层，表皮下积薄液或有小水疱，疱壁较厚。

（3）Ⅲ度烧伤（焦痂烧伤）　伤及皮肤全层，可达皮下脂肪、肌肉、骨或内脏器官。

3. 现场急救　①迅速脱离热源；②抢救生命；③预防休克；④保护创面和保暖；⑤尽快安全转运。

4. 处理原则　①防治休克，液体疗法；②创面的处理；③防治感染；④维护重要器官的功能；⑤支持治疗。

三、咬伤

1. 毒蛇咬伤现场急救　①稳定患者情绪；②减少蛇毒的吸收；③伤口排毒；④局部降温；⑤转运患者。

2. 犬咬伤处理原则　①清创；②用狂犬病免疫球蛋白（20 U/kg）在伤口周围浸润注射；③伤后及早注射狂犬疫苗进行主动免疫；④常规注射破伤风抗毒素，预防破伤风的发生。

习 题

一、名词解释

1. 清创术
2. 更换敷料
3. 烧伤

二、填空题

1. 烧伤液体渗出最快的时间是烧伤后________h；烧伤休克期多发生在烧伤后________h内。
2. 烧伤病程演变包括________、________、________三个阶段。
3. 清创术最好在伤后________h以内进行，如伤口污染较轻，清创时限可延长至伤后________h以内。
4. 临床上常将成人Ⅱ度烧伤面积________%或Ⅲ度烧伤面积________%，称为中度烧伤。
5. 伤口愈合的分类有________和________。

三、选择题

【A1/A2型题】

1. 某交通事故现场，应首先处理的损伤是
   A. 开放性气胸
   B. 头皮渗血
   C. 肩关节脱位
   D. 尺骨骨折
   E. 踝关节脱位
2. 护理挤压伤患者除严密观察生命体征外，还应特别注意
   A. 意识状态
   B. 肢端温度
   C. 局部疼痛情况
   D. 尿量
   E. 末稍循环情况
3. 现场急救开放性骨折伴动脉破裂出血合并休克的伤员时，应首先
   A. 固定骨折
   B. 止痛
   C. 止血
   D. 输液
   E. 输血
4. 烧伤急救时，须立即行气管切开的是
   A. 烧伤伴有昏迷
   B. 头面部烧伤
   C. 大面积烧伤伴呼吸困难
   D. 严重休克
   E. 心搏骤停
5. 适合包扎疗法的烧伤患者是
   A. 头部烧伤
   B. 颈部烧伤
   C. 躯干大面积烧伤
   D. 四肢烧伤
   E. 会阴部烧伤
6. 对毒蛇咬伤不正确的处理是
   A. 在伤侧近端距伤口5 cm处环行缚扎
   B. 患肢制动抬高
   C. 大量清水冲洗伤口
   D. 1∶5000高锰酸钾溶液湿敷
   E. 肢体肿胀处外敷蛇药
7. 下列损伤应该首先急救的是
   A. 包膜下脾破裂
   B. 骨折

C. 窒息
D. 休克
E. 严重挫裂伤

8. 7 岁患儿双下肢（包括臀部）烧伤，其烧伤面积是
A. 41%
B. 39%
C. 51%
D. 46%
E. 48%

9. 烧伤时出现休克的主要原因是
A. 大量红细胞丧失
B. 大量水分蒸发
C. 大量液体渗出
D. 细菌感染中毒
E. 强烈疼痛刺激

10. 男性患者右脚被铁锤砸伤，局部疼痛、肿胀、皮肤青紫、皮下淤血，该患者的损伤属于
A. 裂伤
B. 擦伤
C. 挤压伤
D. 扭伤
E. 挫伤

11. 最常见的伤口并发症是
A. 伤口出血
B. 伤口感染
C. 伤口肿胀
D. 伤口裂开
E. 肌肉坏死

12. 烧伤患者输液时，判断有效循环血量是否恢复的最简便的观察指标是
A. 尿量
B. 血压
C. 脉搏
D. 呼吸
E. 神志

13. 被毒蛇咬伤后为减慢毒素吸收应
A. 立即取坐位或卧位
B. 立即甩动肢体
C. 立即跑步到医院
D. 原地走动
E. 患肢抬高

14. 狂犬病病毒主要侵犯
A. 中枢神经系统
B. 肌肉
C. 周围神经
D. 皮肤
E. 内脏器官

15. Ⅰ期缝合的伤口术后换药时间为
A. 2～3 天换药一次
B. 2～3 h 换药一次
C. 每日或隔日换药一次
D. 每日换药一次或数次
E. 每周换药一次

16. 脓液和坏死组织较多的创口处理方法是
A. 用一层凡士林纱布覆盖吸脓
B. 用等渗生理盐溶液纱布湿敷
C. 优锁溶液湿敷
D. 5%氯化钠溶液湿敷
E. 3%过氧化氢溶液冲洗

17. 阑尾切除术后 4 天换药时，见伤口针眼处稍红肿，正确的处理是
A. 拆除缝线
B. 以针头穿刺
C. 70%乙醇湿敷
D. 局部涂抗生素软膏
E. 5%～10%生理盐水湿敷

18. 下列绷带包扎要点中，错误的是
A. 包扎均由近心端开始，先环形包扎两周，将其始端固定，再向远心端包扎
B. 指（趾）端尽可能外露，以便观察肢体末梢血液循环情况
C. 每包扎一周应压住前一周的 1/3～1/2，反折部位不可压在伤口或骨隆突处
D. 包扎到出血伤口处时，宜稍加压力，起压迫止血作用
E. 包扎完毕时再环绕两周以胶布粘贴

固定，或撕开带端打结

19. 患者男性，20 岁，躯干前部及会阴部发生Ⅱ度烧伤，依据新九分法计算，其烧伤面积为
    A. 9%
    B. 11%
    C. 14%
    D. 18%
    E. 27%
20. 患者女性，30 岁，左上肢烫伤，出现水疱，壁薄，基底潮红，水肿明显，剧烈疼痛。估计烧伤面积及深度为
    A. 9%，浅Ⅱ度
    B. 18%，浅Ⅱ度
    C. 27%，浅Ⅱ度
    D. 9%，深Ⅱ度
    E. 18%，深Ⅱ度
21. 患者男性，26 岁，因右膝关节外伤，用软绷带包扎固定。应采用的方法是
    A. 环形包扎法
    B. 回返形包扎法
    C. 螺旋形包扎法
    D. 螺旋反折形包扎法
    E. “8”字形包扎法

【A3/A4 型题】

（1～4 题共用题干）

患者男性，45 岁，因腹部被刀刺伤而急诊入院。查体：T 37.3℃，P 90 次/分，R 20 次/分，BP 110/70 mmHg，痛苦面容，肠管脱出。

1. 该患者的损伤属于
   A. 开放性损伤
   B. 闭合性损伤
   C. 切割伤
   D. 复合性损伤
   E. 物理性损伤
2. 伤口属于
   A. 清洁伤口
   B. 污染伤口
   C. 感染伤口
   D. 混合性伤口
   E. 伤口
3. 对于暴露的肠管正确的处理方法是
   A. 现场不必处理，待到医院后处理
   B. 立即将肠管回纳到腹腔内
   C. 立即用无菌敷料包裹好
   D. 现场进行简单的消毒后，再回纳到腹腔内
   E. 用手固定在腹壁上
4. 对于伤口的处理方法正确的是
   A. 立即缝合，达到一期愈合
   B. 清创后再缝合，力争达到一期愈合
   C. 观察 2～3 天，无感染后再予以缝合，二期愈合
   D. 只缝合深层组织，观察 2～3 天，无感染后再予以缝合，二期愈合
   E. 不予缝合，自行愈合

（5～7 题共用题干）

患者男性，37 岁，体重 60 kg，被火烧伤 2 h 后入院。查体：右上肢可见小水疱，基底苍白、潮红相间。双下肢（不包括臀部）无水疱，无痛觉。

5. 请判断右上肢的烧伤深度为：
   A. Ⅰ度
   B. 浅Ⅱ度
   C. 深Ⅱ度
   D. Ⅲ度
   E. Ⅱ～Ⅲ移行深度
6. 双下肢的烧伤面积为
   A. 21%
   B. 13%
   C. 30%
   D. 41%
   E. 50%
7. 伤后第一个 24 h 补液量为
   A. 800 ml
   B. 7500 ml
   C. 7000 ml

D. 6500 ml
E. 6000 ml

【B 型题】

（1～3 题共用备选答案）
A. 清洁伤口
B. 污染伤口
C. 感染伤口
D. 一期愈合
E. 二期愈合

1. 被异物沾染，但未发生感染的伤口为
2. 无菌手术的切口为
3. 污染切口清创后，可达到

（4～7 题共用备选答案）
A. 拆线时间为 4～5 天
B. 拆线时间为 6～7 天
C. 拆线时间为 7～9 天
D. 拆线时间为 10～12 天
E. 拆线时间为 14 天左右

4. 头、面、颈部
5. 上腹部、胸部
6. 下腹部
7. 四肢

（8～11 题共用备选答案）
A. 表皮层
B. 真皮浅层
C. 真皮深层
D. 皮下组织
E. 皮肤全层

8. Ⅰ度烧伤，伤及深度达
9. 浅Ⅱ度烧伤，伤及深度达
10. 深Ⅱ度烧伤，伤及深度达
11. Ⅲ度烧伤，伤及深度达

四、简答题

1. 烧伤后的常见并发症有哪些？
2. 烧伤的现场急救原则是什么？

五、病例分析

患者男性，48 岁，锅炉工，体重 60 kg，全身不慎被火烧伤多处而急诊入院。查体：T 37.5℃，P 102 次/分，BP 100/60 mmHg，胸腹部、双大腿和双小腿Ⅱ度烧伤，右足部及后背部约有两手掌大小的深Ⅱ度烧伤。3 天后患者呕吐咖啡样胃内容物，偶有柏油样粪便。请分析：

（1）该患者属于何种程度的烧伤？伤后第一个 24 h 补液量为多少？
（2）如何安排输入液体种类？
（3）怎样掌握输液速度？

参考答案

一、名词解释

1. 清创术指在一定时间内利用局部浸润或全身麻醉方法，通过对污染伤口的处理使之变为清洁伤口，并争取一期愈合的手术。
2. 更换敷料又称换药，是指对经过初期治疗的伤口（包括手术切口）做进一步处理的总称。
3. 烧伤是指由热力、光源、化学物质等作用所引起的组织损伤的统称。

二、填空题

1. 2～3 48
2. 休克期（体液渗出期） 感染期 修复期
3. 8 12～24
4. 10～29 <10
5. 一期愈合 二期愈合

三、选择题

【A1/A2 型题】

1. A 2. D 3. C 4. C 5. D 6. B 7. C 8. A 9. C 10. E 11. B 12. A 13. A 14. A 15. A 16. C 17. C 18. A 19. C 20. A 21. E

【A3/A4 型题】

1. A 2. B 3. C 4. B 5. C 6. D 7. D

【B 型题】

1. B 2. A 3. D 4. A 5. C 6. B 7. D 8. A 9. B 10. C 11. E

四、简答题

1. ①休克；②脓血症；③急性肾衰竭：肾前性和肾后性；④肺部感染和 ARDS；⑤急性胃扩张及应激性溃疡；⑥其他如心力衰竭、脑水肿、肝衰竭等。
2. ①迅速脱离热源；②抢救生命；③预防休克；④保护创面和保暖；⑤尽快安全转运。

五、病例分析

（1）该患者属于特重烧伤。第一个 24 h 补液量是：60×52.5×1.5 ml＋2000 ml＝4725 ml＋2000 ml＝6725 ml。

（2）输入液体种类：电解质溶液与胶体溶液比例为 0.75∶0.75，即电解质溶液2362.5 ml，首选平衡液；胶体溶液 2362.5 ml，首选同型血浆、全血或血浆代用品；生理需要量 2000 ml，输注 5％～10％葡萄糖溶液。

（3）输液速度：补液量的一半即 3362.5 ml 应在伤后 8 h 内输入；另外 3362.5 ml 于以后的 16 h 内均匀输入。

（淄博市第一医院 郑秀青）

第十章　肿瘤患者的护理

内容提要

1. 肿瘤的病因　①外界因素；②机体因素。

2. 肿瘤的分类　良性肿瘤、恶性肿瘤和交界性肿瘤。

3. 肿瘤的病理　①分化：高分化、中分化、低分化；②转移：直接蔓延、血行转移、淋巴转移、种植转移。

4. 肿瘤的临床表现　①局部表现：肿块、疼痛、溃疡、出血、梗阻等；②全身表现：慢性消耗症状、中毒症状甚至恶病质等。

5. 肿瘤的治疗原则　以手术为主的综合治疗。

6. 肿瘤的预防　三级预防。

7. 放疗患者的护理

(1) 骨髓抑制：放疗期间常规每周查血象1次，如白细胞计数低于3.0×10^9/L，血小板计数低于80×10^9/L时暂停放疗。

(2) 胃肠道反应：表现为厌食、恶心、呕吐等。为减轻反应，嘱咐患者照射前、后30 min内禁食。

(3) 皮肤反应：皮肤出现红斑、灼痛、刺痒感、脱屑等反应。因此，放疗前要保持局部皮肤干燥，禁穿粗糙衣服，避免摩擦皮肤；放疗区域禁止抓挠或用肥皂水、热水、粗毛巾用力擦洗。

(4) 脱发：放射线可引起暂时性脱发，嘱患者应注意洗发的次数和水温。

8. 化疗患者的护理

(1) 化疗前的准备。

(2) 常见不良反应的观察和处理：①药液渗漏：有效预防措施是确保针头或插管在血管内。一旦出现渗漏应立即停止输药，并注射解毒剂封闭，切忌热敷，以免加重对组织的损害。②骨髓抑制：常规每周查1～2次血象。③消化道反应：应保持患者口腔卫生；恶心、呕吐严重者，遵医嘱给予镇静、止吐、黏膜保护药物等。④暂时性脱发：用药前、后10～30 min用冰水布包头可较好地预防脱发。

习　题

一、名词解释

1. 肿瘤　　2. 化学治疗

二、填空题

1. 恶性肿瘤易发生转移，转移途径有________、________、________、________四种。
2. 根据形态学及对机体的影响程度，肿瘤可分为________、________、________三类。
3. 恶性肿瘤的预防可以分成________、________、________。

三、选择题

【A1/A2 型题】

1. 有关恶性肿瘤的描述不正确的是
   A. 边界不清
   B. 表面不平
   C. 质地坚硬
   D. 固定、不活动
   E. 早期就可出现疼痛
2. 位于体表或表浅的肿瘤，第一症状常是
   A. 肿块
   B. 疼痛
   C. 出血
   D. 溃疡
   E. 梗阻
3. 肿瘤的三级预防中二级预防的目的是
   A. 控制病因
   B. 减轻痛苦
   C. 提高生活质量
   D. 降低死亡率
   E. 延长生命
4. 肿瘤患者常见的第一期心理反应是
   A. 否认期
   B. 愤怒期
   C. 磋商期
   D. 接受期
   E. 抑郁期
5. 交界性肿瘤的特点是
   A. 位于两个脏器的交界处
   B. 肿瘤的组织来源有两种
   C. 包膜不完整的良性肿瘤
   D. 形态呈良性，但生长呈浸润性，切除后易复发
   E. 恶性肿瘤但转移不远
6. 患者女性，白血病，化疗过程中出现注射部位疼痛、肿胀。此时考虑可能出现了
   A. 中毒反应
   B. 药物过敏
   C. 血栓性静脉炎
   D. 输液速度过快
   E. 化疗药物外渗到血管外
7. 患者男性，因患癌症行体外放射治疗，护士应教育患者注意保护皮肤，以下措施哪项不妥
   A. 穿宽松棉质衣服
   B. 照射部位保持干燥
   C. 照射部位一般不涂药膏
   D. 有脱屑时，立即撕去
   E. 照射部位不用肥皂水清洗

【A3/A4 型题】

（1～3 题共用题干）

患者男性，56 岁。因肺癌入院行手术切除后接受化疗。

1. 化疗最常见的不良反应是
   A. 骨髓抑制
   B. 脱发
   C. 药液外渗
   D. 恶心、呕吐
   E. 便秘
2. 该患者在化疗期间，应间隔多长时间查血象
   A. 每天 1 次

B. 每周 1～2 次
C. 每月 1 次
D. 每月 2 次
E. 半年 1 次

3. 当白细胞计数降至多少时应暂停化疗
A. $5.0\times10^9/L$
B. $3.0\times10^9/L$
C. $4.0\times10^9/L$
D. $1.0\times10^9/L$
E. $2.0\times10^9/L$

（4～6 题共用题干）

患者女性，38 岁，因乳腺癌入院治疗。患者总产生“为什么这么不公平，偏偏让我患上癌症”等偏执的想法。

4. 这实际属于哪期心理反应
A. 否认期
B. 愤怒期
C. 磋商期
D. 接受期
E. 抑郁期

5. 患者接受乳腺癌手术后，最突出的护理诊断是
A. 焦虑
B. 知识缺乏
C. 营养失调
D. 自我形象紊乱
E. 体温过高

6. 患者配合化疗期间，下列护理措施不妥的是
A. 病室保持安静、舒适
B. 室温保持在 15℃左右
C. 定期消毒病室
D. 严格控制探视
E. 适当活动

【B 型题】

（1～2 题共用备选答案）
A. 氟尿嘧啶
B. 氮芥
C. 长春新碱
D. 顺铂
E. 丝裂霉素

1. 抗代谢类抗癌药有
2. 抗生素类抗癌药有

四、简答题

1. 简述肿瘤的三级预防措施？

参 考 答 案

一、名词解释

1. 肿瘤是机体的正常细胞在各种始动与促进因素长期作用下产生的异常增生与异常分化所形成的新生物。
2. 化学治疗是指使用特殊化学药物作用于全身的一种治疗肿瘤的方法。是中、晚期肿瘤患者综合治疗中的重要手段。

二、填空题

1. 直接蔓延　血行转移　淋巴转移　种植转移
2. 良性肿瘤　恶性肿瘤　交界性肿瘤
3. 一级预防（病因预防）　二级预防　三级预防

三、选择题

【A1/A2 型题】

1. E 2. A 3. D 4. A 5. D 6. E 7. D

【A3/A4 型题】

1. A 2. B 3. B 4. B 5. D 6. B

【B 型题】

1. A 2. E

四、简答题

①一级预防：为病因预防。主要目的是消除或减少致癌性暴露，降低发病率；②二级预防：筛检癌前病变或早期癌症病例，争取早期发现、早期诊断并早期治疗，以提高生存率、降低死亡率；③三级预防：是指对症性治疗，主要目的是改善生存质量、减轻痛苦、延长生命。

（怀化医学高等专科学校　刘燕南）

第十一章　移植患者的护理

内容提要

1. 移植的分类　①按供者与受者的遗传学关系分为自体移植、同质移植、同种异体移植和异种移植；②按移植物类型分为细胞移植、组织移植和器官移植；③按移植物植入的部位分为原位移植、异位移植及原位旁移植；④按移植物的活力分为活体移植和结构移植或支架移植；⑤按移植器官的数量分为单一移植、联合移植及多器官移植。

2. 移植前的准备主要包括　①供者的选择，包括免疫学检测和非免疫学要求，免疫学检测如ABO血型相容试验、人类白细胞抗原（HLA）配型、预存抗体的检测和混合淋巴液培养；②器官保存；③受者准备；④病室准备。

3. 免疫抑制治疗的基本原则及常用免疫抑制剂。

4. 排斥反应分为超急性排斥反应、加速性排斥反应、急性排斥反应和慢性排斥反应四类。

5. 皮肤移植的术后护理包括供皮区和受皮区的切口护理、早期制动和健康教育。

6. 断肢（指）的现场急救护理包括　①注意伤员的全身情况；②伤员残肢（指）的急救；③离体肢（指）的处理；④经现场处理后，迅速送往医院。

7. 肾移植患者的术后护理包括　①保护性隔离；②监测生命体征；③维持体液和内环境平衡；④并发症的预防和护理。

8. 肾移植患者的健康教育要点有　①合理安排生活和活动；②正确服药；③自我监测；④预防感染的主要措施；⑤定时复查。

习　题

一、名词解释

1. 移植　　　　2. 排斥反应

二、填空题

1. 按移植物植入的部位可以将移植分为__________、__________和__________三型。
2. 临床上把排斥反应分为__________、__________、__________和__________四类。
3. 免疫抑制治疗的基本原则是__________。
4. 皮肤移植根据遗传学分类可分为__________、__________和__________三类。
5. 皮肤移植后的受皮区及供皮区护理主要包括__________、__________和__________三个方面。
6. 根据断离肢体损伤的原因和性质，可分为__________、__________和__________三类。

7. 离体肢的处理多采用__________的方法保存。
8. 断肢移植术后1～2周患者病房室温应控制在________________，室内的湿度应控制在________________。
9. 肾移植患者在术前的心理反应可分为__________、__________和__________三类。
10. 肾移植患者的术后常见并发症有__________、__________和__________。

三、选择题

【A1/A2 型题】

1. 肾移植对供、受者淋巴细胞毒性试验结果的要求为
   A. <5%
   B. <10%
   C. <15%
   D. <25%
   E. <50%
2. 按移植物植入的部位分类，肾移植多为
   A. 原位移植
   B. 异位移植
   C. 原位旁移植
   D. 结构移植
   E. 单独移植
3. 目前应用最广泛的器官保存液是
   A. 0.9%的氯化钠溶液
   B. 蒸馏水
   C. HTK 保存液
   D. 中药
   E. UW 保存液
4. 按移植物植入部位分类，肝移植多属于
   A. 原位移植
   B. 异位移植
   C. 原位旁移植
   D. 结构移植
   E. 单独移植
5. 除低温外，保持移植器官功能的另一重要因素为
   A. 保存液的浓度
   B. 保存液的成分
   C. 保存液的酸碱度
   D. 保存液的压力
   E. 保存容器的材料
6. 经治疗可得到有效逆转的是
   A. 超急性排斥反应
   B. 急性排斥反应
   C. 加速性排斥反应
   D. 慢性排斥反应
   E. 亚急性排斥反应
7. 急性排斥反应治疗不彻底或反复发生，可发展为
   A. 超急性排斥反应
   B. 加速性排斥反应
   C. 亚急性排斥反应
   D. 症状性排斥反应
   E. 慢性排斥反应
8. 肾移植术后24 h内，每小时尿量不应少于
   A. 30 ml
   B. 50 ml
   C. 100 ml
   D. 300 ml
   E. 500 ml
9. 肾移植术后多尿期多发生在术后
   A. 8 h内
   B. 12 h内
   C. 24 h内
   D. 48 h内
   E. 72 h内
10. 肾移植术后，不宜用做补液的静脉是
    A. 移植对侧下肢静脉
    B. 移植侧上肢静脉
    C. 移植对侧上肢静脉
    D. 移植侧下肢静脉
    E. 移植侧上下肢静脉
11. 肾移植术后24 h内的正确卧位是

A. 去枕平卧，头偏向一侧
B. 半坐卧位，移植肾侧下肢髋、膝关节屈曲 10°～15°
C. 侧卧位，移植肾侧下肢髋、膝关节屈曲 15°～25°
D. 头低脚高位，移植肾侧下肢髋、膝关节屈曲 10°～15°
E. 平卧位，移植肾侧下肢髋、膝关节屈曲 15°～25°

【A3/A4 型题】

（1～4 题共用题干）

患者男性，35 岁，肾移植术后第 1 天，尿量 800 ml/h。查体：T 36.3℃，P 88 次/分，BP 122/88 mmHg，CVP 0.76 kPa（8 cmH_2O）。

1. 该患者尿量 800 ml/h，应考虑为
   A. 多尿期
   B. 少尿期
   C. 正常尿量
   D. 急性肾衰竭
   E. 急性肾小管坏死
2. 对该患者补液的原则为
   A. 入量应大于出量
   B. 入量应小于出量
   C. “量出为入”
   D. “量入为出”
   E. 入量等于尿量
3. 该患者补液量应为液体出量的
   A. 50%
   B. 60%
   C. 70%
   D. 80%
   E. 100%
4. 该患者目前主要的护理诊断为
   A. 有体液过多的危险
   B. 有体液不足的危险
   C. 疼痛
   D. 个人应对无效
   E. 活动无耐力

四、简答题

如何为肾移植患者进行合理输液？

参 考 答 案

一、名词解释

1. 移植是指将某一个体的细胞、组织或器官，用手术或其他方法移植到自体或另一个体的某一部位。
2. 排斥反应是指受者对移植物抗原的特异性免疫应答反应。

二、填空题

1. 原位移植　异位移植　原位旁移植
2. 超急性排斥反应　加速性排斥反应　急性排斥反应　慢性排斥反应
3. 联合用药
4. 自体植皮　同种异体植皮　异种植皮
5. 切口护理　早期制动　健康教育
6. 切割性断肢　碾压性断肢　撕裂性断肢

7. 干冻冷藏

8. 20～25℃ 50%～60%

9. 迫切型 迟疑型 恐惧型

10. 出血 感染 急性排斥反应

三、选择题

【A1/A2 型题】

1. B 2. B 3. E 4. A 5. B 6. B 7. E 8. C 9. C 10. D 11. E

【A3/A4 型题】

1. A 2. C 3. D 4. B

四、简答题

静脉输液应遵循“量出为入”的原则，并合理安排输液顺序及速度；不在手术侧下肢及用于血液透析的动静脉造瘘侧肢体选择静脉穿刺点；术后第一天应保证两条静脉通道，且保证有一条可供输血或快速输液用，确保输液通畅。

（南华大学护理学院 赵 玲）

第十二章　颅脑疾病患者的护理

内容提要

一、颅内压增高

1. 病因　①颅腔内容物的体积增大；②颅内占位性病变使颅内空间相对变小；③先天性畸形使颅腔的容积变小等。

2. 临床表现　①头痛；②呕吐；③视神经乳头水肿；④意识障碍及生命体征变化，早期可出现嗜睡、反应迟钝及“两慢一高”即血压升高、脉搏减慢、呼吸减慢，晚期可出现昏睡、昏迷及生命体征变化不规则；⑤头晕、猝倒、头皮静脉怒张；⑥脑疝包括小脑幕切迹疝及枕骨大孔疝等。

3. 治疗原则　①非手术治疗：处理原发病因、降低颅内压等。②手术治疗：脑脊液分流术、侧脑室外引流术或病变颞肌下、枕肌下减压术等。

4. 护理要点　①一般护理如抬高床头 15°～30°、吸氧、控制液体摄入量、观察病情变化等；②防止颅内压骤然升高；③症状护理；④脱水治疗的护理；⑤激素治疗的护理；⑥辅助过度换气的护理；⑦冬眠低温治疗的护理；⑧脑室引流的护理；⑨脑疝急救处理等。

二、颅脑损伤

1. 颅骨骨折　包括颅盖骨骨折和颅底骨折。

（1）颅底骨折的临床表现：分为颅前窝、颅中窝和颅后窝骨折。①颅前窝骨折可出现眶周及球结膜下瘀斑（“熊猫眼”征）、脑脊液鼻漏及嗅神经或视神经损伤；②颅中窝骨折可出现脑脊液鼻漏及耳漏、面神经或听神经损伤；③颅后窝骨折可出现枕下部肿块及皮下瘀斑。

（2）颅底骨折的护理要点：①注意观察病情变化；②脑脊液漏的护理包括抬高头部；保持外耳道、鼻腔和口腔清洁；禁止挖耳、抠鼻、堵塞、冲洗外耳道和鼻腔及向外耳道和鼻腔滴药；避免用力咳嗽、打喷嚏、擤鼻涕及用力排便；禁止从鼻腔吸痰或插胃管，禁止做腰椎穿刺等。

2. 脑损伤　主要包括脑震荡、脑挫裂伤及颅内血肿。

（1）脑震荡的临床表现：①意识障碍，一般不超过 30 min；②逆行性遗忘；③短期内可出现头痛、头昏、恶心、呕吐等；④神经系统、脑脊液、脑 CT 检查无异常发现。

（2）脑挫裂伤的临床表现：①意识障碍；②局灶症状和体征；③头痛与恶心、呕吐；④颅内压增高与脑疝等。

（3）颅内血肿的临床表现：①硬脑膜外血肿可出现典型的中间清醒期，有颅内压增高、脑疝表现等；②硬脑膜下血肿可出现进行性加重的意识障碍及颅内压增高等表现；③脑内血肿以进行性意识障碍加重为主，伴有偏瘫、失语、癫痫等局灶症状。

（4）护理要点：①现场急救包括保持呼吸道通畅，妥善处理伤口，防治休克，做好护理记录等；②病情观察包括意识状态、生命体征、瞳孔、肢体活动等；③一般护理包括抬高床头 15°～30°，营养与补液，加强基础护理，康复护理等。

三、颅内肿瘤

1. 临床表现　主要是颅内压增高及局灶性症状和体征。
2. 治疗原则　一经确诊须及时手术治疗，辅助以放疗及化疗等。

四、脑血管疾病

1. 颅内动脉瘤的临床表现　①未发生破裂出血的小动脉瘤可无症状；②较大的动脉瘤，压迫邻近结构可出现相应的局灶症状；③动脉瘤破裂可出现剧烈头痛、频繁呕吐、颈项强直、凯尔尼格征阳性、意识障碍、甚至昏迷等表现。
2. 颅内动脉瘤的治疗原则　①非手术治疗包括绝对卧床休息，尽量减少不良刺激，保持排便通畅，适当给予止痛、镇静治疗等；②手术治疗：开颅夹闭动脉瘤是首选方法。
3. 颅内动静脉畸形的临床表现　①出血；②抽搐；③头痛；④神经功能缺损等。
4. 颅内动静脉畸形的治疗原则　手术切除为治疗的最根本方法。

习　题

一、名词解释

1. 颅内压增高
2. 脑疝
3. 脑损伤

二、填空题

1. 颅内压增高“三主症”是＿＿＿＿、＿＿＿＿、＿＿＿＿。
2. Glasgow 昏迷评分法主要评定患者＿＿＿＿、＿＿＿＿、＿＿＿＿的反应，三者的积分表示意识障碍的程度，最高分为＿＿＿＿，＿＿＿＿以下是昏迷。
3. 颅内压是指颅腔内容物对颅腔壁所产生的压力，通常用脑脊液的静水压来代表。正常范围成人为＿＿＿＿，儿童为＿＿＿＿。
4. 颅内肿瘤好发部位以＿＿＿＿为多见。
5. 颅内动脉瘤依据其位置分为＿＿＿＿和＿＿＿＿。
6. 按血肿的来源和部位将颅内血肿分为＿＿＿＿、＿＿＿＿和＿＿＿＿。

三、选择题

【A1/A2 型题】

1. 急性颅内压增高患者出现的典型生命体征表现**不包括**下列哪项？
   A. 收缩压升高
   B. 脉压增大
   C. 脉搏缓慢有力
   D. 呼吸浅快
   E. 呼吸深慢
2. 将颅内压增高患者床头抬高 15°～30°，主要目的是
   A. 有利于改善心功能
   B. 有利于改善呼吸功能
   C. 有利于颅内静脉回流
   D. 有利于鼻饲

E. 防止呕吐物误吸入呼吸道

3. 颅脑损伤患者处理便秘的方法下列哪项不妥
A. 口服酚酞
B. 口服液体石蜡
C. 开塞露塞肛
D. 甘油低压灌肠
E. 肥皂水灌肠

4. 通过改善毛细血管通透性降低颅内压的治疗方法是
A. 脱水治疗
B. 过度换气
C. 激素治疗
D. 冬眠低温治疗
E. 脑室穿刺外引流术

5. 颅中窝骨折护理措施下列哪项不正确
A. 床头抬高 15°～30°
B. 清洁外耳道
C. 限制液体入量
D. 枕下垫无菌巾
E. 用棉球塞住右耳，减少脑脊液外漏

6. 对颅内高压患者行脱水治疗时，20%甘露醇溶液 250 ml 静脉滴注的时间是
A. 5～15 min
B. 15～30 min
C. 30～45 min
D. 45～60 min
E. 60～90 min

7. 冬眠低温疗法护理的注意事项中下列哪项错误
A. 需要专人守护
B. 用药前要测 T、P、R、BP 和瞳孔
C. 先降温，再用冬眠药物
D. 降温标准以维持直肠温度在 32～34℃为宜
E. 用药后每 0.5～1 h 应观察一次生命体征、瞳孔和意识等变化

8. 侧脑室穿刺外引流术抢救脑疝患者时，为防止意外，每日引流量应
A. 不超过 500 ml
B. 不超过 200 ml
C. 不超过 1000 ml
D. 不超过 300 ml
E. 不超过 3000 ml

9. 颅前窝骨折最易损伤哪对颅神经
A. 嗅神经
B. 面神经
C. 动眼神经
D. 外展神经
E. 听神经

10. 颅内肿瘤的好发年龄是
A. 20～50 岁
B. 20～30 岁
C. 10～20 岁
D. 30～60 岁
E. 40～60 岁

11. 目前诊断颅脑疾病最可靠的方法是
A. CT 检查
B. X 线检查
C. 脑电图检查
D. 脑诱发电位检查
E. 以上都是

12. 下列关于颅内动脉瘤的护理，正确的是
A. 绝对卧床休息
B. 保持排便通畅
C. 注意观察病情
D. 遵医嘱使用脱水剂等药物
E. 以上都是

13. 开颅手术最危险的并发症是
A. 颅内感染
B. 颅内出血
C. 中枢性高热
D. 尿崩症
E. 癫痫发作

14. 软脑膜、血管和脑组织同时有破裂，伴有外伤性蛛网膜下腔出血。考虑为
A. 脑挫伤
B. 脑裂伤
C. 脑震荡
D. 急性硬脑膜外血肿

E. 急性硬脑膜下血肿

15. 患者男性，21 岁，因车祸致伤头部，伤后昏迷 35 min，清醒后感头痛。目前病情观察的重点在于及时发现
A. 呼吸道梗阻
B. 颅内压增高、脑疝
C. 压疮
D. 水、电解质失衡
E. 感染

16. 患者男性，23 岁，头部损伤后，出现球结膜下出血、鼻孔出血且有脑脊液流出，可能为
A. 鼻骨骨折
B. 颅盖骨骨折
C. 颅前窝骨折
D. 颅中窝骨折
E. 颅后窝骨折

17. 患者女性，32 岁，颅脑损伤后，出现唤之睁眼，回答问题错误，躲避刺痛，其格拉斯哥昏迷评分为
A. 15 分
B. 12 分
C. 11 分
D. 8 分
E. 5 分

18. 患者女性，30 岁，头部外伤后感头痛剧烈，无呕吐。入院查体：双侧瞳孔正常，肢体肌力正常。以下处理不妥的是
A. 吸氧
B. 甘露醇静脉滴注
C. 罗通定治疗
D. 吗啡止痛
E. 严密观察病情

19. 患者女性，42 岁，因脑肿瘤、颅内压增高，行脑室外引流术后 3 h，引流管无脑脊液流出，下列不正确的处理方法是
A. 报告医生
B. 将引流管轻轻旋转
C. 检查引流管是否受压
D. 生理盐水冲洗
E. 必要时换管

20. 患者男性，45 岁，因脑外伤住院后第 3 天出现剧烈头痛，频繁呕吐，烦躁不安，右侧瞳孔散大，左侧肢体肌力减退，病理征阳性。此时考虑患者可能出现了
A. 左侧颞叶疝
B. 右侧颞叶疝
C. 枕骨大孔疝
D. 大脑镰下疝
E. 高血压危象

【A3/A4 型题】

（1～3 题共用题干）

患者男性，40 岁，因车祸致头部损伤后出现昏迷，立即送往医院诊治。既往无高血压病史。查体：T 36.5℃，P 68 次/分，R 16 次/分，BP 150/90 mmHg，神志呈浅昏迷状，左侧瞳孔直径 5 mm，对光反射消失，右侧瞳孔直径 3 mm，对光反射存在，右侧肢体无自主活动。CT 检查示颅内呈新月形影。

1. 该患者的医疗诊断考虑是
A. 脑震荡
B. 脑挫裂伤
C. 急性硬脑膜外血肿
D. 急性硬脑膜下血肿
E. 急性颅内血肿

2. 应立即采取的急救措施是
A. 卧床休息
B. 20%甘露醇快速静脉滴注
C. 静脉注射地塞米松
D. 注射苯巴比妥
E. 应用抗生素

3. 目前禁忌的处理方法是
A. 腰椎穿刺测颅内压
B. 手术治疗
C. 应用地塞米松
D. 应用甘露醇
E. 吸氧

（4～6 题共用题干）

患者女性，35 岁，骑自行车时不慎摔倒，

头部着地，当即昏迷，25 min 后清醒。醒后感头痛、头晕、恶心、呕吐，询问病史时对事情经过描述不清。查体：神志清楚，双侧瞳孔等大、等圆，对光反射灵敏，四肢肌力、肌张力正常，病理征（—），CT 检查结果未见异常。

4. 该患者的医疗诊断是
   A. 脑震荡
   B. 脑挫裂伤
   C. 颅内血肿
   D. 颅骨骨折
   E. 头皮损伤

5. 目前患者主要的处理措施是
   A. 静卧、休息
   B. 脱水、降压
   C. 应用营养神经药物，促进脑功能恢复
   D. 应用抗生素
   E. 镇吐处理

6. 在护理患者时要注意其病情变化，最重要的观察项目是
   A. 生命体征
   B. 瞳孔
   C. 意识状态
   D. 肢体活动
   E. 辅助检查结果

【B 型题】

（1～2 题共用备选答案）
   A. 意识障碍、瞳孔散大
   B. 意识障碍、呼吸暂停
   C. 癫痫持续状态
   D. 血压下降
   E. 肢体瘫痪

1. 枕骨大孔疝急性期的首发症状是
2. 小脑幕切迹疝急性期的首发症状是

（3～4 题共用备选答案）
   A. 脑震荡
   B. 脑挫裂伤
   C. 颅底骨折
   D. 颅盖骨折
   E. 颅内血肿

3. 可出现脑脊液漏的是
4. 可出现逆行性遗忘的是

四、简答题

1. 简述脑脊液漏患者的护理措施。
2. 简述脑疝患者的急救措施。

五、病例分析题

患者男性，45 岁，因摔伤而入院。患者 1 h 前摔伤头部，当即昏迷被送入医院。在送医院途中清醒，能与人谈话，但头痛、呕吐明显。入院查体：T 36℃，P 68 次/分，R 17 次/分，BP 150/90 mmHg，神志呈浅昏迷状，右侧瞳孔直径 5 mm，对光反射消失，左侧瞳孔直径 2 mm，对光反射迟钝。右侧上、下肢肌力和肌张力正常，左侧肢体肌力为 0 级，脑 CT 检查示颅内呈双凸镜形高密度影。根据病例资料回答以下问题：

（1）写出该患者的医疗诊断及诊断依据。

（2）该患者的处理原则是什么？

参考答案

一、名词解释

1. 当成人颅内压持续超过 2.0 kPa（200 mmH_2O）时，患者可出现头痛、呕吐、视神经乳头

水肿等一系列的症状和体征，称为颅内压增高。

2. 当颅腔内某一分腔有占位性病变时，该分腔的压力比邻近分腔的压力高，脑组织从高压区向低压区移位，从而引起一系列临床综合征，称为脑疝。

3. 脑损伤是指由于暴力作用使脑膜、脑组织、脑血管以及脑神经损伤。

二、填空题

1. 头痛　呕吐　视神经乳头水肿
2. 睁眼　语言　运动　15 分　8 分
3. 0.7～2.0 kPa（70～200 mmH_2O）　0.5～1.0 kPa（50～100 mmH_2O）
4. 大脑半球
5. 颈内动脉系统动脉瘤　椎基底动脉系统动脉瘤
6. 硬脑膜外血肿　硬脑膜下血肿　颅内血肿

三、选择题

【A1/A2 型题】

1. D　2. C　3. E　4. C　5. E　6. B　7. C　8. A　9. A　10. A　11. A　12. E　13. B　14. B　15. B　16. C　17. C　18. D　19. D　20. B

【A3/A4 型题】

1. D　2. B　3. A　4. A　5. A　6. C

【B 型题】

1. B　2. A　3. C　4. A

四、简答题

1. ①抬高头部；②遵医嘱使用抗生素及破伤风抗毒素；③保持外耳道、鼻腔和口腔清洁；④避免挖耳、抠鼻、用力咳嗽、用力排便、打喷嚏或擤鼻涕；⑤禁止堵塞及冲洗外耳道和鼻腔、向外耳道和鼻腔滴药、腰椎穿刺、经鼻腔吸痰和插胃管等。
2. ①立即脱水治疗；②保持呼吸道通畅、吸氧，必要时行气管插管呼吸机辅助呼吸；③密切观察意识、生命体征、瞳孔等变化；④做好术前特殊检查及术前准备。

五、病例分析题

（1）医疗诊断：急性右侧硬脑膜外血肿并脑疝。诊断依据：头部受伤史，中间清醒期，脑 CT 检查示颅内呈双凸镜形高密度影，颅内压增高症状，右侧瞳孔散大、对光反射消失，左侧肢体肌力为 0 级。

（2）立即脱水、降低颅内压，吸氧，头部备皮，配血，准备手术治疗。

（怀化医学高等专科学校　姚　珺）

第十三章　颈部疾病患者的护理

内容提要

1. 按引起的原因可将甲状腺功能亢进（甲亢）分为三类　①原发性甲亢；②继发性甲亢；③高功能腺瘤。

2. 甲状腺功能亢进的临床表现　①甲状腺肿大；②交感神经功能亢进；③突眼征；④心血管功能改变；⑤其他：如女性可出现月经不调、不孕、早产等；男性可出现阳痿等。

3. 甲状腺功能亢进的辅助检查　①基础代谢率测定；②甲状腺摄^{131}碘率的测定；③血清中 T_3 和 T_4 含量的测定。

4. 甲状腺功能亢进的治疗原则　甲状腺大部分切除术对中度以上的甲亢患者来说仍是目前常用而有效的治疗方法。

5. 甲状腺功能亢进的护理要点

（1）术前护理：包括术前检查、药物准备、眼部护理、一般护理和心理护理。

（2）术后护理：包括一般护理、病情观察、用药护理、并发症的观察与护理。

6. 甲状腺腺瘤的主要表现　颈部出现单发的圆形或椭圆形结节，表面光滑，无压痛，随吞咽动作上下移动。

7. 甲状腺癌的主要表现　甲状腺内出现质硬而固定的肿块，表面不光滑是各型癌的共同特点。晚期可因侵犯或压迫周围组织等而出现相应的症状。

习　题

一、名词解释

甲状腺危象

二、填空题

1. 基础代谢率的简便计算公式为__________，正常值是__________。
2. 甲状腺术后进食时有呛咳者，应取__________位进食，给予__________饮食。
3. 甲亢患者测定 T_3、T_4 时，对诊断具有较高敏感性的是__________。
4. 甲状腺功能亢进按引起的原因可分为三类：__________、__________、__________。
5. 手术治疗甲状腺功能亢进的禁忌证为__________、__________、____________。

三、选择题

【A1/A2 型题】

1. 甲亢患者的临床表现**不包括**下列哪项

A. 怕热、多汗

B. 易激动

C. 脉压减小
D. 双手震颤
E. 突眼

2. 术后出现甲状腺危象的主要原因是
A. 术前准备不充分
B. 精神过度紧张
C. 失血过多、补液不足
D. 术后未服复方碘剂
E. 甲状腺切除过多

3. 甲状腺功能亢进患者的饮食指导，下列哪一项不妥
A. 高蛋白、高热量
B. 多维生素、多饮水
C. 低盐、忌油腻
D. 禁饮浓茶和咖啡
E. 禁饮酒和进食辛辣食物

4. 单纯性甲状腺肿的患者，出现霍纳综合征是由于压迫了
A. 食管和气管
B. 喉上神经
C. 颈部大静脉
D. 喉返神经
E. 颈交感神经丛

5. 甲状腺大部分切除手术后 48 h 内，最危急的并发症是
A. 甲状腺危象
B. 手足抽搐
C. 声音嘶哑
D. 呼吸困难和窒息
E. 误咽、呛咳

6. 甲亢患者术前应用硫氧嘧啶类药物的作用是
A. 阻止甲状腺激素的合成
B. 抑制甲状腺激素的释放
C. 有利于术后康复
D. 减少甲状腺血供
E. 使甲状腺变小、变硬

7. 最常见的甲状腺癌是
A. 乳头状腺癌
B. 滤泡状腺癌
C. 未分化癌
D. 髓样癌
E. 混合癌

8. 患者男性，16 岁，甲状腺功能亢进。入院查体：甲状腺肿大，BP 130/70 mmHg，P 100 次/分。该患者的基础代谢率是
A. 19%
B. 29%
C. 39%
D. 49%
E. 59%

9. 患者女性，25 岁，甲状腺大部分切除术后 4 h，颈部迅速肿大，呼吸困难，口唇发绀，下列紧急处理首先应
A. 气管切开
B. 输液、吸氧
C. 气管插管
D. 拆线敞开伤口
E. 急送手术室处理

10. 患者男性，33 岁，甲状腺大部分切除术后第 3 天，出现了手足抽搐，以下护理措施不正确的是
A. 发作时静脉注射钙剂
B. 每周测定血钙或尿钙
C. 口服葡萄糖酸钙
D. 鼓励进食瘦肉、蛋类、乳制品
E. 适量应用镇静、解痉剂

【A3/A4 型题】

（1～3 题共用题干）

患者女性，33 岁。因重度甲亢入院，计划择期手术治疗。在术前准备期间，患者表现紧张、焦虑不安。

1. 评估甲亢患者病情程度的主要依据是
A. 甲状腺大小
B. 脉率和脉压
C. 情绪变化
D. 突眼程度
E. 体重和食欲

2. 为稳定患者情绪、解除焦虑，下列措施

不妥的是
A. 酌情给予镇静剂
B. 避免刺激性语言
C. 不安排与重患者同住一室
D. 不回答有关手术的询问
E. 介绍与治疗成功的患者交谈

3. 为了抑制甲状腺激素的释放，减少甲状腺血供，常用作术前准备的药物是
A. 甲状腺素
B. 复方碘化钾
C. 硫氧嘧啶
D. 普萘洛尔
E. 苯巴比妥

(4～5 题共用题干)

患者女性，35 岁，因甲亢入院，准备择期接受甲状腺大部分切除手术治疗。查体：T 36.5°C，P 104 次/分，R 18 次/分，BP 120/75 mmHg。

4. 为了预防并发症，必须在患者床边准备的是
A. 吸氧管
B. 吸痰管
C. 接呕吐物的弯盘
D. 体温计
E. 紧急拆线缝合包和气管切开包

5. 该患者术前药物准备不正确的是
A. 普萘洛尔应在术前 1～2 h 服用一次
B. 碘剂可滴到小块面包或馒头上让患者咽下
C. 碘剂的用法是开始时每次 3～5 滴，每日 3 次，逐日每次增加 1 滴，到 16 滴时维持
D. 若不准备手术不宜服用碘剂
E. 术前给予阿托品，以减少呼吸道分泌物

【B 型题】

(1～4 题共用备选答案)
A. 声音嘶哑
B. 音调降低
C. 失音、呼吸困难
D. 误咽、呛咳
E. 上眼睑下垂、瞳孔散大

1. 一侧喉返神经损伤可出现
2. 双侧喉返神经损伤可出现
3. 喉上神经内支损伤可出现
4. 喉上神经外支损伤可出现

(5～6 题共用备选答案)
A. 甲状腺危象
B. 喉上神经损伤
C. 喉返神经损伤
D. 呼吸困难和窒息
E. 甲状旁腺误切

5. 甲亢术前准备不充分，术后可能发生
6. 甲状腺过于肿大压迫气管，术后可能发生

四、简答题

1. 试述甲亢手术的适应证。
2. 甲状腺手术后，发生呼吸困难和窒息的原因有哪些？应如何急救？

参考答案

一、名词解释

多发生于术前准备不充分，甲状腺功能亢进症状未能得到很好控制的病例，主要表现为术后12～36 h发生高热、脉速、烦躁不安，甚至谵妄、昏迷，常伴呕吐和腹泻。

二、填空题

1. （脉率＋脉压）－111 ±10％
2. 坐位或半坐卧位 半流质或干食
3. T_3
4. 原发性甲亢 继发性甲亢 高功能腺瘤
5. 青少年患者 症状较轻者 老年患者或有严重器质性疾病不能耐受手术者

三、选择题

【A1/A2 型题】
1. C 2. A 3. C 4. E 5. D 6. A 7. A 8. D 9. D 10. D
【A3/A4 型题】
1. B 2. D 3. B 4. E 5. E
【B 型题】
1. A 2. C 3. D 4. B 5. A 6. D

四、简答题

1. 外科治疗的适应证：①中度以上的原发性甲亢，内科治疗无明显疗效者；②继发性甲亢或高功能腺瘤；③腺体较大伴有压迫症状或胸骨后甲状腺肿大者；④抗甲状腺药或^{131}碘治疗后复发者或长期坚持用药有困难者。另外，甲亢会影响妊娠（流产、早产等），而妊娠又加重甲亢，故妊娠早、中期的甲亢患者凡具有上述指征者，应考虑手术治疗。
2. 甲状腺手术后，发生呼吸困难的原因有切口内血肿，喉头水肿，气管塌陷，黏痰堵塞，双侧喉返神经损伤等。紧急处理方法是：切口内出血压迫气管时，应立即拆除缝线敞开伤口，清除积血，并送手术室止血，或立即在床旁行气管切开术；黏痰堵塞者，应立即吸痰，必要时行气管插管或气管切开术，其余的原因造成呼吸困难者，均应先行气管切开术，再做进一步处理。

（邵阳医学高等专科学校 吕 冬 邓梦秦）

第十四章　乳房疾病患者的护理

内容提要

1. 急性乳腺炎最常见的致病菌是金黄色葡萄球菌，链球菌次之。临床表现为患侧乳房胀痛，局部红、肿、热、痛，外周血白细胞计数升高。治疗的重点是排空积乳、控制感染、脓肿形成后切开引流。护理重点是教会患者处理积乳的方法，保持乳头、乳晕的清洁，注意病情观察、脓肿引流的护理。

2. 乳腺纤维腺瘤主要表现为单发、无痛性肿块。手术切除是治疗的主要手段。

3. 乳腺癌的临床表现为无痛性、单发的乳房肿块，伴随有乳房皮肤、外形的改变及患侧腋窝淋巴结肿大。以手术治疗为主，辅以化学药物、放射等治疗手段。术后护理的重点是严密观察病情，防止并发症的发生，选择正确的体位和饮食，注意伤口的护理，加强患者的心理护理，坚持术侧上肢的功能锻炼。

习　题

一、填空题

1. 急性乳腺炎最常见的致病菌是__________，__________次之。
2. 乳腺癌细胞可经淋巴进入静脉，也可直接进入血液循环而发生远处转移。远处转移最常见的部位依次是__________、__________、__________。
3. 乳腺癌的治疗以__________为主、辅以__________、放射、内分泌等综合治疗。
4. 乳腺癌的病理分期，目前多采用国际抗癌协会（UICC）建议的 T__________、N__________、M__________分期法（1988 年修订）。

二、选择题

【A1/A2 型题】

1. 乳腺纤维腺瘤的好发部位是
   A. 内上象限
   B. 外上象限
   C. 内下象限
   D. 外下象限
   E. 乳头区
2. 以下哪一个**不是**乳腺癌的特征
   A. 橘皮征
   B. 酒窝征
   C. 乳头凹陷
   D. 乳腺疼痛
   E. 乳头湿疹
3. 关于急性乳腺炎以下哪项**不对**
   A. 最常发生于初产妇
   B. 乳汁淤积、细菌入侵是主要原因
   C. 脓肿形成后，只需抗炎，局部湿敷，不需切开引流以防损伤乳腺导管，引起乳瘘
   D. 主要病原菌为金黄色葡萄球菌

E. 一般不应停止哺乳

4. 乳腺癌淋巴结转移常见的部位是
A. 对侧腋窝
B. 近侧腋窝
C. 胸骨旁
D. 近侧腹股沟
E. 对侧腹股沟

5. 关于乳腺囊性增生以下哪项不是其特点
A. 周期性乳房胀痛
B. 部分患者可有乳头溢液
C. 局部出现质硬包块
D. 彩超示增生结节血流贫乏
E. 是内分泌障碍性增生病

6. 乳腺癌的易感因素，下列描述不正确的是
A. 乳腺癌家族史
B. 月经初潮早于 12 岁、绝经期迟于 52 岁者
C. 环境因素和生活方式
D. 高脂肪饮食
E. 初次足月产迟于 30 岁

7. 以下哪项不是乳腺纤维腺瘤的特点
A. 好发年龄为 45～55 岁
B. 乳腺单个或多个结节
C. 缓慢生长的无痛性结节
D. 肿物表面光滑，活动度好
E. 发生于女性卵巢功能期

8. 预后不好的乳腺癌是
A. 导管癌
B. 乳头湿疹样癌
C. 浸润性导管癌
D. 乳头状癌
E. 黏液腺癌

9. 急性乳腺炎首选的抗生素是
A. 青霉素类
B. 四环素
C. 氨基糖苷类
D. 磺胺类
E. 甲硝唑

10. 下列乳房淋巴液输出途径错误的是
A. 胸大肌外缘—腋窝淋巴结—锁骨下淋巴结
B. 肋间淋巴结—胸骨旁淋巴结
C. 进入肝
D. 可流向对侧，甚至可达腹股沟淋巴结
E. 部分乳房上部淋巴液沿胸大肌、胸小肌间—腋窝淋巴结—锁骨下淋巴结—锁骨上淋巴结

11. 乳腺癌早期的临床表现为
A. 乳头内陷
B. 无痛性、单发肿块
C. 乳房肿块
D. “橘皮征”
E. 乳房疼痛

12. 患者女性，50 岁，右侧乳腺癌根治术后，上肢活动受限。护士指导其患侧肢体康复锻炼，应达到的目的是
A. 手能摸到同侧耳朵
B. 肩能平举
C. 肘能屈伸
D. 手能摸到对侧肩部
E. 手经头能摸到对侧耳朵

13. 患者女性，30 岁，因乳腺癌行根治术，并行化疗，出院前进行健康指导。对预防复发最重要的是
A. 加强营养
B. 参加体育活动，增强体质
C. 5 年内避免妊娠
D. 经常自查乳房
E. 定期来院复查

14. 患者女性，28 岁，产后 4 周出现体温升高，左侧乳房疼痛，局部红肿，有波动感。最主要的处理措施是
A. 全身应用抗生素
B. 托起患侧乳房
C. 33%硫酸镁湿敷
D. 局部物理疗法
E. 及时切开引流

【A3/A4 型题】

（1～2 题共用题干）

患者女性，48 岁，未婚。左侧乳房出现无痛性肿块，边界不清，质地坚硬，直径为 4 cm，同侧腋窝 2 个淋巴结肿大，无粘连。诊断为乳腺癌，需手术治疗。

1. 该患者的乳腺癌分期是
   A. Ⅰ期
   B. Ⅱ期
   C. Ⅲ期
   D. Ⅳ期
   E. 晚期
2. 上述患者行乳腺癌根治术后，预防皮下积液及皮瓣坏死的主要措施是
   A. 半坐卧位
   B. 加压包扎伤口并负压吸引
   C. 抬高同侧上肢
   D. 局部沙袋压迫
   E. 使用有效抗生素

【B 型题】

（1～3 题共用备选答案）

A. 急性乳腺炎
B. 乳腺脂肪瘤
C. 乳腺囊性增生病
D. 乳腺纤维腺瘤
E. 乳管内乳头状瘤

1. 以乳头血性溢液为主，而肿块不易触及的疾病是
2. 20～25 岁高发，肿块质地硬、有弹性、表面光滑、易推动的是
3. 患侧乳房胀痛，伴高热、寒战的是

三、简答题

乳腺癌手术后如何指导患者进行肢体活动？

四、病例分析题

患者女性，44 岁，汉族，自诉无意中发现右乳房内上方有红枣大小肿块，不伴随其他症状。查体：T 36.4℃，P 80 次/分，R 20 次/分，BP 120/80 mmHg。右乳房内上方可扪及2 cm×2 cm 左右质硬、固定、活动度差的肿块。全身及局部浅表淋巴结未触及。完善各项检查后确诊为乳腺癌，行乳腺癌根治术并化疗。

（1）写出手术后主要的护理诊断。

（2）手术后主要的护理措施有哪些？

参考答案

一、填空题

1. 金黄色葡萄球菌　链球菌
2. 肺　骨　肝
3. 手术治疗　化学药物
4. 原发癌瘤　区域淋巴结　远处转移

二、选择题

【A1/A2 型题】

1. B　2. D　3. C　4. B　5. C　6. E　7. A　8. C　9. A　10. E　11. B　12. E　13. C

14. E

【A3/A4 型题】

1. B 2. B

【B 型题】

1. E 2. D 3. A

三、简答题

鼓励和协助患者早期开始患侧上肢的功能锻炼。原则是循序渐进，活动内容逐渐增加。一般每天 3～4 次，每次 20～30 min。术后 24 h 活动手指、腕部，做伸指、握拳、腕部的屈曲运动，避免上臂外展。术后 2～3 天进行上肢肌肉的等长收缩。术后 3～5 天鼓励患者用患侧手洗脸、刷牙、进食等。术后 1～2 周，待皮瓣基本愈合后可进行肩部活动、手指爬墙运动、转绳运动、举杠运动或滑绳运动等。

四、病例分析题

（1）①自我形象紊乱：与乳房切除及化疗致脱发等有关；②知识缺乏：缺乏有关术后相关知识；③生活自理能力下降：与手术影响手臂和肩关节的活动有关；④潜在并发症：皮下积液、皮瓣坏死和患侧上肢水肿等。

（2）①卧床休息；②活动指导；③病情观察；④用药护理；⑤伤口及引流管的护理；⑥并发症的观察和护理。

（新疆医科大学第二附属医院 陈建华）

第十五章　胸部疾病患者的护理

内容提要

1. 胸部损伤的分类　①闭合性胸部损伤；②开放性胸部损伤。

2. 胸部损伤的临床表现　①胸痛；②呼吸困难；③咯血；④循环障碍；⑤胸部体征。

3. 胸部损伤的治疗原则

（1）现场急救：原则是给氧，维持呼吸道通畅，补充血容量，镇痛，固定骨折处，保护脊柱并迅速转运。

（2）保守治疗：改善呼吸困难，纠正休克，镇痛和预防感染，处理气胸和血胸。

（3）手术治疗：主要是行开胸探查术，明确诊断，止血，修补损伤的脏器。

4. 肋骨骨折多表现为局部疼痛。治疗重点是止痛，固定。

5. 气胸分为闭合性气胸、开放性气胸和张力性气胸。开放性气胸患者有明显的呼吸困难、发绀、烦躁不安等症状。张力性气胸患者表现为重度或极重度呼吸困难。开放性气胸治疗的重点是清创缝合，封闭胸壁开放的伤口，放置胸膜腔闭式引流管，应用抗生素防治感染等。

6. 脓胸分为急性脓胸和慢性脓胸。常见的致病菌为金黄色葡萄球菌。急性脓胸常见高热、脉快、呼吸急促、胸闷、咳嗽、胸痛、全身乏力、食欲缺乏等症状。治疗原则是手术消除脓腔，控制感染，彻底引流，排尽脓液。

7. 食管癌主要表现为进行性吞咽困难。治疗原则是以手术治疗为主，辅以放疗、化学药物治疗等综合治疗，强调应早发现、早诊断、早治疗。术前护理的重点是心理支持、营养支持、口腔护理、呼吸道准备和胃肠道准备；术后护理的重点是给予半坐卧位、饮食指导、活动指导、呼吸道护理、口腔护理、病情观察、用药护理、伤口与引流的护理、并发症的预防与护理等。

8. 肺癌的临床症状与癌肿的部位、大小，是否压迫、侵犯邻近器官以及有无转移等密切相关。以手术治疗为主。术后护理的重点是给予半坐卧位、呼吸道护理、病情观察、用药护理、伤口与引流的护理、活动指导、并发症的预防与护理。

习　题

一、名词解释

1. 连枷胸
2. 纵隔扑动
3. 脓胸

二、填空题

1. 胸部损伤根据损伤是否造成胸膜腔与外界相通可分为＿＿＿＿＿胸部损伤和＿＿＿＿＿胸部损伤。
2. 胸部损伤后，按气胸形成后的性质分为＿＿＿＿＿气胸、＿＿＿＿＿气胸、＿＿＿＿＿气胸三类。
3. 脓胸按病理发展过程分为＿＿＿＿＿脓胸、＿＿＿＿＿＿脓胸。
4. 食管癌按病理形态分为四型，即＿＿＿＿＿、＿＿＿＿＿、＿＿＿＿＿及缩窄型（硬化型）。

三、选择题

【A1/A2 型题】

1. 最常见的肺癌是
   A. 鳞状细胞癌
   B. 小细胞癌
   C. 腺癌
   D. 大细胞癌
   E. 肺泡癌
2. 开放性气胸的主要病理变化是
   A. 反常呼吸
   B. 纵隔扑动
   C. 进行性伤侧肺压缩
   D. 呼吸无效腔增加
   E. 血氧分压下降
3. 下列情况同时存在时，应首先处理的是
   A. 张力性气胸
   B. 颅底骨折合并脑脊液漏
   C. 左侧肩关节脱位
   D. 左侧尺、桡骨开放性骨折
   E. 右踝关节扭伤
4. 食管癌治疗首选
   A. 手术治疗
   B. 放射治疗
   C. 化学药物治疗
   D. 免疫治疗
   E. 中医中药治疗
5. 拔出胸膜腔闭式引流管时应嘱患者
   A. 深吸气
   B. 深呼气
   C. 正常呼吸
   D. 浅吸气后屏气
   E. 深吸气后屏气
6. 下列关于食管癌术后胃肠减压护理的叙述正确的是
   A. 患者在胃肠减压期间禁止做口腔护理
   B. 胃管堵塞时禁止冲洗
   C. 胃管堵塞时可用少量生理盐水冲洗
   D. 胃管堵塞时可用大量生理盐水加压冲洗
   E. 胃管脱出后应重新插入
7. 下列关于减轻肺癌疼痛的护理措施不正确的是
   A. 局部按摩
   B. 遵医嘱使用止痛药
   C. 在疼痛出现时给药
   D. 24 h 按时给药
   E. 首选口服给药
8. 损伤性血胸出血可自行停止者多为
   A. 肺裂伤出血
   B. 腔静脉出血
   C. 肋间动脉出血
   D. 胸廓内动脉破裂
   E. 心脏大血管出血
9. 下列与肺癌发生无关的因素是
   A. 长期接触石棉
   B. 吸烟
   C. 电离辐射
   D. 食物中维生素 A 含量过高
   E. 空气污染

10. 适用于食管癌普查的检查方法是
A. 钡餐X线检查
B. CT检查
C. 食管镜检查
D. 痰脱落细胞学检查
E. MRI检查

11. 最简单有效的早期诊断肺癌的方法是
A. X线检查
B. 痰脱落细胞学检查
C. 纤维支气管镜检查
D. 淋巴结组织活检
E. B超检查

12. X线检查血气胸的特征是
A. 气-液平面
B. 肺纹理消失
C. 透亮度增强
D. 密度增高的阴影
E. 气管、纵隔移位

13. 肺癌类型中对化疗、放疗较其他类型敏感的是
A. 鳞状细胞癌
B. 大细胞未分化癌
C. 小细胞未分化癌
D. 腺癌
E. 肺泡癌

14. 胸壁伤口处可闻及气体出入声音的是
A. 多处肋骨骨折
B. 闭合性气胸
C. 开放性气胸
D. 张力性气胸
E. 损伤性气胸

15. 胸部损伤最常见的表现是
A. 呼吸困难
B. 胸痛
C. 发绀
D. 咯血
E. 皮下气肿

16. 胸膜腔闭式引流时水封瓶长玻璃管浸入水面下适宜的深度是
A. 1～2 cm
B. 3～4 cm
C. 5～6 cm
D. 7～8 cm
E. 10 cm以上

17. 开放性气胸急救措施应为
A. 封闭伤口
B. 清创处理后包扎
C. 止痛
D. 氧气吸入
E. 在伤侧第2肋间穿刺放气

18. 排气时胸膜腔闭式引流管应放置在
A. 锁骨中线第2肋间
B. 腋后线第2肋间
C. 腋后线第6肋间
D. 腋中线第6肋间
E. 锁骨中线第6肋间

19. 食管癌术后出现乳糜胸多因术中损伤了
A. 主动脉
B. 支气管
C. 胸导管
D. 右淋巴管
E. 锁骨下静脉

20. 胸膜腔闭式引流术后发生意外，下列处理**错误**的是
A. 水封瓶破裂，立即用血管钳夹闭软质管
B. 引流管脱出，可用手折叠软质管并捏紧
C. 引流管脱出，及时用手捏闭伤口处皮肤，消毒后以无菌敷料封闭
D. 将脱出的引流管及时插入胸膜腔内
E. 在不漏气的状态下，更换新的无菌引流装置

21. 食管癌的典型表现是
A. 声音嘶哑
B. 锁骨上淋巴结肿大
C. 进行性吞咽困难
D. 胸痛
E. 恶心、呕吐

22. 对食管癌患者，下列护理措施**错误**的是

A. 术前教会患者深呼吸、用力咳嗽
B. 手术前、后作好口腔护理
C. 术后生命体征平稳，取半坐卧位
D. 肛门排气后给予流质饮食
E. 术后保持呼吸道通畅

23. 食管癌切除术后最严重的并发症是
A. 乳糜胸
B. 吻合口瘘
C. 吻合口狭窄
D. 心律失常
E. 肺不张

24. 胸部手术后护理，下列措施**错误**的是
A. 应用抗生素
B. 禁止患者深呼吸
C. 常规供氧
D. 半坐卧位
E. 协助排痰

25. 肺癌的主要转移途径为
A. 局部蔓延
B. 脱落细胞种植
C. 淋巴转移
D. 血行转移
E. 直接蔓延

26. 肺癌的早期症状是
A. 咳嗽，咳痰，痰量多、色白
B. 咳嗽、咳痰，痰中偶带血丝
C. 胸痛、胸闷
D. 消瘦、乏力
E. 声音嘶哑

27. 怀疑有血、气胸的情况下，应先做
A. 胸部X线摄片
B. 胸部X线透视
C. 诊断性胸膜腔穿刺术
D. 血常规检查
E. 血气分析

28. 患者男性，35岁，4天前被击伤右胸，胸痛，深呼吸时加重，无明显发绀。X线胸片示：右侧第3、4肋骨骨折，无移位，肺压缩不足30%。治疗方案为
A. 胸膜腔穿刺抽气
B. 镇静止痛，保守治疗
C. 胸膜腔闭式引流
D. 吸氧，输液
E. 患侧加压包扎固定

29. 患者男性，30岁，右胸部外伤后，胸壁局部软化浮动，出现反常呼吸运动，应首先考虑的是
A. 胸壁软组织挫伤
B. 单根单处肋骨骨折
C. 多根多处肋骨骨折
D. 气胸
E. 血胸

30. 患者男性，60岁，行食管癌根治术后第8天，进少量流质饮食后出现高热、胸痛。最可能的术后并发症是
A. 吻合口瘘
B. 吻合口狭窄
C. 反流性食管炎
D. 脓胸
E. 乳糜胸

【A3/A4 型题】

（1～4题共用题干）

患者男性，28岁，胸部外伤致右侧第5肋骨骨折合并气胸，呼吸极度困难、发绀、出冷汗。查体：BP 80/60 mmHg，气管向左侧移位，右侧胸廓饱满，叩诊呈鼓音，呼吸音消失，颈、胸部有广泛皮下气肿。采用闭式胸膜腔引流治疗。

1. 造成患者呼吸极度困难、发绀的主要原因是
A. 健侧肺受压迫
B. 纵隔向健侧移位
C. 静脉血液回流受阻
D. 伤侧胸膜腔压力不断升高
E. 广泛皮下气肿

2. 该患者目前最适宜的体位是
A. 侧坐卧位
B. 半坐卧位
C. 平卧位

D. 头低脚高位
E. 仰卧中凹位

3. 若需要搬动此患者，应
A. 保持引流通畅
B. 保持引流瓶直立
C. 用两把止血钳暂时夹闭引流管
D. 嘱患者屏住呼吸
E. 注意观察引流液排出情况

4. 护士在巡视病房时发现引流管连接处脱节，应立即做出的处理是
A. 更换胸腔引流瓶
B. 重新连接引流瓶
C. 夹闭引流管近端
D. 拔出胸膜腔引流管
E. 通知医生等待处理

【B 型题】

（1～4 题共用备选答案）
A. 胸膜腔穿刺抽气
B. 闭式胸膜腔引流
C. 开胸手术
D. 无需特殊治疗
E. 迅速使胸膜腔减压

1. 进行性血胸需要
2. 开胸手术后需要
3. 闭合性气胸，肺萎缩 15%需要
4. 闭合性气胸，肺萎缩 35%需要

四、简答题

1. 简述食管癌患者术后的饮食指导。
2. 简述胸膜腔闭式引流的护理。

五、病例分析题

患者女性，56 岁，维吾尔族，自诉于 3 个月前，无明显诱因出现进食时吞咽困难，胸骨后有烧灼感，尤其是进食粗硬食物时更明显，近日上述症状加重，明显消瘦、乏力。查体：T 37℃，P 86 次/分，R 22 次/分，BP 120/80 mmHg，未触及肿大的淋巴结。

（1）目前可能的医疗诊断是什么？
（2）写出主要的护理诊断。
（3）主要的护理措施有哪些？

参考答案

一、名词解释

1. 连枷胸是指相邻的多根、多处肋骨骨折时，该处胸壁失去完整肋骨支撑而软化，引起反常呼吸运动，即吸气时软化的胸壁内陷，呼气时外突，这类胸壁称为连枷胸。
2. 纵隔扑动是指胸部损伤时，患侧伤口与胸膜腔相通，空气随呼吸运动进出胸膜腔。两侧胸膜腔内压不平衡，患侧胸膜腔压力高于健侧，纵隔向健侧移位，使健侧肺扩张受限。出现吸气时，纵隔进一步向健侧移动，呼气时，纵隔又移向患侧，导致纵隔的位置随呼吸运动左右摆动，称为纵隔扑动。
3. 脓胸是指脓性渗出液积聚在胸膜腔内的化脓性感染。

二、填空题

1. 闭合性　开放性
2. 闭合性　开放性　张力性
3. 急性　慢性
4. 髓质型　蕈伞型　溃疡型

三、选择题

【A1/A2 型题】

1. A　2. B　3. A　4. A　5. E　6. C　7. C　8. A　9. D　10. D　11. B　12. A　13. C　14. C　15. B　16. B　17. A　18. A　19. C　20. D　21. C　22. D　23. B　24. B　25. C　26. B　27. C　28. B　29. C　30. A

【A3/A4 型题】

1. D　2. E　3. C　4. C

【B 型题】

1. C　2. B　3. D　4. A

四、简答题

1. ①术后禁食、禁饮一般要 4～6 天或以上。②开始进食时先试饮少量水，术后 6～7 天可给予全清流质饮食，每 2 h 给 100 ml，每天 6 次。术后 8～10 天可进半流质饮食。术后 3 周患者若无不适可进普食，但短期内要注意少量多餐，细嚼慢咽，防止进食量过多、速度过快，避免进食生、冷、硬、大块食物。③食管胃吻合术后患者，应少量多餐。④食管癌术后，应嘱患者饭后 2 h 内取半坐卧位，睡眠时将枕头垫高。
2. ①保持管道密闭；②严格无菌技术操作，防止逆行感染；③维持引流的有效性；④观察病情；⑤拔管护理。

五、病例分析题

（1）食管癌。

（2）①营养失调：低于机体需要量，与进食量减少和癌肿消耗有关。

②焦虑/恐惧：与对癌症的恐惧，担心疾病预后及术后能否正常进食有关。

（3）术前：①心理支持；②营养支持；③口腔护理。术后：①一般护理包括体位、饮食指导、呼吸道护理、口腔护理等；②病情观察；③用药护理；④伤口与引流的护理；⑤并发症的预防与护理。

（新疆医科大学第二附属医院　陈建华）

第十六章　心脏疾病患者的护理

内容提要

1. 二尖瓣狭窄主要由风湿病造成；心功能Ⅱ级以上者均应手术治疗。

2. 二尖瓣狭窄的临床表现　有呼吸困难、咯血、咳嗽、声音嘶哑、心悸、胸痛等表现。

3. 二尖瓣狭窄的并发症　有心房颤动、急性肺水肿、血栓栓塞、心力衰竭等表现。

4. 二尖瓣关闭不全的主要病因是风湿热，细菌性心内膜炎造成二尖瓣叶赘生物形成或穿孔等；症状明显、心功能受影响、心脏扩大患者，应及时在体外循环下行直视手术。

5. 主动脉瓣狭窄主要是由风湿热累及主动脉瓣，使瓣叶增厚粘连，瓣口狭窄所引起，极少数由先天发育畸形引起；主动脉瓣狭窄常见的三联征为呼吸困难、心绞痛和晕厥。对于出现心绞痛、晕厥或心力衰竭等临床症状且狭窄较严重者，须尽早施行人工主动脉瓣置换术；对单纯性主动脉瓣狭窄、瓣膜无钙化又不适合手术者可选用经皮穿刺气囊导管扩张分离术。

6. 主动脉瓣关闭不全可由风湿热、主动脉夹层动脉瘤等引起；临床表现主要有心绞痛、左心衰竭或心脏逐渐扩大，可在数年内死亡，应尽早施行人工瓣膜置换术。

7. 冠状动脉粥样硬化性心脏病简称冠心病，是由于冠状动脉粥样硬化，引起冠状动脉管腔狭窄或阻塞，导致心肌供血不足和缺氧所引起的心脏病；其治疗包括内科药物治疗、介入治疗和外科手术治疗三类。

8. 儿童常见的心血管疾病包括：动脉导管未闭、房间隔缺损、室间隔缺损和法洛四联症。

习　题

一、名词解释

1. 心脏瓣膜疾病
2. 冠状动脉粥样硬化性心脏病

二、填空题

1. 先天性心脏病包括________、________、________、________。
2. 体外循环术后平均动脉压应控制在________kPa。

三、选择题

【A1/A2 型题】

1. 下列哪一项不是风湿性心脏病二尖瓣狭窄患者的早期表现
   A. 心悸
   B. 水肿
   C. 咳嗽

D. 咯血
E. 气促

2. 风湿性心脏病最常累及
A. 三尖瓣和主动脉瓣
B. 三尖瓣和肺动脉瓣
C. 二尖瓣和肺动脉瓣
D. 二尖瓣和主动脉瓣
E. 二尖瓣和三尖瓣

3. 确诊肺动脉口狭窄的方法是
A. 询问病史
B. 心脏听诊
C. 心电图检查
D. X线检查
E. 心导管检查

4. 下列哪项不是动脉导管未闭的体征
A. 水冲脉
B. 枪击音
C. 心尖部柔和的舒张期杂音
D. 肺动脉瓣区第二心音亢进
E. 胸骨右缘第2肋间连续性机器样杂音，向右锁骨上窝传导

5. 主动脉瓣关闭不全最重要的体征是
A. 心界向左下方增大
B. 心尖部可见抬举性搏动
C. 水冲脉、动脉枪击音、毛细血管搏动
D. 胸骨左缘第3、4肋间叹息样舒张期杂音
E. 颈静脉怒张

6. 下列哪项不是法洛四联症引起的病理生理改变
A. 肺循环血流量减少
B. 肺动脉压升高
C. 右心室压力上升
D. 血液由右心向左心分流
E. 发绀

7. 二尖瓣狭窄患者最先发生肥大的心腔是
A. 右心房
B. 右心室
C. 左心房
D. 左心室
E. 右心房和左心室

【A3/A4 型题】

（1～2 题共用题干）

患者男性，出生后9个月，因发热、咳嗽和呼吸困难2天入院。查体：口唇发绀，T 38.6℃，P 185次/分，R 46次/分，心前区轻度隆起，胸骨左缘第3、4肋间可扪及收缩期震颤，并可闻及Ⅳ级全收缩期杂音，双肺底可闻及湿啰音，颈静脉怒张。

1. 考虑该患者为
A. 房间隔缺损
B. 室间隔缺损
C. 房间隔缺损、肺炎、左心衰竭
D. 室间隔缺损、肺炎、右心衰竭
E. 动脉导管未闭、肺炎、左心衰竭

2. 下列哪项护理措施是错误的
A. 静脉给予抗菌药
B. 吸氧
C. 准确记录出入量
D. 快速补液
E. 密切观察洋地黄类药物的不良反应

参考答案

一、名词解释

1. 心脏瓣膜疾病是指心瓣膜由于先天发育异常或后天性疾病造成的器质性病变。常因炎症（风心、SBE等）、黏液样变性、退行性改变、先天性畸形、缺血性坏死、创伤、AS、梅毒、钙化、发育异常等原因引起单个或多个瓣膜结构的功能或结构异常，导致瓣膜口狭窄和/或关闭不全。

2. 冠状动脉粥样硬化性心脏病是因冠状动脉粥样硬化，使管腔狭窄或阻塞，或冠状动脉功能性改变（痉挛）导致心肌缺血、缺氧或坏死而引起的心脏病，是动脉粥样硬化导致器官病变的最常见类型。

二、填空题

1. 动脉导管未闭　房间隔缺损　室间隔缺损　法洛四联症
2. 9.3～12.0

三、选择题

【A1/A2 型题】

1. B　2. D　3. E　4. E　5. D　6. B　7. C

【A3/A4 型题】

1. D　2. D

（怀化医学高等专科学校　岳　琳）

第十七章　急性化脓性腹膜炎患者的护理

内容提要

1. 继发性腹膜炎的病因　①腹腔内脏器穿孔或破裂；②腹腔内脏器绞窄或炎症扩散等。

2. 急性腹膜炎的临床表现

（1）症状：腹痛、恶心、呕吐等消化道症状，脱水和感染中毒症状。

（2）体征：①视诊：腹式呼吸减弱或消失，并伴明显腹胀；②触诊：腹膜刺激征；③叩诊：鼓音，移动性浊音阳性。④听诊：肠鸣音减弱或消失。

3. 急性腹膜炎的治疗原则

（1）非手术治疗方法：在无休克时，患者应取半坐卧位；禁饮、禁食、胃肠减压；静脉输液；合理应用抗菌药物；物理治疗。

（2）手术治疗：多数继发性腹膜炎患者需手术治疗。包括病灶处理、清理腹腔、引流腹腔内积液。

4. 急性腹膜炎的护理要点

（1）非手术治疗的护理：体位与休息；禁饮、禁食、胃肠减压；补液与营养支持；控制感染；对症护理；病情观察；心理护理。

（2）手术治疗的护理：①手术前的护理：做好手术前的常规准备。②术后护理：体位与活动；病情观察；禁饮、禁食、胃肠减压；补液与营养支持；应用抗菌药物；切口护理；引流管护理。

习　　题

一、名词解释

1. 腹膜刺激征　　　　2. 继发性腹膜炎

二、填空题

1. 按发病机制将腹膜炎分为__________与__________两类。

2. 引起继发性腹膜炎最常见的致病菌是__________。

3. __________是继发性腹膜炎最常见的原因。

4. 急性化脓性腹膜炎最主要的症状是__________。

5. 急性化脓性腹膜炎患者手术后，如病情稳定，应采取的体位是__________。

三、选择题

【A1/A2 型题】

1. 诊断腹膜炎最可靠的体征是
   A. 腹胀
   B. 肝浊音界减弱或消失
   C. 移动性浊音阳性
   D. 肠鸣音减弱或消失
   E. 压痛、反跳痛，腹肌紧张
2. 继发性腹膜炎腹痛的特点是
   A. 阵发性绞痛
   B. 逐渐加重的腹痛
   C. 疼痛与体位无关
   D. 先发热后腹痛
   E. 持续性剧烈腹痛，以原发病灶部位为显著
3. 急性化脓性腹膜炎早期出现呕吐的原因是
   A. 膈肌受刺激
   B. 中枢性呕吐
   C. 胃肠道痉挛
   D. 反射性呕吐
   E. 麻痹性肠梗阻
4. 腹膜炎最重要的治疗原则是
   A. 引流、排出脓性渗出液
   B. 消除引起腹膜炎的原因
   C. 禁食、胃肠减压
   D. 解除腹痛
   E. 减轻中毒症状
5. 原发性腹膜炎与继发性腹膜炎的主要鉴别点是
   A. 发病年龄
   B. 腹痛、发热的先后顺序
   C. 有无腹部手术史
   D. 腹腔内有无原发病灶
   E. 腹膜刺激征的轻重
6. 急性腹膜炎的临床表现不包括
   A. 发热
   B. 呃逆
   C. 腹痛
   D. 呕吐
   E. 脉速
7. 患者男性，42 岁，急性腹膜炎手术后 1 周，体温升高至 38℃，伴腹泻、里急后重。下列检查最有意义的是
   A. 内镜检查
   B. 腹部 X 线平片
   C. 粪便常规化验
   D. 腹腔穿刺术
   E. 直肠指检
8. 患者男性，28 岁，与朋友聚餐后，突发上腹部剧烈疼痛。查体：腹部膨隆，上腹压痛明显，有反跳痛和腹肌紧张。下列处理不正确的是
   A. 禁食
   B. 肠内、外营养支持
   C. 应用抗生素控制感染
   D. 静脉输液
   E. 取半坐卧体位

【A3/A4 型题】

（1～2 题共用题干）

患者男性，33 岁，2 天前腹部被车撞伤，由当地卫生院转来医院。腹痛、恶心、呕吐、发热、尿少。查体：T 39℃，BP 80/60 mmHg，P 120 次/分，腹胀，全腹压痛及反跳痛，以右下腹最明显，伴肌紧张，移动性浊音（＋）。

1. 考虑引起该患者休克的主要原因是
   A. 感染中毒
   B. 失血、失液
   C. 疼痛
   D. 液体量不足
   E. 创伤
2. 下列对该患者的护理措施不正确的是
   A. 输液
   B. 取半坐卧位
   C. 做好手术前的准备

D. 心理支持
E. 禁食

(3～5 题共用题干)

患者男性，42 岁，因突发上腹部刀割样疼痛 6 h，迅速波及全腹而入院。查体：T 38℃，P 114 次/分，R 20 次/分，BP 95/55 mmHg，腹肌呈板状，全腹压痛、反跳痛，肠鸣音消失。

3. 考虑该患者所患疾病是
   A. 原发性腹膜炎
   B. 继发性腹膜炎
   C. 实质性脏器损伤
   D. 空腔脏器损伤
   E. 以上都不是
4. 以下护理措施不正确的是
   A. 禁饮食
   B. 胃肠减压
   C. 静脉输液
   D. 静脉滴注抗生素
   E. 吗啡止痛
5. 为进一步明确诊断，最简便的检查方法是
   A. 血淀粉酶测定
   B. 腹部 X 线平片检查
   C. 血常规检查
   D. 腹部 B 超检查
   E. 腹腔穿刺

【B 型题】

(1～2 题共用备选答案)

A. 腹痛
B. 呕吐
C. 全身中毒症状
D. 腹膜刺激征
E. 电解质紊乱

1. 急性腹膜炎最主要的症状是
2. 急性腹膜炎最主要的体征是

四、病例分析题

患者男性，47 岁，2 h 前进餐后突然出现上腹部刀割样疼痛，迅速波及全腹，伴出冷汗、恶心、呕吐，呕吐物为胃内容物。查体：T 36.9℃，P 104 次/分，BP 80/50 mmHg，R 24 次/分，急性病容，面色病白，全腹肌紧张，压痛、反跳痛，肝浊音界消失，移动性浊音（+）。请分析：

(1) 引起患者临床表现的可能原因是什么？
(2) 写出目前主要的护理诊断？
(3) 目前的护理措施有哪些？

参考答案

一、名词解释

1. 腹肌紧张、压痛、反跳痛是腹膜炎的重要体征，称为腹膜刺激征。
2. 继发性腹膜炎是指病变在腹膜腔，如腹腔内脏器的炎症、穿孔、外伤性血运障碍以及医源性创伤等所致的腹膜急性化脓性炎症，是严重的腹膜腔感染。

二、填空题

1. 原发性　继发性
2. 大肠埃希菌

3. 腹腔内脏器穿孔或破裂
4. 腹痛
5. 半卧位

三、选择题

【A1/A2 型题】

1. E　2. E　3. D　4. B　5. D　6. B　7. E　8. B

【A3/A4 型题】

1. A　2. B　3. B　4. E　5. E

【B 型题】

1. A　2. D

四、病例分析题

（1）可能原因：胃十二指肠穿孔并发继发性腹膜炎。

（2）主要护理诊断：

①体液不足：与胃十二指肠穿孔致腹腔内大量液体渗出有关。

②腹痛、腹胀：与胃十二指肠穿孔、腹膜渗出液刺激腹膜有关。

（3）目前护理措施：①禁食、胃肠减压；②开放静脉通道，遵医嘱补液，维持水、电解质平衡；③严密观察病情变化；④遵医嘱应用抗生素；⑤迅速做好手术前的准备；⑥心理护理。

（山东万杰医学院　张纪翠）

第十八章　腹部损伤患者的护理

内容提要

1. 腹部损伤的分类　①根据腹壁有无伤口分为：开放性腹部损伤和闭合性腹部损伤；②根据损伤的腹腔内脏器性质分为：实质性脏器损伤和空腔脏器损伤。

2. 腹部损伤的临床表现　①实质性脏器损伤以脾损伤最常见，临床表现以腹腔内出血、失血性休克为主。②腹部空腔脏器损伤以小肠损伤最常见，临床表现为腹痛和腹膜刺激征，其程度因空腔脏器的内容物不同而异。通常胃液、胆汁、胰液的刺激最强，肠液次之，血液最轻。

3. 腹部损伤的治疗原则

(1) 非手术治疗：禁食、胃肠减压、输血、输液、联合应用广谱抗菌药物，腹痛剧烈诊断明确者，可给予镇痛药物止痛。

(2) 手术治疗：剖腹探查术，包括探查、止血、修补、切除、清除腹腔内残留液和引流等。

4. 腹部内损伤的护理要点是取半坐卧位，做好饮食指导及胃肠减压引流的护理，严密观察病情变化，预防损伤再出血、腹腔感染或腹腔脓肿形成。

习　题

一、填空题

1. 腹部损伤根据腹部有无伤口分为＿＿＿＿＿腹部损伤和＿＿＿＿＿腹部损伤。
2. 腹部损伤根据损伤的腹腔内脏器性质分为＿＿＿＿＿脏器损伤和＿＿＿＿＿脏器损伤。
3. 腹部内空腔脏器损伤破裂、穿孔，可出现＿＿＿＿＿、＿＿＿＿＿、＿＿＿＿＿等典型的腹膜刺激征。

二、选择题

【A1/A2 型题】

1. 诊断腹腔内实质性脏器损伤的主要依据是
   A. 腹肌紧张
   B. 膈下游离气体
   C. 板状腹
   D. 腹腔穿刺抽出浑浊液体
   E. 腹腔穿刺抽出不凝固血液
2. 实质性脏器破裂并发休克时的处理原则是
   A. 全力抢救休克
   B. 立即手术
   C. 先抢救休克，待休克好转后再行手术
   D. 先抢救休克，如休克无好转时再行手术
   E. 抢救休克的同时进行手术
3. 鉴别腹腔内实质性脏器与空腔脏器破裂的最主要依据是
   A. 腹痛的性质
   B. 腹膜刺激征程度
   C. 腹部损伤程度
   D. 腹腔穿刺液的性质
   E. 影像学检查结果

4. 对疑有腹腔内脏器损伤和生命体征不稳定的患者，观察期间下列哪项措施不妥
A. 禁食、禁饮
B. 观察病情
C. 用吗啡暂时止痛
D. 积极做好手术准备
E. 不随意搬动患者
5. 疑有空腔脏器损伤时，首选的影像学检查方法是
A. B超检查
B. CT检查
C. MRI检查
D. 介入检查
E. X线检查
6. 实质性脏器损伤时最有助于明确诊断的依据是
A. 腹膜刺激征
B. 肠鸣音亢进
C. 呕血
D. B超检查
E. 腹腔穿刺抽出不凝固血液
7. 腹部损伤伴有少量肠管脱出时，首选的急救措施是
A. 迅速将肠管还纳腹腔
B. 用消毒纱布覆盖并包扎
C. 用凡士林纱布覆盖并包扎
D. 用盐水纱布覆盖并包扎
E. 用消毒或清洁器皿覆盖并包扎
8. 腹腔内哪个器官最易受损伤
A. 脾
B. 肾
C. 胃肠道
D. 胰腺
E. 膀胱
9. 闭合性腹部损伤行诊断性腹腔穿刺术时最常用的穿刺点是
A. 右肋下锁骨中线上
B. 脐水平与腋前线交界点
C. 髂前上棘与脐连线中、外1/3交界点
D. 髂前上棘与脐连线中点
E. 脐下5 cm处
10. 脾破裂可引起下列何种休克
A. 过敏性休克
B. 低血容量性休克
C. 感染性休克
D. 损伤性休克
E. 神经源性休克
11. 停用胃肠减压和拔管的指征是
A. 腹痛减轻
B. 吸出液减少
C. 口腔干燥、咽痛
D. 肠蠕动恢复
E. 引流管阻塞
12. 患者男性，20岁，因车祸损伤右上腹部，其表现有腹腔内出血征，同时伴有明显的腹膜刺激征，应首先考虑是
A. 脾破裂
B. 肝破裂
C. 肾破裂
D. 胃破裂
E. 胆囊破裂
13. 患者男性，30岁，因车祸发生脾破裂，烦躁不安，面色苍白，尿量减少，脉压减小。该患者目前最主要的治疗措施是
A. 应用血管扩张剂
B. 应用升压药物
C. 强心、利尿
D. 输全血
E. 输平衡盐溶液
14. 患者男性，30岁，因车祸撞伤腹部，诉腹痛难忍，伴恶心、呕吐。X线腹部透视，示膈下游离气体，拟诊为胃肠穿孔。有确诊意义的表现是
A. 腹膜刺激征
B. 肠鸣音消失
C. 腹腔穿刺抽出浑浊液体
D. 白细胞计数升高
E. 感染中毒症状
15. 患者男性，55岁，车祸造成多发性损伤，急救时首先要处理的情况是

A. 开放性骨折
B. 腹部外伤后肠管脱出
C. 外伤后大出血
D. 颅脑外伤
E. 膀胱破裂

【B 型题】
（1～3 题共用备选答案）
A. 实质性脏器损伤
B. 胃肠道损伤
C. 穿入血管或血肿内
D. 膀胱损伤
E. 绞窄性疝
1. 腹腔穿刺抽出的血液迅速凝固提示
2. 腹腔穿刺抽出的血液不凝固提示
3. X 线检查示膈下有游离气体提示

三、病例分析题

患者男性，47 岁，不慎从高处坠落，左下胸部着地，自感左上腹部疼痛。立即来院就诊。查体：T 37℃，P 120 次/分，BP 80/50 mmHg，R 23 次/分。左上腹部有压痛，无反跳痛，无腹肌紧张。腹腔穿刺抽出不凝固血液。问：

（1）目前可能的医疗诊断是什么？
（2）写出目前主要的护理诊断。
（3）目前患者主要的护理措施有哪些？

参考答案

一、填空题

1. 开放性　闭合性
2. 实质性　空腔
3. 压痛　反跳痛　腹肌紧张

二、选择题

【A1/A2 型题】
1. E　2. E　3. D　4. C　5. E　6. E　7. E　8. A　9. C　10. B　11. D　12. B　13. D　14. C　15. C
【B 型题】
1. C　2. A　3. B

三、病例分析题

（1）①闭合性腹部损伤；②脾破裂。
（2）①体液不足：与脾损伤出血有关；②疼痛：与腹部损伤有关；③焦虑/恐惧：与突然遭受创伤有关；④潜在并发症：损伤部位的再出血。
（3）①卧床休息；②禁食、禁饮护理；③静脉补液，防止休克，维持水、电解质平衡；④疼痛的护理；⑤病情观察；⑥心理护理；⑦术前准备。

（新疆医科大学第二附属医院　陈建华）

第十九章　腹外疝患者的护理

内容提要

1. 腹外疝发病的主要原因　腹壁强度降低和腹内压增高。

2. 典型的腹外疝由疝环、疝囊、疝内容物、疝外被盖四部分组成。

3. 腹外疝的临床类型和特点

（1）易复性疝：腹股沟区有肿块，偶有胀痛，肿块在腹内压骤然升高时疝出，平卧、休息或用手向腹腔推送时即可回纳入腹腔。

（2）难复性疝：主要特点是疝块不能完全回纳，伴胀痛。

（3）嵌顿性疝：多发生在疝环小而腹内压骤然升高时，表现为疝块突然增大，伴明显疼痛，平卧或用手推送不能回纳。疝一旦嵌顿，自行回纳的机会较少，症状逐渐加重，如不及时处理将发展成绞窄性疝。

（4）绞窄性疝：疝内容物不能回纳且合并有严重的血运障碍，患者有剧烈疼痛，在肠袢坏死、穿孔时，疼痛可因疝内压力骤降而暂时有所缓解。绞窄时间长者，可因疝内容物继发感染，侵及周围组织而引起疝外被盖的急性炎症，严重者可发生脓血症。

4. 腹外疝的常用手术方式　①传统疝修补术：包括高位结扎疝囊、疝修补术；②无张力修补术；③腹腔镜疝修补术。

5. 护理要点

（1）术前护理：心理护理；消除腹内压增高因素；备皮；灌肠及排尿；急诊手术术前护理；观察病情；卧床休息。

（2）术后护理：①卧床休息：术后平卧3天，膝下垫一软枕，使膝、髋关节微屈，以减小腹内压力和腹部切口张力，减轻切口疼痛，有利于愈合，术后不宜过早下床，一般3～5天后下床活动；②饮食护理；③预防术后出血；④预防感染；⑤防止腹内压增高；⑥病情的观察。

习　题

一、名词解释

1. 腹外疝　　　　2. 嵌顿性疝

二、填空题

1. 引起腹外疝的主要原因是________和________。

2. 典型的疝由________、________、________、________四部分构成。

3. 腹外疝常见的临床类型有________、________、________、________四种。

三、选择题

【A1/A2 型题】

1. 必须紧急手术治疗的疝是
   A. 易复性疝
   B. 难复性疝
   C. 滑动性疝
   D. 嵌顿性疝
   E. 绞窄性疝
2. 腹股沟斜疝，疝内容物最多见的是
   A. 盲肠
   B. 阑尾
   C. 大网膜
   D. 膀胱
   E. 小肠
3. 疝内容物只能部分回纳入腹腔，肠壁无血液循环障碍的腹外疝是
   A. 易复性疝
   B. 难复性疝
   C. 可复性疝
   D. 嵌顿性疝
   E. 绞窄性疝
4. 最容易发生嵌顿的腹外疝是
   A. 切口疝
   B. 难复性疝
   C. 滑动性疝
   D. 股疝
   E. 直疝
5. 腹外疝修补术后的健康宣教内容中，最重要的是
   A. 加强营养
   B. 定期复查
   C. 适当锻炼
   D. 保持伤口清洁
   E. 避免重体力劳动 3 个月
6. 疝修补手术后，用沙袋压迫伤口的主要目的是
   A. 避免伤口裂开
   B. 防止阴囊血肿
   C. 防止伤口感染
   D. 防止疝复发
   E. 避免敷料脱落
7. 6 个月婴儿，出现腹部包块，随腹内压增高而发生变化，诊断为腹股沟斜疝，治疗原则是
   A. 紧急手术
   B. 择期手术
   C. 早期手术
   D. 暂不手术
   E. 禁忌手术
8. 6 岁男孩，疝内容物可达阴囊处，但其消失与指压内环、增加腹内压有关。诊断应考虑为
   A. 腹股沟斜疝
   B. 腹股沟直疝
   C. 股疝
   D. 脐疝
   E. 切口疝
9. 患者男性，30 岁，疝修补术后 2 天，体温 38℃，患者无其他主诉。应考虑可能为
   A. 手术切口感染
   B. 上呼吸道感染
   C. 并发肺部感染
   D. 基础代谢率增高
   E. 外科手术热
10. 患者男性，70 岁，有多年排尿不畅病史，呈滴淋状，近 2 年来双侧腹股沟区出现半圆形肿块，站立时明显，平卧后消失，查体时压迫内环时肿块仍出现，诊断为
    A. 腹股沟斜疝
    B. 腹股沟直疝
    C. 股疝
    D. 切口疝
    E. 巨大疝
11. 患者男性，35 岁，右腹股沟区出现肿块 10 年，站立时明显，平卧后消失，有时

可降入阴囊，可还纳。查体：右腹股沟区肿块，拳头大小，能还纳入腹腔，外环可容 3 指，压迫内环后肿块不再出现。该患者最容易出现的并发症是
A. 逆行性嵌顿
B. 急性肠梗阻
C. 感染性休克
D. 嵌顿性疝并绞窄性肠梗阻
E. 以上均不是

【A3/A4 型题】

（1～3 题共用题干）

患者男性，50 岁。慢性便秘多年，每次排便必须十分用力。近半年来发现站立时阴囊出现肿块，呈梨形，平卧时可还纳。局部查体，触诊发现外环扩大，嘱患者咳嗽时，指尖有冲击感，手指压迫内环处，站立咳嗽时，肿块不再出现，拟诊腹外疝，准备手术治疗。

1. 本病例属于
A. 腹股沟斜疝
B. 腹股沟直疝
C. 股疝
D. 绞窄性疝
E. 嵌顿性疝
2. 可避免术后疝复发的术前处理是
A. 治疗便秘
B. 备皮
C. 排尿
D. 灌肠
E. 麻醉前用药
3. 术后预防血肿的措施是
A. 仰卧位
B. 保持敷料清洁、干燥
C. 托起阴囊、伤口用沙袋压迫
D. 应用抗生素
E. 不可过早下床活动

【B 型题】

（1～4 题共用备选答案）

A. 腹内斜肌，腹横肌的弓状下缘
B. 腹股沟韧带和腔隙韧带
C. 腹外斜肌腱膜
D. 腹膜、腹横筋膜和联合肌腱
E. 腹内斜肌和联合肌健
1. 构成腹股沟管的前壁是
2. 构成腹股沟管的后壁是
3. 构成腹股沟管的上壁是
4. 构成腹股沟管的下壁是

（5～6 题共用备选答案）

A. 难复性疝
B. 嵌顿性疝
C. 两者均是
D. 两者均不是
5. 腹股沟包块下降到阴囊内，平卧时不能完全还纳回腹腔的是
6. 腹股沟包块逐渐增大，坚硬，无压痛的是

四、简答题

简述腹股沟斜疝和直疝的鉴别要点。

五、病例分析题

患者男性，65 岁，长期便秘。5 年前发现右腹股沟区出现肿块，约 3 cm×3 cm 大小，2 年来肿块逐渐增大至 10 cm×5 cm 大小，可坠入阴囊。肿块突出时感下腹坠胀，隐痛。查体：右腹股沟区 10 cm×5 cm 大小肿块，质软，无压痛，回纳后压迫内环时不再出现。患者为农民，小学文化程度。请分析：

（1）该患者最可能的诊断？

（2）该患者拟行手术，存在哪些主要护理诊断/问题？

（3）应给予哪些主要护理措施？

参考答案

一、名词解释

1. 腹外疝是指腹腔内组织或脏器连同壁腹膜经腹壁或盆壁的缺损、薄弱处向体表突出者。
2. 嵌顿性疝是指疝环小，而腹内压骤增时，疝内容物强行扩张疝囊颈进入疝囊后，疝囊颈弹性回缩将疝内容物卡住，不能回纳，称嵌顿性疝。

二、填空题

1. 腹壁强度降低　腹内压增高
2. 疝环　疝囊　疝内容物　疝外被盖
3. 易复性疝　难复性疝　嵌顿性疝　绞窄性疝

三、选择题

【A1/A2 型题】

1. E　2. E　3. B　4. D　5. E　6. B　7. D　8. A　9. E　10. B　11. D

【A3/A4 型题】

1. A　2. A　3. C

【B 型题】

1. C　2. D　3. A　4. B　5. A　6. B

四、简答题

腹股沟斜疝多见于儿童及青壮年，其疝内容物经腹股沟股管突出，可进入阴囊，外观呈椭圆形或梨形，在回纳疝块后压住深环时疝块不再突出。疝囊在精索前方，而疝囊颈在腹壁下动脉外侧，发生嵌顿的机会较多；腹股沟直疝则多见于老年人，其疝内容物自直疝三角突出，不进入阴囊，外观呈半圆形，在回纳疝块后压住深环时疝块仍可突出。疝囊在精索后方，而疝囊颈在腹壁下动脉内侧，发生嵌顿的机会较少。

五、病例分析题

（1）右腹股沟易复性斜疝。

（2）①知识缺乏：缺乏预防腹内压增高的相关知识。②潜在的并发症：术后阴囊水肿、切口感染等。

（3）主要护理措施：①提供相关知识；②预防潜在并发症，如预防阴囊水肿，使用阴囊托或丁字带托起阴囊，避免发生阴囊水肿；③预防切口感染，术前备皮时避免损伤皮肤，术后切口敷料保持清洁干燥。

（山东万杰医学院　侯青芝）

第二十章　胃、十二指肠疾病患者的护理

内容提要

一、胃十二指肠溃疡

1. 胃、十二指肠溃疡的病因　①幽门螺杆菌感染；②胃酸分泌过多；③胃黏膜屏障受损等。

2. 胃、十二指肠溃疡并发症的临床表现

（1）急性穿孔主要以急性腹膜炎表现为主。

（2）大出血以呕血、黑便和休克表现为主。

（3）幽门梗阻以腹痛及反复呕吐表现为主，后期可出现营养不良，水、电解质和酸碱平衡失调。

3. 治疗原则　大部分患者经内科治疗可以治愈，但并发急性穿孔、出血、瘢痕性幽门梗阻或药物治疗无效的溃疡患者以及胃溃疡恶变等情况仍需外科治疗。手术方法分为胃大部切除术包括毕（Billroth）Ⅰ式胃大部切除术、毕（Billroth）Ⅱ式胃大部切除术和胃迷走神经切断术。

4. 护理要点

（1）术前护理：①严密观察患者生命体征、腹部的症状与体征；②幽门梗阻患者在术前每晚用温生理盐水洗胃；③大出血患者在抗休克的同时积极做好手术前的准备工作。

（2）术后护理：①体位、活动；②饮食指导；③密切观察病情变化；④加强切口和引流管的护理；⑤及时发现和处理并发症。

二、胃癌

1. 临床表现　早期胃癌多无明显症状；进展期胃癌最常见的临床症状是疼痛和体重减轻；晚期胃癌患者常有贫血、消瘦、营养不良甚至恶病质等表现。

2. 辅助检查　纤维胃镜检查是诊断早期胃癌的有效方法。

3. 治疗原则　手术治疗为主，辅以化疗及放疗等。

习　题

一、名词解释

1. 毕Ⅰ式手术
2. 毕Ⅱ式手术
3. 倾倒综合征

二、填空题

1. 胃、十二指肠溃疡穿孔多发生于 ________和________。
2. 胃、十二指肠溃疡大出血部位常为 ________和 ________。
3. 手术治疗胃、十二指肠溃疡的适应证为__________、__________、__________、__________、__________。
4. ________感染是引发胃癌的主要因素之一。

三、选择题

【A1/A2 型题】

1. 胃大部切除术后 2h 内应特别注意
   A. 出血情况
   B. 切口情况
   C. 肛门排气情况
   D. 腹痛情况
   E. 腹胀情况
2. 幽门梗阻的临床表现，下列哪项是错误的
   A. 上腹胀痛
   B. 呕吐宿食
   C. 消瘦、脱水
   D. 上腹肿块
   E. 呼吸加快
3. 溃疡穿孔致腹膜炎，除下列哪项外均可被观察到
   A. 全腹压痛
   B. 呕吐
   C. 肠鸣音亢进
   D. 腹肌紧张
   E. 持续腹痛
4. 对早期胃癌诊断率较高的检查方法是
   A. 胃液分析
   B. 粪便潜血试验
   C. X线钡餐检查
   D. 纤维胃镜检查
   E. B超检查
5. 幽门梗阻患者术前 3 天洗胃应用
   A. 温高渗盐溶液
   B. 温等渗盐溶液
   C. 5%葡萄糖溶液
   D. 温开水
   E. 碳酸氢钠溶液
6. 立位腹透见膈下游离气体，提示
   A. 胃穿孔
   B. 胆囊穿孔
   C. 阑尾炎穿孔
   D. 膀胱穿孔
   E. 肝穿孔
7. 胃、十二指肠溃疡的诱因是
   A. 情绪激动
   B. 暴食
   C. 进刺激性食物
   D. 过度疲劳
   E. 以上都对
8. 胃癌的主要转移方式是
   A. 直接蔓延
   B. 血行转移
   C. 淋巴转移
   D. 腹腔种植
   E. 直接种植至卵巢
9. 下列胃大部切除术后护理错误的是
   A. 术后即取平卧位，待清醒后取半坐卧位
   B. 每半小时测血压、脉搏一次
   C. 记录 24h 出入量
   D. 术后不放置胃管，以免损伤胃黏膜
   E. 加强引流管的护理
10. 瘢痕性幽门梗阻患者术前护理措施中哪项是错误的
    A. 术前 3 天灌肠
    B. 纠正贫血、低蛋白血症

C. 纠正脱水
D. 用生理盐水洗胃 3 天
E. 纠正低氯、低钾性碱中毒

11. 提高胃癌治愈率的关键是
A. 早期诊断
B. 彻底手术
C. 积极放疗
D. 早期化疗
E. 综合治疗

12. 胃、十二指肠溃疡穿孔后早期发生休克的原因是
A. 强烈的化学刺激
B. 腹膜炎
C. 中毒
D. 体液丢失
E. 失血

13. 患者男性，55 岁，因十二指肠溃疡伴穿孔而入院。行毕Ⅱ式术后 6 天，突然发生上腹部疼痛、压痛、反跳痛及腹肌紧张，最可能的并发症是
A. 吻合口出血
B. 吻合口梗阻
C. 十二指肠残端破裂和瘘
D. 输入袢梗阻
E. 倾倒综合征

14. 患者女性，50 岁，因胃、十二指肠溃疡伴发急性穿孔而入院，拟行手术治疗。术前准备和非手术治疗的护理中下列哪项是错误的
A. 为预防休克，患者应取平卧位
B. 禁食、禁饮
C. 保持有效的胃肠减压，减少腹腔污染
D. 维持水、电解质及酸碱平衡
E. 使用抗生素控制感染

15. 患者男性，40 岁，胃、十二指肠溃疡十余年，于饱餐后突然出现上腹部剧烈疼痛，腹肌紧张，压痛，反跳痛，肝浊音界消失，首先应判断可能为
A. 并发急性穿孔
B. 并发慢性穿孔
C. 并发幽门梗阻
D. 溃疡癌变
E. 急性胆囊炎

16. 患者女性，46 岁，因十二指肠溃疡伴发大出血而行胃大部切除术（毕Ⅱ式），术后 1 周，患者进食后出现上腹饱胀和呕吐，呕吐物为食物和胆汁，患者可能发生的并发症是
A. 十二指肠残端破裂
B. 吻合口梗阻
C. 输入袢梗阻
D. 输出袢梗阻
E. 倾倒综合征

【A3/A4 型题】

（1～2 题共用题干）

患者女性，50 岁，5 天前，因胃溃疡行毕Ⅰ式胃大部切除手术。今日进食时出现上腹胀满感，恶心、呕吐，呕吐物为胃内容物，不含胆汁。

1. 患者可能发生了
A. 胃肠吻合口破裂
B. 吻合口梗阻
C. 倾倒综合征
D. 低血糖综合征
E. 消化不良

2. 应采取的措施中下列哪项不正确
A. 禁食
B. 胃肠减压
C. 静脉补充营养
D. 立即再次进行手术
E. 抗感染

【B 型题】

（1～2 题共用备选答案）

A. 突发上腹部剧烈疼痛
B. 呕血、黑便
C. 肠鸣音消失
D. 腹肌紧张
E. 呕吐宿食

1. 胃、十二指肠溃疡急性大出血的主要临

床表现是

2. 瘢痕性幽门梗阻的主要表现是

四、简答题

简述胃大部切除术后胃管引出血液的护理措施。

五、病例分析题

患者男性，46 岁，既往有胃溃疡病史，近期时有胃痛，午餐后突发右上腹剧烈疼痛，迅速蔓延至全腹，发病后曾呕吐两次，呕吐物为胃内容物。查体：T 38℃，P 108 次/分，R 30 次/分，BP 100/60 mmHg，急性病容，平卧屈膝被动体位，心、肺正常，腹平软，腹式呼吸消失，腹肌紧张，有明显压痛及反跳痛，移动性浊音阳性，肝浊音界缩小。X 线检查示膈下可见游离气体。

（1）目前可能的诊断是什么？

（2）写出目前主要的护理诊断。

（3）主要的护理措施有哪些？

参考答案

一、名词解释

1. 毕Ⅰ式手术是指胃大部切除后，将残留胃与十二指肠直接吻合的术式。
2. 毕Ⅱ式手术是指胃大部切除后将残胃和近端空肠做端侧吻合，而将十二指肠残端缝闭的术式。
3. 倾倒综合征主要是指由于胃大部切除后丧失了幽门括约肌的正常功能，食物排空过快所产生的一系列综合征。

二、填空题

1. 胃小弯　十二指肠球部前壁
2. 胃小弯　十二指肠球部后壁
3. 并发急性穿孔　急性大出血　瘢痕性幽门梗阻　胃溃疡恶变　或内科治疗无效的溃疡患者
4. 幽门螺杆菌

三、选择题

【A1/A2 型题】

1. A　2. E　3. C　4. D　5. B　6. A　7. E　8. C　9. D　10. A　11. A　12. A　13. C　14. A　15. A　16. D

【A3/A4 型题】

1. B　2. D

【B 型题】

1. B　2. E

四、简答题

首先要进行仔细观察和分析，正常情况下，术后24 h内可自胃管内引流出少量红色或咖啡色胃液，一般不超过100～300 ml，量逐渐变少，可自行停止。如果出血量不减少，反而增多，颜色变得鲜红，结合患者的面色、神态、表情、脉率、血压的变化来判断术后胃出血。此时应立即报告医生，自静脉快速输液，做交叉配血试验，备血，必要时输血。取平卧位，自胃管内灌经稀释的去甲肾上腺素溶液，使用止血剂止血，精神安慰以消除患者的恐惧心理。经上述处理无效者，即应做好再次手术止血的术前准备。

五、病例分析题

(1) 胃溃疡急性穿孔合并弥漫性腹膜炎。

(2) ①体液不足；②焦虑与恐惧；③潜在并发症：感染性休克、腹腔脓肿。

(3) 主要的护理措施有：①禁食、禁饮、胃肠减压；②半坐卧位；③静脉输液及给抗生素；④病情观察（生命体征、腹部症状与体征观察）；⑤加强心理护理；⑥积极做好术前和麻醉前用药的准备等。

（青海卫生职业技术学院　张　萍）

第二十一章　肠疾病患者的护理

内容提要

一、急性阑尾炎

1. 病因　①阑尾管腔阻塞；②细菌入侵。

2. 主要临床表现　①转移性右下腹疼痛；②右下腹固定压痛。

3. 处理原则　绝大多数急性阑尾炎一经确诊，应早期施行阑尾切除术。

4. 护理要点　①术前做好各项准备工作；②术后护理的重点是指导体位、活动和饮食，加强切口和引流管的护理，及时发现和处理并发症。

二、肠梗阻

1. 主要临床表现　①腹痛；②呕吐；③腹胀；④肛门停止排便、排气。

2. 治疗原则　矫正因肠梗阻所引起的全身生理功能紊乱和手术解除肠道梗阻。

3. 护理要点

（1）术前应了解患者的病因分类和腹痛的性质、特点；积极做好术前准备工作。

（2）术后护理：①体位、活动；②饮食指导，保持胃肠减压通畅；③密切观察病情变化；④加强切口和引流管的护理；⑤及时发现和处理并发症。

三、大肠癌

包括结肠癌和直肠癌。淋巴转移为主要转移途径。乙状结肠镜或纤维结肠镜检查是诊断大肠癌最有效、可靠的方法；直肠指检是诊断直肠癌的主要方法。大肠癌以手术切除为主，手术前后辅以放疗和（或）化疗。术前做好肠道准备工作，术后加强对人工肛门的护理，并积极预防术后并发症。

四、直肠肛管良性疾病

1. 直肠肛管周围脓肿　分为肛门周围脓肿、坐骨肛管间隙脓肿、骨盆直肠间隙脓肿。

2. 肛瘘　多继发于直肠肛管周围脓肿，肛周外口不断有少量脓性、血性、黏液性分泌物排出。

3. 肛裂　典型的临床表现为疼痛、便秘和出血。

4. 痔　根据所在的部位不同可分为内痔、外痔和混合痔。内痔主要表现为无痛性、间歇性便后鲜血和痔块脱出；外痔表现为肛管皮下一个至数个椭圆形突起，有肛门不适感；当发生血栓性外痔时，肛门部疼痛剧烈。混合痔兼有内、外痔的症状。

5. 直肠肛管良性疾病的治疗　（1）非手术治疗：主要包括预防便秘、肛门坐浴、增强肛门括约肌的舒缩功能等，无效者需行手术治疗。（2）手术治疗。

6. 护理要点　术前做好各项准备工作；术后护理的重点是合理安排排便、坐浴与换药的次序，正确指导饮食，密切观察病情变化，加强切口和引流的护理，积极预防术后并发症。

习　题

一、名词解释

1. 绞窄性肠梗阻
2. 肠扭转
3. 血运性肠梗阻
4. 内痔
5. 前哨痔

二、填空题

1. 急性阑尾炎的主要病因有＿＿＿＿＿和＿＿＿＿＿。
2. 阑尾周围脓肿患者出院时，嘱其＿＿＿＿＿月后再次住院做＿＿＿＿＿。
3. 急性阑尾炎的主要典型症状是＿＿＿＿＿，主要体征是＿＿＿＿＿。
4. 急性阑尾炎的转归主要有三种，即＿＿＿＿＿、＿＿＿＿＿、＿＿＿＿＿。
5. 动力性肠梗阻可分为＿＿＿＿＿肠梗阻和＿＿＿＿＿肠梗阻。
6. 肠套叠的典型症状为＿＿＿＿＿、＿＿＿＿＿和＿＿＿＿＿。
7. 肛裂的好发部位在肛管＿＿＿＿＿。典型临床表现是＿＿＿＿＿＿、＿＿＿＿＿＿、＿＿＿＿＿＿。
8. 内痔主要表现为＿＿＿＿＿和＿＿＿＿＿。

二、选择题

【A1/A2 型题】

1. 麦氏点位于
   A. 左髂前上棘与脐连线中、外 1/3 交界处
   B. 右髂前上棘与脐连线中、外 1/3 交界处
   C. 左髂前上棘与脐连线中、内 1/3 交界处
   D. 右髂前上棘与脐连线中、内 1/3 交界处
   E. 右髂前上棘与脐连线中、外 2/3 交界处
2. 绞窄性肠梗阻时，腹腔穿刺抽出液的性质为
   A. 血液
   B. 血性
   C. 脓液
   D. 粪性
   E. 胆汁
3. 绞窄性肠梗阻腹痛的特点是
   A. 阵发性腹痛
   B. 转移性腹痛
   C. 阵发性绞痛
   D. 持续性腹痛
   E. 持续性腹痛伴阵发性加剧
4. 高位性肠梗阻的特点是
   A. 腹胀明显
   B. 腹痛明显
   C. 呕吐物有恶臭
   D. 可见肠型
   E. 呕吐早且频繁
5. 肠套叠患者的粪便特点是

A. 脓血便
B. 果酱样血便
C. 黏液便
D. 血便
E. 黏液脓血便
6. 哪一项不属于麻痹性肠梗阻的表现
A. 无绞痛
B. 肠鸣音亢进
C. 大、小肠普遍胀气
D. 全腹胀
E. 溢出样呕吐
7. 怀疑为直肠癌的患者，首先应做的检查是
A. 粪便潜血试验
B. 乙状结肠镜检查
C. X线钡剂检查
D. 直肠镜检查
E. 直肠指检
8. 下列哪一种情况不宜作直肠指检
A. 内痔出血
B. 直肠脱垂
C. 肛裂
D. 复杂性肛瘘
E. 外痔
9. 内痔的早期症状是
A. 痔块脱出
B. 便秘
C. 无痛性便血
D. 便后疼痛
E. 分泌黏液
10. 肛裂的主要表现是
A. 无痛性出血
B. 肛门部坠胀感
C. 肛门部有脓性分泌物
D. 疼痛性出血
E. 腹泻
11. 阑尾炎腰大肌试验阳性，提示
A. 盲肠内侧位阑尾
B. 盆腔位阑尾
C. 盲肠后位阑尾
D. 并发盆腔脓肿
E. 脊髓段腰神经根受累
12. 下列哪种肠梗阻最易发生绞窄
A. 肿瘤性肠梗阻
B. 蛔虫性肠梗阻
C. 肠扭转
D. 炎性肠梗阻
E. 粘连性肠梗阻
13. 引起阑尾炎的最常见的致病菌是
A. 金黄色葡萄球菌
B. 变形杆菌
C. 真菌
D. 大肠埃希菌
E. 粪链球菌
14. 最常见的机械性肠梗阻是
A. 粘连性肠梗阻
B. 肿瘤引起的肠梗阻
C. 嵌顿性疝引起的肠梗阻
D. 肠套叠
E. 蛔虫团引起的肠梗阻
15. 下列关于肠梗阻的手术护理，错误的是
A. 禁食、禁饮
B. 胃肠减压
C. 静脉输液
D. 术后卧床一周
E. 继续用抗生素
16. 急性阑尾炎发生的最重要的原因是
A. 阑尾腔阻塞
B. 阑尾损伤
C. 胃肠道功能紊乱
D. 全身感染
E. 神经反射
17. 典型的急性阑尾炎腹痛部位开始于
A. 右下腹
B. 右上腹
C. 脐周或上腹部
D. 左下腹
E. 耻骨上区
18. 急性阑尾炎早期上腹部及脐周疼痛是因为

A. 内脏神经紊乱
B. 胃肠功能紊乱
C. 胃肠道反射性痉挛
D. 合并腹膜炎
E. 合并胃肠炎

19. 阑尾易发生缺血、坏死的主要原因是
A. 阑尾动脉是一无侧支循环的终末动脉
B. 阑尾系膜比阑尾短，使阑尾蜷曲呈弧状
C. 阑尾腔细，开口小
D. 阑尾管壁内淋巴组织丰富
E. 阑尾蠕动慢且弱

20. 关于特殊类型阑尾炎临床特点的叙述，下列哪项不正确
A. 小儿急性阑尾炎易穿孔，应及早手术
B. 老年人急性阑尾炎全身症状表现轻，宜保守治疗
C. 妊娠期急性阑尾炎压痛部位偏高
D. 妊娠期急性阑尾炎应及时手术
E. 小儿阑尾穿孔后易引起弥漫性腹膜炎

21. 不同原因的肠梗阻共同的临床表现是
A. 腹痛，腹胀，呕吐，肠鸣音消失
B. 腹痛，腹胀，呕吐，肠鸣音亢进
C. 腹痛，腹胀，呕吐，肠蠕动波
D. 腹痛，腹胀，呕吐，肛门排气、排便停止
E. 腹痛，呕吐，排便困难，肠鸣音亢进

22. 早期诊断结肠癌最有价值的检查方法是
A. 纤维结肠镜检查
B. 粪便潜血试验
C. 钡剂灌肠检查
D. 直肠指检
E. CEA 测定

23. 结肠癌最早出现的症状是
A. 腹痛
B. 排便习惯及粪便性状改变
C. 腹部血块
D. 全身症状
E. 肠梗阻

24. 人工肛门护理不正确的是
A. 造口周围皮肤用氧化锌软膏涂抹
B. 造口开放时取平卧位
C. 造口一般在术后 2～3 天开放
D. 便后用温水洗净皮肤并擦干
E. 人工肛袋不宜长期持续使用

25. 最常见的直肠肛管周围脓肿是
A. 肛门周围脓肿
B. 坐骨肛管间隙脓肿
C. 直肠后间隙脓肿
D. 骨盆直肠间隙脓肿
E. 炎性外痔

26. 大多数肠套叠见于
A. 婴儿
B. 2 周岁以内
C. 2～4 周岁
D. 学龄儿童
E. 成人

27. 排便时及排便后剧烈疼痛，粪便带血，考虑为
A. 肛裂
B. 内痔
C. 直肠癌
D. 直肠息肉
E. 血栓性外痔

28. 肛门坐浴的水温为
A. 40～50℃
B. 30～40℃
C. 50～60℃
D. 20～30℃
E. 60～70℃

29. 下列哪项不是痔形成的因素
A. 静脉壁本身薄弱
B. 久坐、久站
C. 长期排尿困难
D. 门静脉高压症
E. 长期腹泻

30. 急性肠梗阻易导致
A. 低钾低氯性碱中毒

B. 低血钠
C. 高血钾
D. 低血钾
E. 代谢性酸中毒

31. 不必急于手术的是
A. 老年急性阑尾炎
B. 小儿急性阑尾炎
C. 妊娠期急性阑尾炎
D. 阑尾周围脓肿
E. 急性阑尾炎穿孔

32. 直肠癌患者粪便为
A. 脓血便
B. 鲜血便
C. 果酱样便
D. 柏油样便
E. 无血便

33. 结肠手术术前应
A. 不灌肠
B. 手术前晚清洁灌肠
C. 于术日晨清洁灌肠
D. 于术前晚及术日晨清洁灌肠
E. 于术前晚腹泻剂

34. 一期内痔的症状是
A. 排便时出血
B. 排便时疼痛
C. 痔核脱出
D. 肛门有异物感
E. 肛门瘙痒

35. 肛瘘形成的相关因素是
A. 肛裂
B. 内痔
C. 外痔
D. 直肠肛管周围脓肿
E. 直肠脱垂

36. 患者女性，40 岁，因粪便次数增多，肛门坠胀感，黏液血便 2 年，曾以“痔”治疗，效果不佳。为了确诊，首先应做的检查是
A. 直肠指检
B. 粪便隐血试验
C. X 线钡剂灌肠
D. 直肠镜检
E. CEA 测定

37. 患者女性，60 岁，长期便秘，半年来排便时有肿物自肛门脱出，便后自行还纳。检查时患者的体位应取
A. 左侧卧位
B. 右侧卧位
C. 截石位
D. 胸膝位
E. 蹲位

38. 患者女性，50 岁，因内痔住院，拟行手术治疗。经检查发现后正中位有一痔核，在截石位是
A. 3 时
B. 6 时
C. 9 时
D. 12 时
E. 4 时

39. 患者女性，18 岁，饱餐后 2 h，感上腹部疼痛，6 h 后转移至右下腹，并有一固定压痛点。查体：T 38.5℃，P 118 次/分，R 28 次/分，外周血 WBC 13.2 $\times 10^9$/L，中性粒细胞 0.90。诊断为急性阑尾炎，需行急诊手术。在术前准备中哪项操作禁忌
A. 备皮
B. 药物过敏试验
C. 禁食、禁饮
D. 灌肠
E. 保证睡眠和休息

40. 患者男性，28 岁，急性阑尾炎入院。提示阑尾位于盆腔的检查是
A. 结肠充气试验
B. 腰大肌试验
C. 麦氏点深压痛
D. 闭孔内肌试验
E. 直肠指检

41. 患者男性，55 岁，直肠癌根治术后，开放结肠造口时，患者的体位是

A. 仰卧位
B. 右侧卧位
C. 左侧卧位
D. 半坐卧位
E. 坐位

【A3/A4 型题】

（1～2 题共用题干）

患者男性，30 岁，近一周来肛门周围不断有少量脓性分泌物溢出，甚至有粪便和气体排出，肛周皮肤瘙痒，肛门检查见肛门周围皮肤有一乳头状隆起的开口，挤压可见少量脓性分泌物溢出。

1. 根据患者上述症状，考虑为
A. 肛瘘
B. 肛门周围脓肿
C. 肛裂
D. 内痔
E. 外痔

2. 下列哪一种检查可以确诊
A. 直肠指检
B. 从皮肤开口插入探针
C. 肛门镜检查
D. X 线钡剂灌肠
E. 局部穿刺检查

（3～5 题共用题干）

患者女性，26 岁，因急性坏疽性阑尾炎入院，拟行阑尾切除术。

3. 对该患者护理评估的内容包括
A. 发病的诱因及既往史
B. 保健能力或知识水平
C. 病情程度
D. 有无并发症
E. 以上都是

4. 合理的处理是
A. 阑尾切除术
B. 应用抗生素
C. 胃肠减压
D. 针刺治疗
E. 输液、应用抗生素、胃肠减压、观察 12 h

5. 该患者在术前的护理重点，下列哪项错误
A. 使用有效抗生素
B. 严密观察病情
C. 对症处理
D. 半坐卧位
E. 给予高蛋白、高热量、高维生素、易消化食物

（6～7 题共用题干）

患者男性，28 岁，近两日来周身发热，乏力，肛门部坠胀感，里急后重，排便困难。查体：T 38.5℃，P 110 次/分，R 20 次/分，腹股沟淋巴结肿大，直肠指检发现距肛门缘 6～7 cm 处有一压痛性肿物，有波动感。

6. 根据感染部位的深浅度，初步诊断为
A. 肛门周围脓肿
B. 坐骨肛管间隙脓肿
C. 直肠后间隙脓肿
D. 骨盆直肠间隙脓肿
E. 盆腔脓肿

7. 做何种检查可以明确诊断
A. CT 检查
B. 局部穿刺检查
C. B 超检查
D. X 线钡剂灌肠
E. 内镜检查

【B 型题】

（1～3 题共用备选答案）

A. 脓血便
B. 鲜血便
C. 果酱样便
D. 柏油样便
E. 无血便

1. 肛裂患者粪便为
2. 内痔患者粪便为
3. 外痔患者粪便为

（4～5 题共用备选答案）

A. 肛裂
B. 肛瘘
C. 直肠息肉（无蒂）
D. 直肠肛管周围脓肿
E. 内痔嵌顿

4. 患者女性，30 岁，因便秘，排便时用力过猛，在肛门后正中处出现排便时和排便后剧烈疼痛，粪便表面有鲜血。考虑诊断为
5. 患者男性，25 岁，用力排便时，肛门有一肿物脱出，不能回缩，伴有疼痛，且便后肛门滴血。考虑诊断为

（6～8 题共用备选答案）

A. 呕吐出现早且严重，腹胀轻
B. 腹胀明显而呕吐相对较轻
C. 阵发性剧烈腹痛，可见肠型
D. 持续性腹痛伴阵发性加重，可见孤立、固定的肠袢，并有腹部压痛、反跳痛、肌紧张
E. 持续性胀痛，肠鸣音减弱

6. 高位肠梗阻表现为
7. 低位肠梗阻表现为
8. 绞窄性肠梗阻表现为

（9～10 题共用备选答案）

A. 急性肠系膜血管栓塞
B. 小肠扭转
C. 肠套叠
D. 结肠肿瘤
E. 乙状结肠扭转

9. 患者男性，34 岁，饱食后劳动时突感腹部剧烈绞痛，满头大汗，四肢发冷，并伴频繁呕吐，最大可能是
10. 患儿，阵发性哭闹，伴呕吐，排果酱样便，腹部扪及“香肠”样肿块，最大可能是

（11～12 题共用备选答案）

A. 黏液脓血便
B. 鲜血便
C. 果酱样便
D. 陶土样便
E. 柏油样便

11. 直肠癌表现为
12. 混合痔表现为

四、简答题

1. 简述肛门坐浴的护理要点。
2. 大肠癌术前的护理重点有哪些？

五、病例分析题

病例分析一

患者，男性，21 岁，因急性坏疽性阑尾炎入院。在硬膜外阻滞下行阑尾切除术，术后 6h 患者诉切口痛，测 T 38℃，P 72 次/分，BP 120/80mmHg，检查切口敷料干燥无渗血。请问：

（1）术后 3 天内护理要点是什么？

（2）术后第 6 天患者体温升高，下腹部有坠胀感，排便次数增多，有里急后重，排黏液便。上述病情说明发生了什么并发症？应如何护理？

病例分析二

男性，70 岁，突感上腹部剧痛，阵发性呕吐 2 次，呕吐物系胆汁样液体，量约500ml。过去无类似病史，半年来易便秘。2h 后来医院就诊。查体：急性病容，血压正常，体温

37.6℃，腹胀，肠鸣音亢进，右下腹有压痛，但无肌紧张，RBC $4.1\times10^{12}/L$，WBC $9.0\times10^{9}/L$，N 0.80，尿液检查：阴性。请问：

（1）患者可能的诊断是什么？

（2）非手术治疗的措施是什么？

（3）列出主要护理诊断。

（4）如果患者行手术治疗，术后的护理要点有哪些？

病例分析三

患者男性，55 岁，近 2 个月来出现脓血便及黏液血便，同时伴有右中上腹部疼痛，为持续性钝痛。近 1 个月来，上述症状再次出现并逐渐加重，疼痛转为阵发性，排便后减轻。自觉乏力、消瘦，食欲缺乏，并有低热，故住院治疗。查体：T 37.0℃、P 86 次/分、BP 120/80 mmHg，心、肺（—），腹略膨隆，未见胃肠型，左下腹轻度压痛，无反跳痛，无肌紧张，左下腹可触及一包块，边界不清，活动度欠佳，肝、脾未触及，移动性浊音阴性，肠鸣音略亢进，无气过水声，肛门指检未触及肿物。辅助检查：血常规 WBC $8.5\times10^{9}/L$，RBC $5.0\times10^{12}/L$，Hb 105g/L。腹部 X 线检查示腹腔肠管明显积气，左下腹可见 2 个液-气平面；钡剂灌肠可见乙状结肠钡剂通过受阻，乙状结肠黏膜可见充盈缺损。请问：

（1）可能的诊断是什么？

（2）手术后的一般护理措施有哪些？

（3）谈谈结肠造口的护理要点。

（4）列出主要护理诊断。

参 考 答 案

一、名词解释

1. 绞窄性肠梗阻是指不仅有肠管内容物通过受阻，同时有肠管血运障碍。
2. 肠扭转是由一段肠管沿其系膜长轴旋转而形成的闭袢性肠梗阻。
3. 血运性肠梗阻是由于肠系膜血管栓塞或血栓形成，使肠管血运障碍，继而发生肠麻痹而使肠内容物不能运行。
4. 内痔位于齿状线以上，是由直肠上静脉丛扩张、迂曲所致，表面覆盖黏膜。
5. 前哨痔是指肛裂下端肛门缘皮肤因炎性反应、水肿及静脉、淋巴回流受阻，形成袋状的赘生物突出于肛门之外，形似外痔，称为前哨痔。

二、填空题

1. 阑尾管腔阻塞　细菌入侵
2. 3 个　阑尾切除术
3. 转移性右下腹疼痛　右下腹固定压痛
4. 炎症消退　炎症局限　炎症扩散
5. 麻痹性　痉挛性
6. 腹痛　果酱样血便　腹部肿块
7. 后方正中线上　疼痛　便秘　便后出血

8. 无痛性、间歇性便后鲜血 痔块脱出

三、选择题

【A1/A2 型题】

1. B 2. B 3. E 4. E 5. B 6. B 7. E 8. C 9. C 10. D 11. C 12. C 13. D 14. A 15. D 16. A 17. C 18. A 19. A 20. B 21. D 22. A 23. B 24. B 25. A 26. B 27. A 28. A 29. E 30. E 31. D 32. A 33. D 34. A 35. D 36. A 37. E 38. B 39. D 40. E 41. C

【A3/A4 型题】

1. A 2. B 3. E 4. A 5. E 6. D 7. B

【B 型题】

1. B 2. B 3. E 4. A 5. E 6. A 7. B 8. D 9. B 10. C 11. A 12. B

四、简答题

1. ①可采用温水、0.02%高锰酸钾溶液或 0.1%苯扎溴铵溶液坐浴；②容量为 3000 ml 左右；③温度为 40～45℃；④时间约 15～20 min，每日 2～3 次；⑤对于年老体弱者，坐浴结束后应予以搀扶，以免发生意外。
2. ①控制饮食；②清洁肠道；③肠道药物使用；④坐浴及阴道冲洗；⑤补充维生素 K；⑥术前备皮、皮试、配血等常规准备，并做好三大常规、出凝血时间、肝肾功能、X 线胸透、心电图等常规检查；⑦备好术中所用抗癌药物。

五、病例分析题

病例分析一

(1) 术后 3 天内护理要点：①硬膜外阻滞后平卧，血压平稳后，取半坐卧位；②术后当天禁食，做好输液护理；③肛门排气后逐渐进食；④鼓励患者早期下床活动；⑤观察和预防并发症。

(2) 术后第 6 天患者并发盆腔脓肿，应继续取半坐卧位，给予富有营养的易消化饮食，静脉输液，使用抗生素，热水坐浴，温生理盐水保留灌肠。脓肿形成应协助做好切开引流。

病例分析二

(1) 可能诊断是肠梗阻。

(2) 非手术治疗的主要措施是禁食、禁饮，胃肠减压，静脉快速补液，纠正水、电解质和酸碱失衡，以及应用抗生素防治感染等。

(3) 主要护理诊断：①体液不足；②有感染危险；③腹痛；④知识缺乏。

(4) 术后护理要点：①禁食、胃肠减压，输液和抗生素等治疗；②肛门排气后，拔除胃管，试给少量流质饮食，如进食后无腹胀、腹痛，3 日后试进半流质饮食，术后 10 日方可进软食；③鼓励患者早期活动，有利于肠功能恢复，防止肠粘连；④出院时嘱咐患者不吃不易消化或刺激性食物，不暴饮、暴食，注意饮食卫生，避免腹部受凉和饭后剧烈活动。

病例分析三

（1）乙状结肠癌伴不完全性肠梗阻。

（2）一般护理：①术后平卧 6 h，病情平稳后可改为半坐卧位；②严密观察体温、脉搏、呼吸、血压，注意有无内出血和吻合口瘘等迹象；③加强术后营养支持，维持水、电解质平衡；④术后 2～3 日胃肠减压，待肛门排气后方可进流质饮食，如无腹胀改为半流质饮食，2 周后改为无渣饮食；⑤骶前引流管接水封瓶，观察引流液性状和量，2～3 日后如无引流液排出，则可拔去引流管；⑥术后按时给予抗生素以预防感染；⑦术后化疗期间，随时防止和处理化疗不良反应；⑧做好留置导尿管护理。

（3）结肠造口（人工肛门）的护理要点：①保护腹壁切口；②造口局部护理；③正确使用造口袋（肛袋）；④饮食指导；⑤帮助患者正视并参与结肠造口的护理；⑥结肠造口并发症的观察与预防。

（4）主要护理诊断：①焦虑、悲观；②自我形象紊乱；③营养失调；④潜在并发症；⑤知识缺乏。

（青海卫生职业技术学院　张　萍）

第二十二章　门静脉高压症患者的护理

内容提要

1. 门静脉高压症定义　是一组因门静脉压力持续增高引起的症候群。当门静脉血流受阻、血液淤滞，门静脉压力持续升高＞ 24 cmH_2O 时，即称为门静脉高压症。

2. 门静脉高压症的病因和发病机制　在我国绝大多数是因肝炎后肝硬变引起。

3. 门静脉高压症的主要表现　脾大、脾功能亢进、呕血、黑便、腹水等。

4. 内镜检查是诊断门静脉高压症的重要手段。

5. 门静脉高压症的治疗　以内科综合治疗为主。外科治疗的主要目的是紧急制止食管、胃底静脉曲张破裂引起的上消化道大出血，解除或改善脾大、脾功能亢进及顽固性腹水。

6. 手术护理要点　主要是止血的护理，选择正确的体位和饮食以及用药指导，密切观察病情，及时发现和处理并发症。

习　题

一、名词解释

门静脉高压症

二、填空题

1. 门静脉高压症在我国绝大多数由__________引起的。
2. 门静脉高压症主要的临床表现是__________、__________、__________、__________、__________。
3. 门-体静脉间有__________、__________、__________、__________四大比较重要的交通支。

三、选择题

【A1/A2 型题】

1. 门静脉高压症的侧支循环中，下列哪个是错误的
   A. 由食管、胃底静脉入奇静脉
   B. 由脐及脐旁静脉入腹壁上、下静脉
   C. 由直肠上静脉入直肠下静脉
   D. 由腰静脉入腹膜后下腔静脉属支
   E. 腹膜后门、体静脉分支相吻合
2. 门静脉高压症的病理变化中，下列哪项是错误的
   A. 脾大、脾功能亢进
   B. 门静脉交通支扩张
   C. 肝静脉淤积引起急性大出血
   D. 肝功能损害，白蛋白合成受障碍
   E. 毛细血管滤过压增加，致使腹水形成
3. 肝硬化合并食管、胃底静脉曲张破裂出

血，首先应采取
A. 输液、输血
B. 静脉滴注垂体后叶素
C. 静脉止血药的应用
D. 三腔二囊管压迫止血
E. 以上都是

4. 门静脉高压症产生腹水的原因，下列哪一项是错误的
A. 门静脉系统毛细血管的滤过压增加
B. 肝功能损害，血浆白蛋白减少
C. 体内醛固酮增加
D. 体内抗利尿激素增加
E. 以上都不是

5. 门静脉高压症患者的术前护理，错误的是
A. 给予高糖、高维生素、低脂饮食
B. 常规放置胃管
C. 应避免进食干硬、刺激性强或含有鱼刺、骨渣的食物
D. 有腹水者应控制水和钠入量
E. 严重贫血者可输新鲜血液

6. 门静脉高压症的术后护理，错误的是
A. 密切观察有无内出血或休克发生
B. 警惕肠系膜血栓形成
C. 注意观察，处理发热
D. 分流术后早期下床活动
E. 注意患者意识，防治肝性脑病

7. 患者男性，40 岁，食管静脉曲张破裂出血用三腔二囊管压迫止血，管端应悬垂重物的重量是
A. 0.3 kg
B. 0.5 kg
C. 1 kg
D. 3 kg
E. 5 kg

【A3/A4 型题】

(1～3 题共用题干)

患者女性，48 岁。突发呕血入院。诊断为门静脉高压症。经三腔二囊管压迫止血等治疗后出血停止 24 h，拔除时又发生大出血。

1. 拔管时又发生大出血的原因可能是
A. 拔管时撕裂胃黏膜
B. 急性胃黏膜病变
C. 胆道出血
D. 十二指肠溃疡出血
E. 应激性溃疡

2. 此患者首先易并发
A. 腹泻
B. 肝功能衰竭
C. 心力衰竭
D. 肾衰竭
E. 腹痛

3. 最适合的治疗措施是
A. 输血＋垂体后叶素
B. 输血＋三腔二囊管压迫止血
C. 经内镜注射硬化剂
D. 急诊手术
E. 经腹腔动脉插管给予止血药

四、简答题

简述食管、胃底静脉曲张破裂出血的治疗。

参考答案

一、名词解释

门静脉高压症是一组因门静脉压力持续增高引起的症候群。正常门静脉压力为 13～24 cmH_2O (1.27～2.35 kPa)，当门静脉血流受阻、血液淤滞，门静脉压力持续升高＞

24 cmH_2O时，即称为门静脉高压症。在我国绝大多数是由肝炎后肝硬化引起。

二、填空题

1. 肝炎后肝硬化
2. 脾大 脾功能亢进 呕血 黑便 腹水
3. 胃底、食管下段交通支 前腹壁交通支 直肠下端、肛管交通支 腹膜后交通支

三、选择题

【A1/A2 型题】

1. D 2. C 3. E 4. E 5. B 6. D 7. B

【A3/A4 型题】

1. A 2. B 3. D

四、简答题

(1) 非手术治疗：①一般处理：禁食，绝对卧床休息；②药物止血；③三腔管压迫止血；④硬化剂治疗。

(2) 手术治疗：目前为止手术仍然是解决食管、胃底静脉曲张破裂出血最重要的方法。主要有：①分流术；②断流术；③肝移植。

（怀化医学高等专科学校 刘燕南）

第二十三章　肝疾病患者的护理

内容提要

1. 原发性肝癌的定义和病因　原发性肝癌是指发生于肝细胞和肝内胆管上皮细胞的癌，是我国常见的恶性肿瘤之一。其病因和发病机制尚未明确。目前认为与肝硬化、病毒性肝炎、黄曲霉素、亚硝胺类致癌物和水土因素等密切相关。血行转移为原发性肝癌主要的转移途径。

2. 原发性肝癌分型　大体可分为结节型、块状型、弥漫型和小肝癌型四种，以结节型多见。组织学分型可分为肝细胞型、胆管细胞型和混合型三类，我国以肝细胞型多见。

3. 原发性肝癌的主要表现　肝区疼痛是最常见的症状，肝大为中、晚期肝癌最常见的主要体征。

4. 肝癌检测　AFP 对诊断肝细胞癌有相对专一性，是目前诊断肝癌最常用、最重要的方法。B 超检查是目前肝癌定位检查中的首选方法。

5. 肝癌治疗和护理要点　目前首选的最有效的治疗方法是以手术为主的综合治疗。术后 24 h 内卧床休息，术后 2 天血压平稳后可采取半卧位，协助翻身，鼓励深呼吸，不宜过早起床活动，防止肝断面出血。术后禁食，胃肠功能恢复后给予流质饮食，以后由半流质饮食逐步过渡到普通饮食。

6. 细菌性肝脓肿　指的是化脓性细菌引起的肝内化脓性感染，最常见致病菌为大肠杆菌和金黄色葡萄球菌。胆道系统是最主要的感染途径。寒战和高热多为最早出现的症状，也是最常见的症状。抽到脓液后可确诊。在治疗原发病灶的同时，使用大剂量有效抗生素和全身支持疗法。护理要点是抗感染和高热的护理。

习　题

一、名词解释

肝动脉栓塞化疗（TACE）

二、填空题

1. 原发性肝癌的最主要转移途径是__________。
2. 半数以上原发性肝癌的首发症状是____________；中、晚期肝癌最常见的主要体征是____________。
3. 原发性肝癌的大体分型有__________、__________、__________、__________四型。

三、选择题

【A1/A2 型题】

1. 原发性肝癌多见于男性，好发年龄最多见的是
   A. 20～30 岁
   B. 30～40 岁
   C. 40～50 岁
   D. 50～60 岁
   E. 60～70 岁
2. 原发性肝癌肝区疼痛的特点是
   A. 持续性胀痛
   B. 阵发性绞痛
   C. 刀割样疼痛
   D. 烧灼样疼痛
   E. 间歇性绞痛
3. 肝叶切除术后护理错误的是
   A. 专人护理
   B. 常规吸氧
   C. 术后取平卧位
   D. 鼓励早期下床活动
   E. 静脉补充营养
4. 细菌性肝脓肿，细菌进入肝最常见的途径是
   A. 肝动脉
   B. 胆道
   C. 门静脉
   D. 外伤伤口
   E. 淋巴系统
5. 细菌性肝脓肿的主要治疗是
   A. 抗生素治疗
   B. 穿刺抽脓
   C. 切开引流
   D. 理疗
   E. 内引流术
6. 患者男性，46 岁，肝癌行肝动脉插管化疗，下列护理错误的是
   A. 严格无菌操作
   B. 注药后用肝素溶液冲洗导管
   C. 若发热应立即使用抗菌药物
   D. 定期局部换药
   E. 警惕并发症的出现
7. 肝癌患者，男性，44 岁，肝叶切除术后 1 天，患者感腹痛、心悸、气促，血压 90/60 mmHg；考虑可能出现了
   A. 胆汁性腹膜炎
   B. 肠梗阻
   C. 肝断面出血
   D. 盆腔脓肿
   E. 脾破裂

【A3/A4 型题】

（1～3 题共用题干）

患者男性，45 岁，右上腹胀痛 3 个月，伴黄疸 3 周。查体：肝肋下 3 cm，剑突下 4 cm，质硬，移动性浊音（＋）。B 超：肝内有一占位性病变。

1. 最有可能的诊断为
   A. 肝癌
   B. 肝硬化
   C. 细菌性肝脓肿
   D. 胆总管结石
   E. 肝炎
2. 最有助于诊断的检查是
   A. 乙肝五项检查
   B. 腹部 X 线检查
   C. 肝功能检查
   D. 甲胎蛋白＋B 超检查
   E. CT 检查
3. 患者接受介入治疗前，以下护理措施错误的是
   A. 备好所需药品及物品
   B. 穿刺处皮肤准备
   C. 纠正低蛋白血症
   D. 术前禁食 12 h
   E. 了解出凝血时间，血象，肝、肾功能，心电图等检查结果

（4～5 题共用题干）

患者女性，20 岁，高热、寒战，右上腹痛 1 周。查体：急性病容，T 39.5℃，巩膜黄染，右上腹压痛，肝大。实验室检查：白细胞 20×10^9/L。中性粒细胞 0.90。B 超检查：发现肝区有典型的液性回声暗区。

4. 最有可能的诊断为
   A. 肝癌
   B. 肝硬化
   C. 细菌性肝脓肿
   D. 胆总管结石
   E. 肝炎

5. 该病最常见的致病菌是
   A. 大肠埃希菌和金黄色葡萄糖球菌
   B. 乙肝病毒
   C. 类杆菌
   D. 厌氧菌
   E. 幽门螺杆菌

四、简答题

简述肝癌的围手术期护理要点。

参考答案

一、名词解释

肝动脉栓塞化疗是不能手术切除癌肿者的首选治疗方法。经手术探查癌肿不能切除者或作为肿瘤姑息切除的后续治疗，可经肝动脉或/和门静脉插管化疗（或皮下埋藏式灌注装置行微量连续灌注）。对未经手术而估计不能切除者，可行放射介入治疗，即经股动脉插管至肝动脉，注入栓塞剂和抗癌药行化疗栓塞治疗。

二、填空题

1. 血行转移
2. 肝区疼痛　肝大
3. 结节型　块状型　弥漫型　小肝癌型

三、选择题

【A1/A2 型题】

1. C　2. A　3. D　4. B　5. A　6. C　7. C

【A3/A4 型题】

1. A　2. D　3. D　4. C　5. A

四、简答题

（1）术前护理：①全身支持治疗和保肝治疗；②改善凝血功能；③肠道准备。

（2）术后护理：①术后 24 h 内卧床休息，术后 2 天血压平稳后可采取半坐卧位；②术后禁食，胃肠功能恢复后给予流质饮食，以后由半流质饮食逐步过渡到普通饮食；③疼痛护理；④病情观察；⑤引流管护理；⑥维持体液平衡及保护肝功能；⑦肝动脉插管化疗的护理。

（怀化医学高等专科学校　刘燕南）

第二十四章 胆道疾病患者的护理

内容提要

1. 胆道疾病常用的特殊检查

(1) B型超声波检查。

(2) 放射学检查：①经皮肝穿刺胆管造影；②内镜逆行胰胆管造影；③静脉胆道造影；④口服胆囊造影；⑤术中及术后胆管造影；⑥腹部X线平片；⑦电子计算机体层扫描。

(3) 放射性核素显影。

2. 胆石的成因　胆管异物、胆道感染、代谢因素。

3. 胆石的分类　胆色素结石、胆固醇结石、混合型结石。

4. 胆石症分为胆囊结石和胆管结石，它的临床表现取决于结石的部位及是否造成梗阻或感染等因素。当发生梗阻、感染或进食油腻食物后则可产生右上腹阵发性绞痛，甚至出现典型的Charcot三联征：腹痛、寒战或高热、黄疸。护理要点是做好患者的心理护理；加强基础护理，密切观察病情，积极预防并发症；指导患者掌握“T”形管护理和自我保健的知识。

5. 胆道感染有急、慢性胆囊炎及急性梗阻性化脓性胆管炎，主要临床表现为Charcot三联征；而急性梗阻性化脓性胆管炎，除了具有Charcot三联征外，还有休克及中枢神经系统受抑制的表现，即Reynolds五联征。

6. 胆道蛔虫病主要临床表现为突发性剑突下或上腹部钻顶样剧烈疼痛。B超检查是诊断本病的首选方法，以非手术治疗为主。

7. 胆道疾病术前护理包括　病情观察、控制疼痛、营养支持、皮肤护理及心理护理；术后护理包括：一般护理、“T”形管的护理、并发症的预防和护理。

8. 胆道疾病的健康教育要点　合理安排作息时间、养成良好的饮食及卫生习惯、自我监测、“T”形管护理、定期复查。

习　题

一、名词解释

1. Murphy征阳性

2. Charcot三联征

二、填空题

1. 胆道系统的生理功能有_________、_________、_________。

2. 胆道系统的结石因成分不同一般分为_________、_________。_________。

3. 胆囊炎的常见病因有_________、_________。

4. 胆道蛔虫症的典型临床表现是__________。
5. Charcot 三联征的表现是__________、__________、__________，在 Charcot 三联征基础上加上__________及__________有助于诊断急性梗阻性化脓性胆管炎。
6. 急性梗阻性化脓性胆管炎的治疗原则是，在抗休克的基础上应__________。

三、选择题

【A1/A2 型题】

1. 胆囊结石常滞留的部位是
   A. 胆囊三角上部
   B. 胆囊体上部
   C. 胆囊底下部
   D. 胆囊颈下部
   E. 胆囊颈上部
2. 为防止肝切面出血，肝部分切除术后应卧床
   A. 1～2 天
   B. 3～5 天
   C. 6～8 天
   D. 8～10 天
   E. 10～14 天
3. 肝部分切除术后腹腔引流血性液每小时超过 100 ml，连续 3 小时，应考虑为
   A. 低蛋白血症
   B. 腹腔内出血
   C. 胆道出血
   D. 术中吸引不全
   E. 腹腔正常引流液
4. 普查和诊断胆道疾病的首选检查方法是
   A. X 线平片
   B. B 超
   C. CT
   D. MRI
   E. ERCP
5. PTC 术后应平卧
   A. 2～3 h
   B. 4～6 h
   C. 8～10 h
   D. 10～12 h
   E. 24～36 h
6. ERCP 检查后应特别注意监测
   A. 肝功能
   B. 肾功能
   C. 凝血酶原时间
   D. 凝血因子
   E. 血、尿淀粉酶
7. 形成胆色素结石的主要原因是
   A. 代谢异常
   B. 反复胆道感染
   C. 胆囊功能异常
   D. 致石基因
   E. 环境因素
8. 急性胆囊炎在非手术治疗期间若出现胆囊穿孔，最主要的护理措施是
   A. 做好紧急手术的准备
   B. 药物止痛
   C. 非药物止痛
   D. 物理降温
   E. 药物降温
9. 下列哪类患者常出现症状与体征不相符的表现
   A. 胆囊结石
   B. 胆管结石
   C. 胆道蛔虫病
   D. 胆管癌
   E. 胆囊癌
10. 胆道感染常见的致病菌是
   A. 克雷伯杆菌
   B. 变形杆菌
   C. 产气杆菌
   D. 大肠埃希菌
   E. 厌氧菌
11. 胆固醇结石好发于
   A. 胆总管
   B. 左肝管

C. 右肝管
D. 肝内胆管
E. 胆囊

12. 胆囊结石的性质主要是
A. 胆固醇结石
B. 胆色素结石
C. 泥沙样结石
D. 以胆色素为主的混合结石
E. 以上都不对

13. 经皮经肝穿刺胆管造影前的饮食是
A. 检查前两餐禁食
B. 检查前一日禁食
C. 检查前一餐禁食
D. 不禁食
E. 以上都不对

14. 关于胆囊结石，下列哪一点是不正确的
A. 多为以胆固醇为主的结石
B. 临床上可无症状
C. 超声检查能辅助诊断
D. 混合型结石可在X线平片上显影
E. 首选的术式是胆囊切开取石

15. 急性重症胆管炎的治疗原则是
A. 在抗休克的同时，应尽早进行胆道减压，胆管引流术
B. 使用有效抗生素，纠正水、电解质和酸碱平衡紊乱，等休克纠正后择期进行手术
C. 应尽量采用非手术疗法
D. 须紧急行胆囊引流术
E. 以上都是

16. 急性梗阻性化脓性胆管炎的病程特点是
A. 起病缓，发展快，病情重
B. 起病缓，发展慢，病情重
C. 起病急，发展快，病情重
D. 起病急，发展快，病情轻
E. 起病急，发展慢，病情重

17. 急性胆囊炎的主要病因是
A. 胆囊管狭窄
B. 胆囊结石
C. 胆囊扭转
D. 胆囊内蛔虫
E. 严重创伤

18. 患者男性，40岁，因腹痛、高热、黄疸而急诊入院。查体：神志不清，出冷汗，脉搏细速，血压80/45 mmHg，诊断为“急性梗阻性化脓性胆管炎”，其体位应取
A. 半坐卧位
B. 坐位
C. 仰卧中凹位
D. 头高足低位
E. 任意卧位

19. 患者女性，45岁，因饱餐后出现右上腹疼痛而入院，诊断为胆囊结石，应忌食
A. 蛋白食物
B. 纤维食物
C. 高热量食物
D. 油腻食物
E. 高维生素食物

20. 患者女性，35岁，诊断为“肝外胆管结石”，出现重度黄疸及皮肤瘙痒，对皮肤的护理措施不恰当的是
A. 温水擦洗皮肤
B. 遵医嘱用药
C. 保持皮肤清洁
D. 防止皮肤损伤
E. 可用手抓挠

21. 患者男性，53岁，定于次日上午10时行CT检查，患者开始禁食的时间为次日上午
A. 5时
B. 6时
C. 7时
D. 8时
E. 9时

【A3/A4型题】

（1～3题共用题干）

患者男性，65岁，诊断为胆道泥沙样结石，拟行胆总管空肠Roux-en-Y型吻合

术，外周血 WBC 11.5×10^9/L，中性粒细胞 0.75。血清总胆红素 162 μmol/L，谷丙转氨酶 215U/L，凝血酶原时间（PT）18 s。

1. 在抗感染的基础上，下列哪项措施最有针对性
   A. 应用白蛋白
   B. 补充电解质
   C. 注射维生素 K_1
   D. 增加营养
   E. 输血
2. 术前何时开始口服肠道抗生素
   A. 1 天
   B. 3 天
   C. 5 天
   D. 7 天
   E. 10 天
3. 患者口服灌肠液的时间为
   A. 术前 5 日晚
   B. 术前 4 日晚
   C. 术前 3 日晚
   D. 术前 2 日晚
   E. 术前 1 日晚

（4～7 题共用题干）

患者女性，56 岁，小学文化，诊断为胆囊结石。拟在腹腔镜下行胆囊切除术，当患者得知手术方式后，反复向病友和医务人员打听腹腔镜手术的相关情况。经过积极的术前准备，顺利完成了手术，术后出现腰背部、肩部疼痛。

4. 患者术前主要的护理诊断/问题是
   A. 疼痛
   B. 体温过高
   C. 焦虑
   D. 恐惧
   E. 知识缺乏
5. 针对上述护理诊断/问题，主要护理措施是
   A. 减轻或控制疼痛
   B. 降低体温
   C. 减轻焦虑
   D. 消除恐惧
   E. 提供相关知识
6. 术后腰背及肩部疼痛的原因是
   A. 手术体位不良
   B. 腹腔镜损伤
   C. 麻醉后反应
   D. CO_2 产生的碳酸刺激
   E. 组织缺氧
7. 腰背及肩部疼痛的处理措施是
   A. 解痉
   B. 止痛
   C. 消炎、利胆
   D. 微波治疗
   E. 无需特殊处理

（8～12 题共用题干）

患者女性，41 岁，胆囊结石病史 2 年，主诉晚餐后突然出现右上腹阵发性剧烈疼痛，向右肩、背部放射，伴有腹胀、恶心、呕吐等症状。查体：T 38.9℃，P 112 次/分，BP 106/85 mmHg。右上腹部有压痛、肌紧张、反跳痛。实验室检查 WBC 12.5×10^9/L，中性粒细胞 0.79。

8. 导致该患者突然腹痛的原因是
   A. 胆囊收缩，结石排人十二指肠
   B. 结石阻塞胆管下端、引起急性胰腺炎
   C. 结石损伤胆囊黏膜
   D. 结石损伤十二指肠
   E. 结石嵌顿于胆囊颈致胆囊强烈收缩
9. 该患者的查体可出现
   A. Charcot 三联征
   B. Murphy 征阳性
   C. Reynolds 五联征
   D. MODS 征
   E. MOF 征
10. 下列哪项护理措施最为关键
   A. 介绍病房环境
   B. 介绍作息时间
   C. 介绍饮食

D. 介绍疾病知识
E. 做好手术准备

11. 在非手术治疗期间，减轻疼痛的护理措施不包括
A. 卧床休息
B. 胃肠减压
C. 消炎、利胆
D. 注射吗啡
E. 注射山莨菪碱

12. 在该患者非手术治疗期间下列哪项饮食指导不妥
A. 低脂饮食
B. 少量多餐
C. 不忌油炸食品
D. 避免过饱
E. 清淡饮食

【B型题】

（1～5题共用备选答案）
A. 紧急手术减压、引流胆总管
B. 紧急手术引流腹腔
C. 胆囊切除
D. 胆囊造瘘
E. 解痉止痛

1. 胆道蛔虫病
2. 慢性胆囊炎
3. 急性弥漫性腹膜炎
4. 急性重症胆管炎
5. 坏疽性胆囊炎，胆囊穿孔病情危重

四、简答题

1. 简述胆囊结石的临床表现。
2. 简述“T”形管引流的护理要点。

五、病例分析题

患者女性，36岁，间断右上腹痛伴呕吐3个月，腹痛向右肩背部放射。查体：巩膜无黄染，心、肺（—），右上腹压痛、无反跳痛和肌紧张，Murphy征（+），叩诊：鼓音，肠鸣音正常。请问：

（1）本病例最可能是什么病？诊断依据是什么？
（2）试举2个需要鉴别的疾病。
（3）最常用的手术治疗方法是什么？
（4）说出护理要点。

参考答案

一、名词解释

1. Murphy征阳性是指检查者以左手掌平放于患者右肋下部，以拇指指腹置于右肋缘下胆囊点，嘱患者缓慢深吸气，肝下移可引起胆囊区触痛，患者突然屏息称Murphy征阳性。是胆囊炎的重要体征。
2. Charcot三联征是指腹痛、寒战或高热、黄疸，为胆总管结石的典型症状。

二、填空题

1. 胆汁的生成和代谢　胆汁的浓缩和储存　胆汁的排出

2. 胆固醇结石　胆色素结石　混合型结石
3. 胆囊管梗阻　细菌感染
4. 剑突下钻顶样疼痛
5. 腹痛　寒战或高热　黄疸　休克　神经症状
6. 紧急手术

三、选择题

【A1/A2 型题】

1. E　2. B　3. B　4. B　5. B　6. E　7. B　8. A　9. C　10. D　11. E　12. A　13. C　14. E　15. A　16. C　17. B　18. C　19. D　20. E　21. B

【A3/A4 型题】

1. C　2. B　3. E　4. E　5. E　6. D　7. E　8. E　9. B　10. E　11. D　12. C

【B 型题】

1. E　2. C　3. B　4. A　5. D

四、简答题

1. 胆囊结石的临床表现有：①腹痛：表现为突发的右上腹阵发性剧烈绞痛，可向右肩部、肩胛部或背部放射。常发生于饱餐、进食油腻食物后或睡眠时。②消化道症状：常伴恶心、呕吐、厌食、腹胀、腹部不适等。③体征：可有右上腹压痛，继发感染时右上腹可有明显压痛、肌紧张及反跳痛。有时可在右上腹触及肿大的胆囊及 Murphy 征阳性。
2. ①妥善固定；②有效引流；③观察，记录；④拔管。

五、病例分析题

（1）诊断：胆囊炎。
诊断依据：①病史：间断右上腹痛伴呕吐 3 个月，并向右肩部放射；②体征：Murphy 征（+）。

（2）鉴别诊断：胆管结石、胆管炎。

（3）手术方法；胆囊切除术。

（4）护理要点：①稳定患者情绪；②应用解痉药物；③鼓励患者学习术后翻身、起坐、深呼吸；④指导患者定时、定量摄入低脂肪饮食，避免油炸食物、肥肉、动物内脏等；⑤异常现象的观察。

（怀化医学高等专科学校　岳　琳）

第二十五章　胰腺疾病患者的护理

内容提要

1. 急性胰腺炎的病因　①胆道疾病；②饮酒；③暴饮、暴食；④创伤等。

2. 急性胰腺炎的临床表现　①腹痛；②腹胀；③恶心、呕吐；④腹部体征有压痛，反跳痛，肌紧张，范围较广时可波及全腹部，肠鸣音减弱或消失；⑤水、电解质、酸碱平衡失调；⑥皮下出血；⑦休克。

3. 急性胰腺炎的治疗原则

（1）非手术治疗：禁食、胃肠减压、解痉止痛、静脉补液、抑制胰腺外分泌及胰酶活性等。

（2）手术治疗：剖腹清除坏死组织、灌洗引流、处理原发疾病。

4. 急性胰腺炎的护理要点包括心理护理，饮食护理，维持水、电解质酸碱平衡，做好腹腔双套管灌洗引流护理，并发症的观察和护理等。

5. 胰腺癌的主要表现　腹痛、黄疸及消化道症状等。

6. 胰腺癌的治疗原则　手术切除是最有效的方法。

习　题

一、名词解释

急性胰腺炎

二、填空题

1. 在病理上急性胰腺炎可以分为＿＿＿＿＿和＿＿＿＿＿两种类型。
2. 胰腺癌最常见的发病部位是＿＿＿＿＿，其主要的组织类型是＿＿＿＿＿。
3. 胰腺的外分泌功能为分泌＿＿＿＿＿，由＿＿＿＿＿和＿＿＿＿＿产生。

三、选择题

【A1/A2 型题】

1. 暴饮、暴食最容易引起的急腹症是
   A. 肠扭转
   B. 肠梗阻
   C. 急性阑尾炎
   D. 急性胰腺炎
   E. 胃溃疡

2. 急性胰腺炎患者禁用的药物是
   A. 阿托品
   B. 山莨菪碱
   C. 哌替啶
   D. 奥曲肽
   E. 吗啡

3. 关于胰液的描述不正确的是
   A. 每日分泌量是 750～1500 ml
   B. pH 为 7.4～8.4
   C. 主要成分为水、碳酸氢盐和消化酶
   D. 以迷走神经调节为主
   E. 其分泌受迷走神经和体液的双重调节
4. 急性水肿性胰腺炎的治疗措施，以下哪项正确
   A. 静脉补液
   B. 胃肠减压
   C. 给解痉止痛剂
   D. 应用抗生素
   E. 以上都对
5. 急性胰腺炎的病因不包括下列哪项
   A. 胆道疾病
   B. 胃、肠道疾病
   C. 酗酒和暴饮、暴食
   D. 胰、胆或胃手术，ERCP，腹部钝挫伤
   E. 高脂血症、高钙血症
6. 胰腺癌诊断首选的方法是
   A. B 超检查
   B. CT 检查
   C. X 线检查
   D. ERCP
   E. 放射性核素扫描
7. 患者女性，40 岁。出现上腹部剧烈疼痛，伴恶心、呕吐、发热，诊断为急性胰腺炎。此时的饮食要求是
   A. 胃肠外静脉营养
   B. 高生物效价低蛋白饮食
   C. 低脂、适量蛋白、易消化饮食
   D. 高糖、低脂饮食
   E. 低盐、高蛋白、高脂饮食
8. 患者女性，54 岁，胆源性胰腺炎发作数次，预防其胰腺炎再次发作的最有意义的措施是
   A. 注意饮食卫生
   B. 服用抗生素
   C. 经常服用消化酶
   D. 治疗胆道疾病
   E. 控制血糖
9. 患者女性，60 岁，行胰十二指肠切除术后第 6 天，突发全腹剧烈疼痛，腹肌紧张，腹腔穿刺抽出少量胆汁样液体，腹壁伤口敷料被胆汁样液体渗湿。此患者最可能出现的是
   A. 急性腹膜炎
   B. 膈下感染
   C. 胆瘘
   D. 胰瘘
   E. 胆道感染

【A3/A4 型题】

（1～3 题共用题干）

患者男性，42 岁，与朋友聚餐饮酒 1 h 后出现剧烈而持续的中上腹痛，并向腰背部呈带状放射，伴有恶心、呕吐，呕吐物为食物和胆汁，呕吐后腹痛未见缓解。查体：T 38℃，P 90 次/分，R 20 次/分、BP 105/75 mmHg，上腹部有压痛，无反跳痛及肌紧张。医疗诊断为急性胰腺炎。

1. 该患者的主要病因为
   A. 胆道疾病
   B. 高脂血症
   C. 高钙血症
   D. 暴饮、暴食
   E. 以上都是
2. 有效抑制胰腺分泌的药物是
   A. 阿托品
   B. 西咪替丁
   C. 生长抑素
   D. 甲硝唑
   E. 山莨菪碱
3. 该患者目前主要的护理诊断是
   A. 疼痛
   B. 体液不足
   C. 体液过多
   D. 焦虑、恐惧
   E. 潜在的并发症：休克

（4～6 题共用题干）

患者男性，51 岁。因餐后上腹部疼痛且向左腰背放射，伴恶心、呕吐 5 h 入院。查体：痛苦貌，T 38℃，P 120 次/分，R 22 次/分，BP 90/50 mmHg，全腹压痛、反跳痛、肌紧张，实验室检查：WBC 16×10^9/L。既往无溃疡病史、有胆道结石病史。

4. 其最可能的诊断是
   A. 腹痛
   B. 胃溃疡穿孔
   C. 急性胆囊炎
   D. 急性胰腺炎
   E. AOSC
5. 为明确诊断，首选检查的是
   A. B 超检查
   B. 腹腔穿刺
   C. 血、尿淀粉酶检查
   D. CT 检查
   E. ERCP
6. 针对此患者，若诊断明确，最先采取的措施是
   A. 禁食、胃肠减压，抗休克的同时准备手术治疗
   B. 密切观察病情变化
   C. 积极抗休克治疗，暂不手术
   D. 积极抗感染治疗
   E. 解痉止痛

【B 型题】

（1～3 题共用备选答案）

A. 增高最早
B. 增高稍晚
C. 增高最晚
D. 不增高
E. 持续增高

1. 急性胰腺炎时，尿淀粉酶
2. 急性胰腺炎时，血淀粉酶
3. 急性胰腺炎时，血清脂肪酶

（4～6 题共用备选答案）

A. 黄疸进行性加深
B. 休克
C. 恶心、呕吐
D. 腹痛
E. 酸中毒

4. 急性胰腺炎最主要的症状
5. 胰头癌最主要的症状和体征
6. 重症胰腺炎最常见的并发症

四、简答题

简述急性胰腺炎非手术治疗的措施有哪些？

五、病例分析题

患者男性，47 岁，因进食油腻食物 3 h 后出现上腹部疼痛，向两侧腰背部放射，伴恶心，呕吐胃内容物一次，自服抗生素及止痛剂无效，12 h 后就诊。查体：T 37℃，P 112 次/分，R 20 次/分，BP 120/80 mmHg，腹部平软，左侧中上腹部偏有压痛，无反跳痛及肌紧张，血淀粉酶 500 索氏单位，腹腔穿刺呈阴性。问：

（1）目前可能的医疗诊断是什么？

（2）写出目前主要的护理诊断。

（3）主要的护理措施有哪些？

参考答案

一、名词解释

急性胰腺炎是常见的急腹症之一，是指胰腺分泌的消化酶在胰腺内被激活后对自身器官产生消化所引起的急性炎症性疾病。

二、填空题

1. 水肿型 出血坏死型
2. 胰头部 导管细胞腺癌
3. 胰液 腺泡细胞 导管细胞

三、选择题

【A1/A2 型题】

1. D 2. E 3. D 4. E 5. B 6. A 7. A 8. D 9. C

【A3/A4 型题】

1. D 2. C 3. A 4. D 5. C 6. A

【B 型题】

1. B 2. A 3. C 4. D 5. A 6. B

四、简答题

①禁食、胃肠减压；②补液、防治休克；③解痉镇痛；④抑制胰腺外分泌及胰酶活性；⑤营养支持；⑥抗生素应用；⑦腹腔灌洗。

五、病例分析题

(1) 急性胰腺炎。
(2) ①疼痛：与炎症刺激等有关。②有体液不足的危险：与呕吐、炎性渗出等有关。
(3) ①卧床休息；②禁食；③静脉补液，维持水、电解质平衡；④遵医嘱给予阿托品、盐酸哌替啶解痉镇痛；⑤遵医嘱应用抗生素控制感染；⑥心理护理。

（怀化医学高等专科学校 姚 珺）

第二十六章　急腹症患者的护理

内容提要

1. 急腹症的病因　①感染性疾病；②出血性疾病；③空腔脏器梗阻；④缺血性疾病等。

2. 急腹症的分类　①内脏痛；②躯体痛；③牵涉痛。

3. 急腹症的临床表现　①腹痛；②恶心、呕吐；③腹部体征有腹胀，腹膜刺激征等。

4. 诊断与鉴别诊断　①外科急腹症：常先有腹痛，后出现发热、消化道症状或其他伴随症状；②妇产科急腹症：腹痛常伴有停经史、阴道流血、白带增多等，或与月经紊乱有关；③内科急腹症：一般先有发热或呕吐，后有腹痛，或腹痛与呕吐、腹泻同时发生。

5. 急腹症的护理要点包括取合适的体位；做好饮食护理，必要时胃肠减压；严密观察病情变化；在没有明确诊断前严格执行“四禁”，即禁用吗啡类止痛剂、禁饮、禁食、禁服泻药、禁止灌肠；维持水、电解质及酸碱平衡；疼痛的护理；心理护理等。

习　题

一、名词解释

急腹症

二、选择题

【A1/A2 型题】

1. 外科急腹症的特点是
   A. 先腹痛，后发热、呕吐
   B. 排便后腹痛可好转
   C. 有停经和阴道流血史
   D. 常伴腹泻、心悸等症状
   E. 腹部压痛不明显

2. 急腹症患者未明确诊断前应禁用
   A. 阿托品
   B. 山莨菪碱
   C. 止痛剂
   D. 哌替啶
   E. 抗生素

3. 腹膜炎手术后取半坐卧位的作用与下列哪项是无关的
   A. 减少切口张力
   B. 有利于引流，使脓液局限于盆腔
   C. 防止膈下感染
   D. 有利于恢复肠蠕动
   E. 便于诊断和治疗

4. 关于内脏痛，以下哪项是**错误**的
   A. 痛觉迟钝，对切、割、灼等刺激不敏感
   B. 定位精确
   C. 疼痛过程缓慢、持续
   D. 内脏感觉纤维分布稀少，支配的范围不明显
   E. 常伴消化道症状，如恶心、呕吐等

5. 提示急腹症病情恶化的是
   A. 有放射痛出现
   B. 体温升高

C. 腹膜刺激征出现或加重
D. 水、电解质、酸碱平衡紊乱
E. 消化道症状加重

6. 患者男性，35 岁。因上腹部疼痛伴恶心、呕吐 2 h 入院。查体：T 36.8℃，P 84 次/分，R 20 次/分，BP 120/80 mmHg，痛苦面容，剑突下轻压痛，无反跳痛，肌紧张不明显。以下处理不正确的是
A. 半坐卧位
B. 腹痛加重时给吗啡止痛
C. 叮嘱禁饮、禁食
D. 静脉补充液体
E. 观察病情变化

【A3/A4 型题】

（1～2 题共用题干）

患者男性，45 岁。因左上腹撞伤，局部疼痛而入院。查体：T 37℃，P 88 次/分，R 20 次/分，BP 110/70 mmHg，左上腹有轻压痛，无反跳痛及肌紧张，予以补液等治疗。入院第 2 天，患者突然出现剧烈腹痛、面色苍白、出冷汗、脉搏细速。

1. 首先应考虑的诊断是
A. 肝破裂
B. 脾破裂
C. 胃破裂
D. 小肠穿孔
E. 胰腺损伤

2. 应采取的主要护理措施是
A. 安置病人卧床休息
B. 边抢救休克，边准备手术
C. 观察体温变化
D. 观察血压情况
E. 通知禁饮、禁食

（3～4 题共用题干）

患者男性，36 岁。饱餐并过量饮酒后 3h，上腹部持续性剧痛，呈刀割样，很快蔓延至全腹，伴恶心、呕吐。全腹压痛，右上腹明显反跳痛，腹肌紧张。肝浊音界消失。腹腔穿刺液为黄绿色，无味，带有食物残渣。初步诊断为上消化道穿孔。

3. 为进一步确诊应做的检查是
A. B 超检查
B. X 线腹部平片
C. CT 检查
D. 腹腔穿刺液涂片
E. MRI 检查

4. 针对该患者目前处理不正确的是
A. 禁食
B. 胃肠减压
C. 遵医嘱予以抗生素
D. 可用吗啡类止痛剂
E. 积极术前准备

参考答案

一、名词解释

急腹症是指以急性腹痛为主要表现，需要早期诊断和紧急处理的腹部疾病。

二、选择题

【A1/A2 型题】

1. A　2. D　3. D　4. B　5. C　6. B

【A3/A4 型题】

1. B　2. B　3. B　4. D

（怀化医学高等专科学校　姚　珺）

第二十七章　周围血管疾病患者的护理

内容提要

一、下肢静脉曲张

1. 病因　①静脉壁薄弱；②静脉瓣膜缺陷；③浅静脉内压力增高。

2. 临床表现　浅静脉隆起、扩张、蜿蜒成团，甚至出现溃疡。

3. 治疗原则　支持治疗、硬化注射治疗及手术治疗，但若深静脉阻塞则禁忌手术。

4. 护理要点包括避免久站、长时间行走，抬高患肢，正确使用弹力绷带或弹力袜，手术患者应早期下床活动等。

二、血栓闭塞性脉管炎

1. 病因　①吸烟；②寒冷、潮湿刺激；③慢性损伤和感染；④自身免疫功能紊乱；⑤性激素和前列腺素失调；⑥遗传因素等。

2. 临床表现　①局部缺血期，以间歇性跛行为主要表现；②营养障碍期，以静息痛为主要表现；③坏疽期，以组织坏死、坏疽为主要表现。

3. 治疗及护理要点　主要包括扩张血管和抑制血小板聚集等药物治疗、严禁吸烟、患肢保暖、正确处理创面及适当的足部运动等。

三、深静脉血栓形成

1. 病因　①血流缓慢；②静脉损伤；③血液呈高凝状态。

2. 临床表现　患肢疼痛、肿胀、压痛、浅静脉怒张，甚至坏疽。

3. 治疗原则　溶栓、抗凝及祛聚治疗，必要时手术取栓。

4. 护理要点　嘱患者卧床休息，抬高患肢，禁忌按摩患肢，加强监护，保护及合理使用静脉，术后患者宜早期下床活动等。

习　题

一、名词解释

1. 间歇性跛行

2. 深静脉血栓形成

二、填空题

1. 下肢静脉曲张以__________部位最常见。

2. 下肢静脉曲张主要的发病原因是__________、__________和__________。

3. 根据临床表现的轻重将血管闭塞性脉管炎病程分为__________、__________、__________三期。
4. 引起深静脉血栓形成的主要原因是__________、__________和__________。

三、选择题

【A1/A2 型题】

1. 下肢静脉曲张患者手术治疗的禁忌证是
   A. 深静脉不通畅
   B. 大隐静脉瓣膜功能不全
   C. 交通支瓣膜功能不全
   D. 小腿溃疡
   E. 以上都不是
2. 决定静脉壁弹性强弱的主要因素是
   A. 外膜
   B. 内膜
   C. 肌层
   D. 静脉血压
   E. 人体所取的姿势
3. 确诊下肢静脉疾病最可靠的方法是
   A. 深静脉回流试验
   B. 下肢静脉压测定
   C. 多普勒超声检查
   D. 下肢静脉造影检查
   E. 浅静脉及交通支瓣膜功能试验
4. 血栓闭塞性脉管炎营养障碍期的主要临床表现是
   A. 肢端发黑，干性坏疽
   B. 间歇性跛行
   C. 游走性静脉炎
   D. 静息痛
   E. 肢端溃疡
5. 血栓闭塞性脉管炎病变主要位于
   A. 大、中动脉
   B. 大、小静脉
   C. 中、小动静脉，以动脉为主
   D. 中、小动静脉，以静脉为主
   E. 小动静脉，而不发生于中动静脉
6. 在双侧肢体对应部位测定皮肤温度，相差多少度提示肢体动脉供血不足
   A. 1℃
   B. 1.5℃
   C. 2℃
   D. 2.5℃
   E. 3℃
7. 下肢静脉曲张继发小腿溃疡的好发部位是
   A. 小腿上 1/3
   B. 小腿中 1/3
   C. 小腿下 1/3
   D. 足背内侧
   E. 足趾
8. 患者男性，48 岁。下肢静脉曲张行高位结扎及剥脱术后 4 h，因站立排尿，小腿伤口处突然出血不止。此时紧急的处理方法是
   A. 平卧，指压止血
   B. 站立位，止血带止血
   C. 站立位，加压包扎
   D. 平卧，钳夹结扎
   E. 平卧，抬高患肢，加压包扎
9. 患者男性，40 岁。做下肢静脉瓣膜功能试验，患者先平卧，抬高患肢，待曲张静脉血液排空以后，在大腿根部绑扎止血带，然后让患者站立，在 30 s 内静脉迅速充盈，说明
   A. 交通支静脉瓣膜功能不全
   B. 深静脉瓣膜功能不全
   C. 大隐静脉瓣膜功能不全
   D. 小隐静脉瓣膜功能不全
   E. 以上均不对
10. 患者女性，47 岁。久站后左下肢出现酸胀感，小腿内侧可见静脉轻微突起，诊断为下肢静脉曲张。对此患者日常保健要求中不正确的是
    A. 尽量避免久站

B. 适当体育锻炼

C. 休息时放低患肢

D. 使用弹力袜

E. 避免抬高患肢

【A3/A4 型题】

(1～3 题共用题干)

患者男性，售货员，40 岁，因出现双下肢酸胀、沉重、疲乏而入院。查体：双侧小腿部血管蜿蜒成团，似蚯蚓状，无溃烂及坏死。

1. 患者最有可能的诊断是
   A. 双下肢静脉曲张
   B. 双下肢动脉炎
   C. 双下肢静脉炎
   D. 血栓闭塞性脉管炎
   E. 双下肢静脉血栓形成
2. 目前最主要的护理诊断是
   A. 焦虑
   B. 自理缺陷
   C. 活动无耐力
   D. 潜在的并发症：出血
   E. 组织完整性受损
3. 如果该患者做手术治疗，下列术后护理错误的是
   A. 早期活动
   B. 双下肢制动
   C. 弹力绷带包扎
   D. 抬高患肢
   E. 观察血运

(4～5 题共用题干)

患者男性，35 岁，有吸烟史。因左侧小腿持续性剧痛而入院。诊断为血栓闭塞性脉管炎，拟行手术治疗。

4. 患者手术前，下列术前指导正确的是
   A. 可将热水袋放于腹部取暖
   B. 双下肢抬高
   C. 加强锻炼
   D. 用热水泡双脚
   E. 减少吸烟数量
5. 患者于入院后第 4 天，行左下肢动脉重建手术，下列护理措施正确的是
   A. 早期下床活动
   B. 患肢制动 1 周
   C. 患者制动 2 周
   D. 抬高患肢
   E. 以上都对

(6～8 题共用题干)

患者男性，70 岁，脊柱手术后卧床 2 周，出现右侧小腿胀痛、紧束感，并逐渐出现水肿。

6. 患者最可能的诊断是
   A. 下肢静脉曲张
   B. 下肢血栓闭塞性脉管炎
   C. 关节炎
   D. 切口感染
   E. 下肢深静脉血栓形成
7. 在护理该患者时，应注意要禁止
   A. 抬高患肢
   B. 热敷
   C. 理疗
   D. 按摩患肢
   E. 应用抗生素
8. 预防该并发症出现的主要护理措施是
   A. 早期下床活动
   B. 定时观察，早期发现
   C. 预防性应用抗生素
   D. 抬高患肢
   E. 热敷、理疗

【B 型题】

(1～2 题共用备选答案)

A. Perthes 试验

B. TrendelenburgⅠ试验

C. Pratt 试验

D. 直腿抬高试验

E. TrendelenburgⅡ试验

1. 测定深静脉是否通畅的试验
2. 测定大隐静脉瓣膜功能的试验

（3～4 题共用备选答案）

A. 间歇性跛行

B. 静息痛

C. 溃疡、坏死

D. 浅静脉曲张、蜿蜒成团，似蚯蚓状

E. 浅静脉怒张、肢体肿胀明显、皮温高

3. 血栓闭塞性脉管炎早期的主要表现是

4. 深静脉血栓形成的主要表现是

四、简答题

怎样指导血栓闭塞性脉管炎患者行 Buerger 运动？

参考答案

一、名词解释

1. 间歇性跛行是指血栓闭塞性脉管炎患者由于患肢动脉供血不足，行走一段路后出现患肢疼痛，继续行走时疼痛加剧，被迫停止行走，休息几分钟后疼痛可缓解或消失，但在继续行走后又出现疼痛的现象。
2. 深静脉血栓形成是指血液在深静脉内不正常地凝结，阻塞静脉，导致静脉回流障碍。

二、填空题

1. 大隐静脉
2. 静脉壁薄弱或发育不良　静脉瓣膜缺陷　浅静脉内压力升高
3. 局部缺血期　营养障碍期　坏疽期
4. 血流缓慢　静脉损伤　血液呈高凝状态

三、选择题

【A1/A2 型题】

1. A　2. C　3. D　4. D　5. C　6. C　7. C　8. E　9. A　10. C

【A3/A4 型题】

1. A　2. C　3. B　4. A　5. C　6. E　7. D　8. A

【B 型题】

1. A　2. B　3. A　4. E

四、简答题

①患者平卧位，将患肢抬高 45°以上，维持 2～3 min；②双足下垂床边 2～5 min，同时做足背屈与跖屈、左右摆动的运动；③患肢平放休息 2 min。如此反复练习 5 次，每日数次。但腿部发生溃疡及坏死，下肢动、静脉血栓形成时不宜作足部运动。

（怀化医学高等专科学校　姚　珺）

第二十八章　泌尿、男性生殖系统疾病患者的护理

内容提要

一、肾损伤

1. 病因及分类　①开放性损伤；②闭合性损伤分为肾挫伤、肾部分裂伤、肾全层裂伤及肾蒂损伤。

2. 临床表现　①休克；②血尿；③疼痛；④腰腹部肿块；⑤发热。

3. 治疗原则　①非手术治疗：绝对卧床休息、止血、抗休克、防治感染等。②手术治疗。

4. 护理要点　①非手术治疗：心理护理、卧床休息、抗休克、镇静止痛、防治感染、病情观察等。②手术治疗：体位与活动、饮食、严密观察病情、预防感染等。

二、膀胱损伤

1. 分类　①开放性损伤；②闭合性损伤；③医源性损伤。

2. 临床表现　①休克；②血尿；③排尿困难；④腹痛及腹膜刺激征等。

3. 治疗原则　①紧急处理如抗休克治疗等；②非手术治疗：适用于膀胱挫伤或早期较小的膀胱破裂；③手术治疗。

4. 护理要点包括心理护理、纠正休克、密切观察病情、膀胱造瘘管及导尿管护理等。

三、尿道损伤

1. 病理生理：①尿道挫伤；②尿道破裂；③尿道断裂。

2. 临床表现　①疼痛与肿胀；②休克；③尿道出血和血尿；④排尿困难；⑤尿液外渗。

四、上尿路结石

1. 临床表现　①疼痛；②血尿；③其他症状：发热、畏寒、脓尿、肾区压痛。双侧上尿路完全性梗阻时可导致无尿。

2. 治疗原则　①非手术治疗包括大量饮水，增加活动，调整饮食，药物治疗等；②体外冲击波碎石法最适宜于结石直径小于 2.5 cm 的结石；③手术治疗。

3. 护理要点　①非手术治疗的护理包括结石排出、对症护理等；②体外冲击波碎石的护理包括术前准备，病情观察，饮食指导，多饮水，适当运动，取合适体位等；③手术治疗的护理包括心理护理，饮食护理，伤口及引流管护理等。

五、下尿路结石

膀胱结石主要是膀胱刺激症状及排尿终末疼痛，典型症状为排尿突然中断；尿道结石的

临床表现主要为排尿困难、点滴状排尿伴尿痛，重者可发生急性尿潴留。

六、肾结核

主要临床表现是膀胱刺激症状。

七、肾癌

1. 临床表现　①血尿；②腰痛；③肿块；④肾外表现及转移症状：低热、红细胞沉降率快、高血压、红细胞增多症、高血钙等。

2. 治疗原则　根治性肾切除是肾癌最主要的治疗方法。

八、膀胱癌

1. 临床表现　①血尿；②膀胱刺激症状；③排尿困难；④全身症状。

2. 治疗原则　以手术治疗为主的综合治疗。

九、良性前列腺增生

1. 临床表现　①尿频；②排尿困难；③尿潴留；④其他：无痛性血尿、肾积水和肾功能不全表现，长期排尿困难可并发疝、痔、脱肛。

2. 治疗原则　①非手术治疗包括随访观察及药物治疗；②手术治疗：症状重、有外科适应证者，手术治疗是最佳选择。

3. 护理要点　①术前护理包括观察排尿情况，避免急性尿潴留的发生，及时引流尿液，预防便秘等。②术后护理包括术后平卧 2 日后改为半坐卧位，饮食护理，严密观察病情，膀胱冲洗护理，各种引流管的护理，并发症观察与护理。

习　题

一、名词解释

1. 尿失禁
2. 血尿
3. 膀胱刺激征
4. 少/无尿
5. 真性尿失禁
6. 脓尿

二、填空题

1. 根据血尿出现在排尿过程的不同阶段将肉眼血尿分为__________血尿、__________血尿、__________血尿。
2. 闭合性肾损伤在临床上根据损伤程度不同可分为__________、__________、__________、__________。
3. 膀胱闭合性损伤包括__________和__________两种类型。
4. 膀胱破裂可分为__________和__________。
5. 尿道损伤包括__________、__________、__________三种类型。

6. ________尿道损伤时，尿道外口滴血；________尿道损伤时，尿道口无流血或仅有少量血液流出。
7. 膀胱结石典型的症状为________。
8. 肾癌表现为________血尿。
9. 前列腺增生梗阻严重者可发生________，并可出现充盈性尿失禁。
10. 肾及输尿管结石主要表现为与活动有关的________和________。

三、选择题

【A1/A2 型题】

1. 膀胱功能完全失去代偿，膀胱过度充盈而造成尿液不断溢出，称为
   A. 真性尿失禁
   B. 完全性尿失禁
   C. 假性尿失禁
   D. 压力性尿失禁
   E. 急迫性尿失禁
2. 严重的尿频、尿急而膀胱不受意识控制而发生的尿液排空，称为
   A. 真性尿失禁
   B. 完全性尿失禁
   C. 假性尿失禁
   D. 压力性尿失禁
   E. 急迫性尿失禁
3. 肾蒂损伤最主要的临床表现是
   A. 包膜下血肿
   B. 肾周血肿
   C. 肉眼血尿
   D. 镜下血尿
   E. 大出血、休克
4. 以下哪种情况能说明膀胱损伤
   A. 排尿突然中断
   B. 膀胱刺激征
   C. 尿潴留
   D. 有尿意但不能排尿而膀胱空虚
   E. 尿失禁
5. 留置导尿管患者的护理，下列哪项是错误的
   A. 每日消毒尿道外口两次
   B. 保持尿管通畅
   C. 尿袋应低于尿道外口水平
   D. 病情允许情况下嘱患者多饮水
   E. 导尿管每晚拔出，翌日晨再次插入
6. 判断膀胱破裂最简单的方法是
   A. 实验室检查
   B. B 超检查
   C. 导尿及膀胱注水试验
   D. CT 检查
   E. 耻骨上膀胱穿刺
7. 会阴部骑跨伤可损伤尿道
   A. 球部
   B. 膜部
   C. 前列腺部
   D. 海绵体部
   E. 以上都不是
8. 尿道损伤后，预防尿道狭窄的主要措施是
   A. 应用抗生素
   B. 超短波理疗
   C. 留置尿管 7～10 天
   D. 多饮水
   E. 定期做尿道扩张
9. 肾损伤保守治疗，下列哪项是错误的
   A. 注意观察血尿情况
   B. 观察生命体征
   C. 早期下床活动
   D. 可给予止痛、镇静等对症治疗
   E. 定时检查血常规
10. 膀胱镜检查术，以下错误的是
    A. 术前做好解释工作
    B. 嘱患者多饮水
    C. 检查前清洗外阴
    D. 术后留置导尿管一周

E. 应用抗生素，预防感染

11. 诊断膀胱是否有破裂，经导尿管注入生理盐水，注入量为
A. 100 ml
B. 200 ml
C. 300 ml
D. 400 ml
E. 500 ml

12. 肾结石引起肾绞痛发作时，首选
A. 大量饮水
B. 应用抗生素
C. 解痉止痛
D. 调节饮食
E. 卧床休息

13. 诊断泌尿系结石首选的检查是
A. B超检查
B. 尿液检查
C. 腹部X线平片
D. 膀胱镜检查
E. 静脉肾盂造影

14. 膀胱结石的典型症状是
A. 肉眼血尿
B. 尿潴留
C. 排尿突然中断
D. 少尿或无尿
E. 脓尿

15. 尿道结石的典型症状为
A. 尿频
B. 尿急
C. 排尿困难
D. 尿潴留
E. 尿失禁

16. 下尿路结石是指
A. 肾结石
B. 输尿管结石
C. 尿道结石
D. 膀胱和尿道结石
E. 肾和输尿管结石

17. 尿道结石尽量不做尿道切开取石术，以免造成
A. 尿道扩张
B. 尿道狭窄
C. 尿失禁
D. 排尿困难
E. 尿频、尿急

18. 泌尿系结核绝大多数继发于
A. 单肾
B. 双肾
C. 输尿管
D. 膀胱
E. 尿道

19. 以下哪项不是肾结核的临床表现
A. 膀胱刺激征
B. 排尿困难
C. 血尿
D. 脓尿
E. 腰痛和肿块

20. 肾结核肾部分切除术后，以下哪项护理措施不妥
A. 卧床休息 7～14 天
B. 观察生命体征
C. 尿液的颜色及性状
D. 预防感染
E. 术后 6 h 可进食易消化、高蛋白半流食

21. 肾结核最早出现的临床表现是
A. 排尿困难
B. 脓尿
C. 血尿
D. 尿频
E. 尿急、尿痛

22. 以下哪种检查可见肾结核导致典型的肾盏破坏和肾空洞
A. X线平片
B. 静脉肾盂造影
C. B超检查
D. CT 检查
E. 膀胱镜检查

23. 肾癌的早期症状是
A. 间歇性无痛性肉眼血尿

B. 膀胱刺激征
C. 排尿困难
D. 腰痛
E. 发热

24. 成人最常见的泌尿系肿瘤是
A. 肾癌
B. 膀胱癌
C. 肾盂癌
D. 肾母细胞瘤
E. 肾胚胎瘤

25. 以下各项检查中，诊断膀胱肿瘤可靠的方法是
A. 尿脱落细胞检查
B. X线尿路造影
C. 膀胱镜检查和活组织检查
D. 超声波检查
E. CT检查

26. 肾结核的原发灶大多在
A. 骨、关节
B. 肠道
C. 脑
D. 肺
E. 心脏

27. 为预防结石的复发，需要酸化尿液的结石种类是
A. 尿酸结石
B. 草酸盐结石
C. 磷酸镁铵和磷酸钙结石
D. 胱氨酸结石
E. 黄嘌呤结石

28. 关于尿常规检查以下描述**错误**的是
A. 标本需及时送检
B. 选择清洁干燥的容器集尿
C. 以新鲜晨尿为宜
D. 留取中段尿送检
E. 尿液pH值为酸性

29. 有尿意即迫不及待地要排尿且难以自控，是
A. 尿失禁
B. 尿潴留
C. 尿频
D. 尿急
E. 尿痛

30. 以下哪项不是尿**道**损伤的症状
A. 血尿
B. 疼痛
C. 血肿
D. 无尿外渗
E. 排尿困难

31. 两次尿道扩张间隔的时间**不应该**少于
A. 1天
B. 2天
C. 3天
D. 4天
E. 5天

32. 前列腺摘除术后膀胱冲洗的目的**不包括**
A. 防止血凝块形成
B. 保持引流通畅
C. 止血
D. 消炎
E. 促进膀胱收缩

33. 前列腺增生排尿困难的程度与以下哪项因素有关
A. 增生的部位
B. 增生的大小
C. 患者年龄
D. 是否癌变
E. 性激素水平

34. 诊断前列腺增生较简单的方法是
A. 超声波检查
B. 膀胱镜检查
C. 前列腺特异抗原
D. 肛门指检
E. 尿流率测定

35. 前列腺增生患者最早出现的症状是
A. 排尿困难
B. 肉眼血尿
C. 尿频
D. 尿失禁
E. 尿潴留

36. 患者男性，腰痛伴无痛性肉眼血尿两个月，入院拟行静脉肾盂造影，检查前下列哪项措施是错误的
A. 禁食、禁饮
B. 常规肠道准备
C. 做碘过敏试验
D. 询问药物过敏史
E. 留置尿管

37. 患者男性，26 岁，昨日因骑跨伤出现尿道滴血，排尿困难及疼痛，目前首选的处置是
A. 卧床休息
B. 留置尿管
C. 应用止痛剂
D. 应用抗生素
E. 急诊行尿道修补术

38. 患者男性，80 岁，因前列腺增生导致排尿困难，尿潴留，入院时已 10 h 未排尿。以下哪项措施是正确的
A. 让患者听流水声
B. 热敷下腹部
C. 用温水冲洗会阴部
D. 行导尿术
E. 肌内注射呋塞米

39. 患者女性，48 岁，左肾结石约1.0 cm×1.1 cm大小，并伴有左肾轻度积水，经4 个月非手术治疗后复查结石位置无变动，其治疗措施首选
A. 行左肾切开取石术
B. 嘱患者多喝水，多运动
C. 行体外震波碎石
D. 应用解痉止痛药
E. 应用抗生素

40. 患者男性，35 岁，运动后突发右下腹阵发性剧痛伴恶心、呕吐，镜下血尿，应考虑是
A. 急性阑尾炎
B. 膀胱结石
C. 右输尿管结石
D. 急性胆囊炎
E. 肠套叠

41. 患者男性，82 岁。三天前出现无痛性肉眼血尿，伴有小血块，膀胱刺激征，根据病史，首先考虑
A. 肾结石
B. 前列腺增生
C. 膀胱结石
D. 膀胱肿瘤
E. 肾结核

42. 患者男性，72 岁，排尿费力、夜尿增多，10 h 前突然不能排尿，查体：发现膀胱区明显膨隆，首先考虑
A. 前列腺增生
B. 膀胱结石
C. 尿道狭窄
D. 膀胱肿瘤
E. 前列腺炎

43. 患者男性，38 岁，尿频、尿急、尿痛一年余，腰部钝痛、盗汗、食欲缺乏，首先考虑为
A. 膀胱结石
B. 肾结石
C. 膀胱肿瘤
D. 肾结核
E. 肾癌

44. 患者男性，30 岁，因肾损伤入院行非手术治疗。要求患者卧床时间至少为
A. 8 天
B. 10 天
C. 12 天
D. 14 天
E. 血尿转清后即可以起床

45. 患者男性，28 岁，4 h 前右腰部被汽车撞伤，自觉右腰部疼痛，肉眼血尿，应首先考虑
A. 膀胱损伤
B. 肾损伤
C. 输尿管损伤
D. 尿道损伤
E. 肝破裂

46. 患者男性，20岁，被汽车撞倒后出现排尿困难，X线检查为骨盆骨折，排尿困难的原因应考虑
A. 尿道球部损伤
B. 后尿道损伤
C. 腹膜内膀胱破裂
D. 腹膜外膀胱破裂
E. 前尿道损伤
47. 患者男性，20岁，骨盆骨折合并尿道损伤，术后2个月，现排尿困难，应给予
A. 导尿
B. 少饮水
C. 膀胱造瘘
D. 尿道探子扩张尿道
E. 给予利尿剂

【A3/A4 型题】

(1～4 题共用题干)

患者男性，72岁，尿频、进行性排尿困难五年余，夜尿4～6次，肛门指检前列腺6 cm×6 cm大小，中央沟消失，无压痛。

1. 首先考虑到的诊断是
A. 膀胱结石
B. 肾结石
C. 膀胱肿瘤
D. 前列腺增生
E. 尿道狭窄
2. 若此患者发生急性尿潴留，首先应采取
A. 膀胱造瘘
B. 耻骨上膀胱穿刺
C. 留置导尿管
D. 按摩、热敷下腹部
E. 诱导排尿
3. 有时有少量尿液自尿道口溢出，称为
A. 充盈性尿失禁
B. 真性尿失禁
C. 压力性尿失禁
D. 完全性尿失禁
E. 急迫性尿失禁
4. 该患者行前列腺摘除术后出现大量血尿，以下哪项措施不妥
A. 加快膀胱冲洗速度
B. 监测生命体征
C. 应用止血剂
D. 必要时用注射器将血凝块抽出
E. 不用处理，属正常现象

(5～7 题共用题干)

患者男性，28岁，4 h前左腰部被撞伤，送至医院急诊。查体：BP 80/60 mmHg，HR 128次/分，腰部疼痛、肿胀，出现肉眼血尿，诊断为左肾挫伤。

5. 此时，首先要采取的治疗措施是
A. 留置尿管
B. 输液、输血
C. 给予止血药物
D. 给予止痛剂
E. 热敷腰部
6. 经处理后血压未见回升，腰部包快逐渐增大，血尿加重，此时应
A. 继续观察生命体征
B. 继续使用止血药物
C. 继续使用升压药
D. 腹部加压包扎
E. 继续抗休克，同时准备急诊手术
7. 患者行肾部分切除术后，下列哪项措施不妥
A. 应用抗生素
B. 留置尿管
C. 绝对卧床休息
D. 血尿消失后可及早下床活动
E. 必要时给予止痛剂

【B 型题】

(1～3 题共用备选答案)

A. 骑跨伤
B. 枪弹、锐器伤
C. 骨盆骨折
D. 腰部撞击伤
E. 尿道器械操作不当

1. 尿道球部损伤多见于

2. 尿道膜部损伤多见于
3. 尿道开放性损伤多见于

四、简答题

1. 肾损伤患者非手术治疗的护理措施?
2. 简述泌尿系结石患者促进排石的非手术治疗的护理要点。
3. 简述前列腺摘除术后膀胱冲洗的注意事项。

五、病例分析题

1. 患者男性，75 岁，尿频、夜尿次数增多、进行性排尿困难 2 年，昨日饮大量白酒后不能自行排尿，查体时发现膀胱明显膨隆，给予留置导尿管，引出淡红色尿液 1200 ml。问
   (1) 目前可能的医疗诊断是什么?
   (2) 写出该患者术后的护理措施。
2. 患者男性，32 岁，突发腰部绞痛 5 h 来诊。患者于 5 h 前突发右腰部绞痛，阵发性疼痛向下腹部放射，伴恶心、呕吐。既往体健。查体：右腰部叩痛，右侧肋脊角压痛，无腹部压痛、反跳痛、肌紧张。实验室检查尿常规示红细胞满视野。请问：
   (1) 目前可能的医疗诊断是什么?
   (2) 简述治疗原则。

参考答案

一、名词解释

1. 尿失禁是指膀胱内尿液不能控制而不自主流出。
2. 血尿是指尿液中含有红细胞，可分为肉眼血尿和镜下血尿。
3. 尿频、尿急、尿痛称膀胱刺激征。
4. 每日尿量＜400 ml 为少尿；＜100 ml 为无尿。
5. 真性尿失禁又称完全性尿失禁，指尿液连续从膀胱中流出，膀胱呈空虚状态。
6. 脓尿是指离心尿每高倍视野白细胞超过 3 个以上，提示泌尿系感染。

二、填空题

1. 初始　终末　全程
2. 肾挫伤　肾部分裂伤　肾全层裂伤　肾蒂损伤
3. 膀胱挫伤　膀胱破裂
4. 腹膜内型　腹膜外型
5. 尿道挫伤　尿道裂伤　尿道断裂
6. 前　后
7. 排尿突然中断
8. 间歇性、无痛性肉眼血尿
9. 尿潴留
10. 疼痛　血尿

三、选择题

【A1/A2 型题】

1. C 2. E 3. E 4. D 5. E 6. C 7. A 8. E 9. C 10. D 11. B 12. C 13. A 14. C 15. C 16. D 17. B 18. A 19. B 20. E 21. D 22. B 23. A 24. B 25. C 26. D 27. C 28. E 29. D 30. D 31. C 32. E 33. A 34. D 35. C 36. E 37. B 38. D 39. C 40. C 41. D 42. A 43. D 44. D 45. B 46. B 47. D

【A3/A4 型题】

1. D 2. C 3. A 4. E 5. B 6. E 7. D

【B 型题】

1. A 2. C 3. B

四、简答题

1. ①心理护理；②卧床休息；③防治休克；④镇静止痛；⑤防治感染；⑥密切观察。
2. ①大量饮水；②调节饮食；③控制感染；④解痉止痛；⑤调节尿液 pH；⑥药物治疗等。
3. ①严格执行无菌操作；②根据引流液的颜色、病情调节冲洗速度及量，一般 40～60 滴/分，每次 200～300 ml；滴入药液时，需在膀胱内保留 15～30 min 后再引流出体外；③密切观察，冲洗时若患者感觉不适，应减缓冲洗速度或停止冲洗，通知医师处理；④保持冲洗通畅，冲洗瓶高度距床面约 100 cm；⑤冲洗液温度一般以 35～37℃为宜，避免冷水刺激膀胱，引起膀胱痉挛。

五、病例分析题

1. (1) 前列腺增生。
   (2) ①病情观察；②膀胱冲洗的护理；③膀胱痉挛的护理；④预防感染；⑤预防并发症。
2. (1) 右肾结石。
   (2) ①大量饮水；②解痉止痛药物，包括山莨菪碱、阿托品；镇痛药，包括哌替啶等；③控制感染；④手术治疗：包括肾切除，肾盂、输尿管切开取石，体外冲击波碎石等。

（大庆医学高等专科学校　孙先越）

第二十九章　骨与关节疾病患者的护理

内容提要

一、骨折

1. 概念　是指骨的完整性或连续性中断。
2. 骨折特有体征　①畸形；②反常活动；③骨擦音或骨擦感。
3. 辅助检查　X线检查可明确骨折部位、类型、移位和畸形。
4. 治疗原则　①复位；②固定；③功能锻炼。
5. 现场急救　包括抢救生命、止血和包扎、固定、制动和转运等。
6. 护理措施　促进循环功能及神经的恢复，减轻疼痛，预防感染，指导功能锻炼等。

二、关节脱位

1. 概念　指组成关节各骨的关节面失去正常的对合关系，俗称脱臼。
2. 关节脱位的特有体征　①畸形；②弹性固定；③关节盂空虚。
3. 治疗原则　①复位；②固定；③功能锻炼。
4. 护理措施　缓解疼痛，妥善复位与固定，病情观察，维持皮肤的完整性和提供相关知识。

三、急性血源性骨髓炎

1. 好发部位　多发于儿童和青少年的长骨生长最活跃的干骺端。
2. 临床表现　①局部表现：患部剧痛，肢体半屈曲状，患处有局限性深压痛；②全身表现等。
3. 辅助检查　X线早期表现不明显，主要诊断方法为局部脓肿分层穿刺。
4. 治疗原则　尽早控制感染，防止炎症扩散，及时切开减压、引流脓液，防止死骨形成及演变为慢性骨髓炎。

四、骨与关节结核

好发于儿童和青少年。好发部位最多是脊柱，约占50%，其次是膝关节、髋关节和肘关节。临床表现包括全身表现和局部症状和体征。X线检查对骨与关节结核诊断十分重要。主要通过抗结核治疗，必要时手术治疗。

五、骨肿瘤

1. 临床表现　疼痛与压痛；局部肿块和肿胀；功能障碍和压迫症状；病理性骨折；全身表现。

2. 辅助检查 X线检查对骨肿瘤诊断有重要价值。

3. 治疗原则 良性肿瘤以手术切除为主。恶性肿瘤采用手术治疗、化学治疗、放射治疗、栓塞治疗和免疫治疗等综合治疗手段。

六、颈椎病和腰腿痛

1. 颈椎病指颈椎间盘退行性病变及继发性椎间关节退行性变所致脊髓、神经、血管损害而表现的相应症状和体征。一般分为四类：神经根型颈椎病；脊髓型颈椎病；椎动脉型颈椎病；交感神经型颈椎病。

2. 腰椎间盘突出症是由于椎间盘变性、纤维环破裂、髓核组织突出刺激或压迫神经根、马尾神经所引起的一种综合征，是腰腿痛最常见的原因之一。腰椎间盘突出多发生在 $L_{4\sim5}$、$L_5\sim S_1$，男性多于女性。一般分为膨隆型、突出型、脱垂游离型、Schmorl 结节及经骨突出型。依据临床症状的严重程度，采用非手术或手术方法治疗。

习 题

一、名词解释

1. 骨折
2. 不稳定性骨折
3. 骨筋膜室综合征
4. 功能复位
5. 关节脱位
6. 急性血源性骨髓炎
7. 颈椎病
8. 腰椎间盘突出症

二、填空题

1. 骨折的愈合过程可分为__________、__________、__________。
2. 伸直型桡骨下端骨折可见的特殊畸形为__________和__________。
3. 关节脱位的特征是__________、__________、__________。
4. 急性血源性骨髓炎早期诊断最可靠的依据是__________。
5. 化脓性骨髓炎最常见的致病菌是__________。
6. 骨与关节结核好发年龄组为__________，好发部位为__________。
7. 在脊柱结核中发病最多的节段是__________。
8. 腰椎间盘突出症多发生在__________和__________节段。
9. 颈椎病可分为__________、__________、__________和__________四类。
10. 骨肿瘤的治疗以__________为主。

三、选择题

【A1/A2 型题】

1. 骨折最有意义的特征表现是
   A. 局部肿胀
   B. 局部皮下淤血
   C. 局部疼痛
   D. 反常活动
   E. 肢体活动障碍
2. 下列哪项是不稳定性骨折
   A. 压缩性骨折
   B. 横行骨折

C. 嵌插性骨折
D. 青枝骨折
E. 粉碎性骨折

3. 骨折时为避免骨折断端的移位，急救及护理中应特别注意
A. 肢体自身重量
B. 固定搬运方法
C. 原暴力作用方向
D. 肌肉牵拉作用
E. 局部加压包扎

4. 下列哪项不是骨折的专有体征
A. 创伤处畸形
B. 功能障碍
C. 假关节活动
D. 骨擦音
E. 骨擦感

5. 骨折后期并发关节僵硬的主要因素是
A. 肌萎缩
B. 老龄
C. 缺少功能锻炼
D. 营养不良
E. 神经损伤

6. 骨筋膜室综合征表现中下列哪项不正确
A. 局部肿胀、严重压痛
B. 局部剧烈疼痛
C. 早期远端动脉搏动消失
D. 指或趾活动受限，感觉麻木
E. 局部及远端肤色苍白

7. 开放性骨折的重要并发症是
A. 发生感染
B. 大量失血
C. 废用性致残
D. 畸形愈合
E. 骨化性肌炎

8. 骨折现场急救正确的是
A. 骨折都应初步复位后再临时固定
B. 一般应将骨折肢体在原位固定
C. 绷带包扎即可，以免触动伤肢后加重损伤
D. 只是怀疑骨折，可不必固定，注意妥当搬运
E. 对骨端外露者应复位后固定，以免继续污染

9. 脊柱骨折急救搬运的基本原则是
A. 不可搂抱运送
B. 始终保持脊柱的中立位
C. 始终卧硬板转运
D. 不可背驮运送
E. 不可坐位检查或运送

10. 骨折治疗最常用的方法是
A. 手法复位与外固定
B. 切开复位与外固定
C. 经皮穿针骨外固定
D. 手法复位与内固定
E. 持续牵引

11. 关节脱位的特征性表现是
A. 疼痛
B. 肿胀
C. 淤血
D. 活动受限
E. 弹性固定

12. 肘关节后脱位的特征性表现是
A. 活动障碍
B. 肘后三角关系失常
C. 疼痛
D. 肿胀及淤血
E. 尺神经麻痹

13. 急性血源性骨髓炎护理中不妥的是
A. 患肢必须给予固定
B. 物理降温、预防惊厥
C. 高蛋白质、高糖、高维生素饮食
D. 体温正常后，还应继续应用抗生素
E. 体温正常后可下床活动

14. 下列哪项不是腰椎结核的表现
A. 腰椎活动受限
B. 拾物试验阳性
C. 托马斯征阳性
D. 腹股沟内部寒性脓肿
E. 局部后突畸形

15. 预防骨科卧床患者出现尿路结石，正确

的方法是
A. 使用抗生素
B. 留置导尿管
C. 多饮水
D. 使用溶石药
E. 使用利尿药

16. 小夹板固定的护理，下列哪项不妥
A. 缚夹板的带结以上下不能移动为宜
B. 注意观察肢体的感觉、运动及血运
C. 抬高患肢
D. 定期复诊
E. 可早期进行患肢功能锻炼

17. 石膏包扎固定技术中，错误的是
A. 包扎时禁用手指托石膏型
B. 包扎时宜用手掌按抚妥帖
C. 包扎时先固定远端，随后再向近端缠绕
D. 包扎时松紧适宜，每周重叠 1/3
E. 包扎时应露出远端指（趾）

18. 石膏管型内发生疼痛时，应做的是
A. 向痛处塞垫棉花
B. 给止痛药
C. 痛处做石膏管型开窗
D. 拆掉石膏管型
E. 抬高患肢

19. 关于骨科牵引术的作用不包括下列哪项
A. 骨折复位作用
B. 骨折固定作用
C. 矫正畸形
D. 防止骨质脱钙
E. 解除肌肉痉挛

20. 关于骨牵引，下列哪项叙述不妥
A. 牵引时间长
B. 骨感染可能性小
C. 可能导致牵引过度
D. 牵引力较大
E. 可能导致血管、神经受压

21. 由外界暴力因素引起的脱位是
A. 先天性脱位
B. 创伤性脱位
C. 病理性脱位
D. 习惯性脱位
E. 疲劳性脱位

22. 脊柱骨折的患者搬运时应采用
A. 半坐卧位
B. 中坐立位
C. 左侧卧位
D. 右侧卧位
E. 仰卧位或俯卧位，脊柱平直，禁止弯腰

23. 骨牵引护理措施，下列哪项有误
A. 床尾或床头抬高 15～30 cm
B. 牵引针不可左右移动
C. 去除牵引针孔的血痂
D. 维持肢体在整复或固定的位置
E. 鼓励患者功能锻炼

24. 骨折的并发症哪项应优先于骨折处理
A. 休克或内脏损伤
B. 血管或神经受压
C. 开放性骨折合并感染
D. 脂肪栓塞
E. 脊髓损伤

25. 前臂缺血性肌挛缩造成的特有畸形是
A. “锅铲”畸形
B. “枪刺刀”畸形
C. 垂腕畸形
D. 爪形手畸形
E. 猿手畸形

26. 以下骨折哪个要求解剖复位
A. 前臂骨折
B. 肱骨骨折
C. 股骨干骨折
D. 踝部骨折
E. 骨盆骨折

27. 出血量最多的骨折是
A. 肱骨骨折
B. 前臂骨折
C. 骨盆骨折
D. 股骨骨折
E. 小腿骨折

28. 开放性骨折彻底清创术不超过多长时间可以缝合，使绝大多数可以一期愈合
A. 不超过 4 h
B. 不超过 6～8 h
C. 不超过 12 h
D. 不超过 24 h
E. 不超过 36 h

29. 单纯外伤性髋关节脱位、肩关节脱位和肘关节脱位，复位后应置于较稳定的位置上固定多长时间
A. 1 周
B. 2～4 周
C. 6～8 周
D. 10 周
E. 12 周

30. 常见的关节脱位是
A. 肩关节
B. 肘关节
C. 桡骨小头
D. 髋关节
E. 中心性髋脱位

31. 陈旧性脱位是指脱位后超过
A. 1 周
B. 2 周
C. 3 周
D. 4 周
E. 5 周

32. 急性血源性骨髓炎过渡到慢性骨髓炎的标志是
A. 体温正常
B. 疼痛减轻
C. 全身中毒症状消失
D. 有死骨、死腔和瘘道形成
E. 患肢变形

33. 化脓性关节炎最常发生于
A. 肩关节
B. 肘关节
C. 腕关节
D. 髋关节和膝关节
E. 踝关节

34. 恶性骨肿瘤中最常见的是
A. 软骨肉瘤
B. 骨纤维肉瘤
C. 骨肉瘤
D. 尤文肉瘤
E. 骨髓瘤

35. 腰椎间盘突出症经卧床休息及骨盆牵引后症状明显好转，开始下床活动时应采取的保护措施是
A. 双拐
B. 单拐
C. 围腰
D. 石膏背心
E. 轮椅

36. 腰椎间盘突出的早期基本治疗方法是
A. 推拿、按摩
B. 止痛药
C. 理疗
D. 完全卧床休息
E. 背肌锻炼

37. 影响骨折愈合的最主要因素是
A. 高龄
B. 伤口感染
C. 血液供应不良
D. 粉碎性骨折
E. 复位时过度牵引

38. 石膏绷带固定患者的正确护理措施是
A. 有伤口者应在石膏干燥后开窗
B. 手指、脚趾端应包裹在石膏内
C. 患肢平放并停止一切活动
D. 石膏未干前用手掌托扶，不可留下手指压痕
E. 石膏内肢体局部疼痛时，应填塞物品撑托

39. 下列牵引术后护理错误的是
A. 鼓励功能锻炼
B. 牵引针孔处血痂不应去除
C. 维持肢体于整复或固定位置
D. 牵引肢体远端应抵住床尾栏杆
E. 每日 1～2 次用 70% 乙醇消毒骨牵

引针孔

40. 肘后三角关系失常应考虑
A. 肱骨髁上骨折
B. 肘关节脱位
C. 尺骨骨折
D. 桡骨骨折
E. 桡骨小头半脱位

41. 患者男孩，10 岁，左膝部碰伤后第 6 天开始持续高热、寒战，患肢活动受限而入院。查体：左胫骨上端剧痛，且有深压痛，血白细胞 $22\times10^9/L$，中性粒细胞 0.9，X 线片正常。可能是
A. 左膝化脓性关节炎
B. 急性蜂窝织炎
C. 急性血源性骨髓炎
D. 膝关节结核
E. 创伤性关节炎

42. 患者男性，35 岁，因股骨干骨折做持续骨牵引，下列护理措施不妥的是
A. 抬高床尾
B. 常测患肢长度
C. 足部不抵床栏
D. 及时清除骨针孔处血痂
E. 鼓励患肢活动

43. 患者女性，45 岁，在跌倒时右手手掌撑地，当时右腕剧痛，逐渐肿胀伴活动障碍，局部呈“餐叉样”畸形。考虑是
A. 桡骨远端屈曲型骨折
B. 桡骨远端伸直型骨折
C. 掌骨骨折
D. 腕骨骨折
E. 腕关节扭伤

44. 患者男性，35 岁，塌方事故中导致骨盆骨折及胫腓骨骨折。接诊时首先应注意的并发症是
A. 内脏损伤
B. 休克
C. 骨筋膜室综合征
D. 愈合障碍
E. 感染

45. 患者男性，35 岁，从三楼跌下，臀部着地，双下肢完全不能活动，双侧腹股沟平面以下感觉丧失，排尿不能自理，排便尚能控制。其截瘫指数为
A. 2
B. 3
C. 4
D. 5
E. 6

46. 患儿男性，10 岁，因突然高热、寒战、全身不适、右小腿上端持续性剧痛而入院。查体：膝关节半屈曲状，患处皮温升高、微肿，有明显深压痛，白细胞 $30\times10^9/L$，诊断可能是
A. 蜂窝织炎
B. 急性化脓性骨髓炎
C. 急性化脓性关节炎
D. 急性风湿性关节炎
E. 膝关节结核

47. 患者 6 岁儿童，右髋关节疼痛、跛行 2 个月，髋关节屈曲，托马斯（Thomas）征阳性，X 线片示髋关节间隙消失，髋臼破坏，股骨头模糊不清，诊断为
A. 髋关节结核
B. 髋关节化脓性关节炎
C. 儿童股骨头骨软骨病
D. 风湿性关节炎
E. 短暂性滑膜炎

48. 患者男孩，10 岁，走路挺腰，检查腰椎棘突叩击痛阳性，拾物实验阳性，X 线片示腰 2～3 间隙窄，相邻椎体边缘模糊，腰大肌影膨隆，诊断为
A. 腰椎结核
B. 腰椎肿瘤
C. 化脓性脊椎炎
D. 髂腰肌炎
E. 肾周围脓肿

49. 患者男性，45 岁，上腹部疼痛，检查发现胸椎第 5、6 棘突处有后凸畸形，叩击痛阳性，X 线片示胸椎第 6～7 间隙

狭窄，相邻椎体边缘不清，椎旁有梭形阴影，诊断是
A. 脊柱肿瘤
B. 转移性脊柱肿瘤
C. 胸椎结核
D. 强直性脊柱炎
E. 脊柱先天性畸形

50. 患者女性，30 岁，农民，劳动中右膝扭伤两个月不减轻，膝内侧肿胀、压痛，关节活动不受限，X 线片示右股骨内髁“肥皂泡”样阴影，邻近骨皮质膨胀，诊断为
A. 骨结核
B. 局限性骨脓肿
C. 骨巨细胞瘤
D. 慢性骨髓炎
E. 软骨瘤

51. 患者男性，28 岁，股骨干骨折，入院后行骨牵引治疗。下列护理注意点中，错误的一项是
A. 应将床头抬高 15～30 cm
B. 牵引绳不可受压
C. 牵引重量不可随意增减
D. 牵引力与反牵引力保持在一条线上
E. 牵引肢体的足部不能抵住床栏

【A3/A4 型】

（1～3 题共用题干）

患者男孩，15 岁，2 天前摔伤右肘部。查体：右肘关节肿胀，压痛明显，活动受限，内上髁处有骨擦感，肘后三角关系正常。

1. 下列哪项检查最有诊断意义
A. X 线摄片检查
B. CT 检查
C. B 超检查
D. 神经肌电图检查
E. 放射性核素扫描

2. 最容易出现下列哪项并发症
A. 静脉损伤
B. 尺神经损伤
C. 动脉损伤
D. 缺血性肌挛缩
E. 桡动脉损伤

3. 最适当的处理是
A. 手法复位后石膏固定
B. 手法复位后胶布外固定
C. 切开复位内固定
D. 手法复位后三角巾悬吊
E. 持续骨牵引

（4～6 题共用题干）

患者女性，65 岁，行走时不慎滑倒，左臀部着地，左髋部疼痛，不能站立、行走。查体：左臀部肿胀，有压痛，左下肢短缩、外旋、屈曲畸形。入院后给予皮牵引治疗。

4. 该患者的诊断是
A. 左股骨干骨折
B. 左股骨颈骨折
C. 左胫腓骨骨折
D. 盆骨骨折
E. 尾骨骨折

5. 最有诊断意义的表现是
A. 左髋骨疼痛
B. 局部肿胀
C. 局部压痛
D. 患侧肢体短缩、外旋、屈曲畸形
E. 不能行走

6. 下列皮牵引护理中，错误的一项是
A. 保持有效牵引
B. 绷带包扎的松紧适宜
C. 牵引重量应酌情增减
D. 定时测量肢体长度
E. 密切观察肢端血液循环

（7～8 题共用题干）

患者女性，32 岁，在交通事故中右小腿被车压伤，在当地医院给予石膏固定，第二日出现右小腿持续性剧痛，紧急转入院。拆除外固定的石膏检查见：右小腿严重肿

胀，畸形。右足趾发绀，呈屈曲状，压痛，被动活动时剧痛，足背动脉搏动消失。X线示右胫骨骨中段粉碎性骨折。

7. 该患者出现的并发症是
   A. 休克
   B. 缺血性肌痉挛
   C. 神经损伤
   D. 骨筋膜室综合征
   E. 脂肪栓塞综合征
8. 该并发症的主要原因是
   A. 骨折端移位影响血循环
   B. 骨折端刺破局部血管
   C. 骨折端损伤腓总神经
   D. 局部血肿压迫
   E. 骨折端血肿及周围软组织水肿导致骨筋膜室内压力增高

（9～11题共用题干）

患者女性，60岁，颈肩痛2年，曾出现眩晕，猝倒，锁骨以下感觉减退，双上肢麻木，感觉减退。

9. 下列哪项实验有助于诊断
   A. 上臂牵拉试验＋旋颈试验
   B. 屈髋试验＋旋颈试验
   C. 旋颈试验＋直腿抬高试验
   D. 上臂牵拉试验＋加强试验
   E. 压头试验＋加强试验
10. 根据症状判断患者可能有哪种疾病
   A. 颈椎脱位
   B. 肩周炎
   C. 混合型颈椎病
   D. 椎动脉型颈椎病
   E. 肩关节囊炎
11. 该病术后最严重的并发症是
   A. 血肿
   B. 骨块
   C. 喉头水肿
   D. 呼吸困难
   E. 声音嘶哑

（12～14题共用题干）

患者男性，20岁，1个月前偶然发现左肘关节外侧有一椭圆形硬性肿块，无压痛、不活动、边界清楚，左肘关节活动轻度受限。

12. 该患者可能的诊断是
   A. 骨巨细胞瘤
   B. 纤维肉瘤
   C. 骨肉瘤
   D. 骨软骨瘤
   E. 骨瘤
13. 该肿瘤属于
   A. 骨质增生
   B. 骨结核
   C. 良性肿瘤
   D. 恶性肿瘤
   E. 骨瘤样病损
14. 最恰当的处置是
   A. 肿块切除
   B. 截肢术
   C. 病灶刮除＋假体植入
   D. 放射治疗
   E. 不需治疗，观察

【B型题】

（1～3题共用备选答案）

A. 托马斯（Thomas）征阳性
B. Dugas征阳性
C. Murphy征阳性
D. 直腿抬高试验阳性
E. 拾物试验阳性

1. 腰椎结核
2. 肩关节前脱位
3. 髋关节后结核

（4～5题共用备选答案）

A. 前臂骨折
B. 肱骨骨折
C. 股骨颈骨折
D. 股骨干骨折
E. 腓骨颈骨折

4. 易引起缺血性骨坏死的是

5. 易引起骨筋膜室综合征的是

（6～7 题共用备选答案）

A. 青枝骨折
B. 横行骨折
C. 压缩骨折
D. 螺旋骨折
E. 嵌插骨折

6. 属于不稳定性骨折的是
7. 属于不完全性骨折的是

（8～10 题共用备选答案）

A. 皮牵引
B. 枕颌带牵引
C. 骨盆带牵引
D. 骨牵引
E. 骨盆悬吊牵引

8. 颈椎骨折脱位应
9. 腰椎间盘突出症应
10. 老年人股骨颈骨折应

四、简答题

1. 简述小夹板固定患者的护理要点。
2. 试述骨折愈合的标准。
3. 简述脊椎结核的临床表现。
4. 腰椎间盘突出症有哪些表现以及腰椎间盘突出症的治疗原则是什么？

五、病例分析题

1. 患者男性，36 岁，2 h 前与他人抬举重物时，不慎重物滑脱，砸在患者左半身上，急诊入院。查体：患者意识清楚，面色苍白，左上、下肢明显肿胀、瘀斑、压痛，不能自主活动。X 线片提示：左肱骨、左股骨干骨折。问：
   （1）该患者容易出现的并发症有哪些？
   （2）主要的护理措施有哪些？
   （3）骨折患者功能锻炼的作用是什么？
2. 患者女性，30 岁，半年前扭伤左膝关节后出现左膝关节内侧疼痛、肿胀，并逐渐加重，拍片见左胫骨上端 4 cm×5 cm 大小透光区，中央有“肥皂泡”样阴影，骨端膨大，近一个月来肿胀明显，夜间疼痛加剧，关节活动受限，再次拍 X 线片示胫骨上端病变扩大，“肥皂泡”样阴影消失，呈云雾状阴影，病变周围软组织受累。入院后其他检查基本正常。问：
   （1）对该患者的初步诊断是什么？治疗方法如何？
   （2）对该患者的护理措施有哪些？

参考答案

一、名词解释

1. 骨折是指骨的完整性或连续性中断。
2. 不稳定性骨折是指骨折端易移位或复位后易发生再移位的骨折。
3. 骨筋膜室综合征主要是由于骨折部位骨筋膜室内压力增加致室内肌和神经缺血、水肿、血循环障碍而产生的一系列严重病理改变，是一组症候群。

4. 功能复位是指虽未达到解剖关系的对合，但不明显影响愈合后功能者。
5. 关节脱位是指组成关节各骨的关节面失去正常的对合关系，俗称脱臼。
6. 急性血源性骨髓炎是由身体其他部位的感染性病灶中的细菌经血流传播引起骨膜、骨质和骨髓的急性炎症。
7. 颈椎病是指颈椎间盘退行性变及继发性椎间关节退行性变所致脊髓、神经、血管损害而表现的相应症状和体征。
8. 腰椎间盘突出症是由于椎间盘变性、纤维环破裂、髓核组织突出刺激或压迫神经根、马尾神经所引起的一种综合征，是腰腿痛最常见的原因之一。

二、填空题

1. 血肿机化演进期　原始骨痂形成期　骨痂改造塑形期
2. 餐叉样畸形　枪刺刀样畸形
3. 畸形　弹性固定　关节空虚
4. 局部脓肿分层穿刺检查
5. 金黄色葡萄球菌
6. 儿童和青少年　脊柱
7. 腰椎
8. $L_4 \sim L_5$　$L_5 \sim S_1$
9. 神经根型颈椎病　脊髓型颈椎病　交感神经型颈椎病　椎动脉型颈椎病
10. 手术治疗

三、选择题

【A1/A2 型题】

1. D 2. E 3. B 4. B 5. C 6. C 7. A 8. B 9. B 10. A 11. E 12. B 13. E 14. C 15. C 16. A 17. C 18. C 19. D 20. B 21. B 22. E 23. C 24. A 25. D 26. A 27. C 28. B 29. B 30. A 31. C 32. D 33. D 34. C 35. C 36. D 37. C 38. D 39. D 40. B 41. C 42. D 43. B 44. B 45. D 46. B 47. A 48. A 49. C 50. C 51. A

【A3/A4 型题】

1. A 2. B 3. A 4. B 5. D 6. C 7. D 8. E 9. A 10. C 11. D 12. D 13. C 14. A

【B 型题】

1. E 2. B 3. A 4. C 5. A 6. D 7. A 8. B 9. C 10. A

四、简答题

1. ①缚扎带松紧适度；②观察肢端感觉、运动和血运；③告诉患者注意事项及随访复查日期；④定期复查 X 线；⑤指导功能锻炼。
2. ①局部无压痛，无纵向叩击痛；②无异常活动；③X 线片显示骨折线模糊，有连续性骨痂通过骨折线；④外固定解除后，上肢向前平伸持重 1 kg 达 1 min，下肢不拄拐在平地上连续行走 3 min，不少于 30 步；⑤连续观察两周，骨折部位不变形。

3. ①疼痛，以钝痛为主；②姿势异常；③脊柱活动受限和后部位凸畸形；④叩击痛；⑤寒性脓肿；⑥全身表现；⑦截瘫表现；⑧X 线表现。

4. 腰椎间盘突出的临床表现

（1）症状　①腰痛；②坐骨神经痛；③马尾神经受压等。

（2）体征　①腰椎侧突；②腰部活动受限；③压痛及骶棘肌痉挛；④直腿抬高试验及加强试验阳性；⑤神经系统表现，包括感觉异常、肌力下降、腱反射异常等。

治疗原则分手术治疗和非手术治疗。

五、病例分析题

1. （1）①休克；②血管、神经损伤；③脂肪栓塞；④关节僵硬；⑤骨化性肌炎；⑥压疮；⑦坠积性肺炎等。

（2）①预防和纠正休克；②采取适当的体位；③加强观察；④减轻疼痛；⑤预防感染；⑥手术前的准备及手术后护理；⑦指导功能锻炼。

（3）①改善肢体血液循环；②防止肌萎缩；③防止关节僵硬；④防止骨质脱钙；⑤防止泌尿系统及呼吸系统感染等并发症。

2. （1）初步诊断为骨巨细胞瘤恶变；治疗应截肢处理、术后化疗等综合治疗。

（2）①心理护理；②缓解疼痛；③术前准备和预防术后并发症；④加强营养，术后辅助治疗的相应护理；⑤截肢术后的护理等。

（大庆医学高等专科学校　胡宝友）

第三十章　皮肤病患者的护理

内 容 提 要

1. 接触性皮炎的临床表现　接触部位发生边缘清楚的损害，轻者表现为红斑、肿胀，较重者可有丘疹、水疱，更重者表皮松解、坏死。

2. 接触性皮炎的治疗原则　寻找病因、脱离接触、积极对症处理。

3. 湿疹的临床表现　密集的粟粒大小丘疹、丘疱疹或小水疱，常融合成片，边缘不清楚。

4. 湿疹的治疗原则　局部治疗和全身治疗。

5. 药疹的临床表现　可分为固定型药疹、荨麻疹型药疹、麻疹样或猩红热样药疹、多形红斑型药疹、紫癜型药疹、大疱性表皮松解型药疹、剥脱性皮炎型药疹等。

6. 药疹的治疗原则　停用可疑致敏药物，促进致敏药物的排出，对症治疗，预防和积极治疗并发症。

7. 荨麻疹的临床表现　迅速出现和消退的瘙痒性风团。

8. 荨麻疹的治疗原则　去除病因，避免各种诱发因素，对症处理。

9. 脓疱病的临床表现　有寻常型脓疱病、大疱型脓疱病、葡萄球菌性烫伤样皮肤综合征、深脓疱病等。

10. 脓疱病的治疗原则　消毒隔离，清洁、保护创面，对症支持治疗，重症患者予以抗感染治疗。

11. 银屑病的临床表现　有寻常性、脓疱性、关节病性及红皮病性四种，常见炎性斑丘疹，表面有银白色鳞屑。

12. 银屑病的治疗原则　避免各种诱发因素，轻者以外用药物治疗为主，重症患者根据病情做全身治疗。

习　　题

一、名词解释

1. 风团
2. 薄膜现象
3. 同形反应
4. 接触性皮炎
5. 药疹

二、填空题

1. 急性荨麻疹常表现为皮肤突然瘙痒，并出现大小不等的__________。
2. 接触性皮炎的发病机制主要有__________、__________两类。

3. 湿疹在临床表现上分__________、__________、__________三期。
4. 药疹的常见类型有__________、__________、__________、__________、__________、__________、__________。
5. 脓疱病的致病菌有__________、__________。
6. 单纯疱疹是由__________引起的__________皮肤病。
7. 疥疮是由__________引起的__________皮肤病。

三、选择题

【A1/A2 型题】

1. 下列哪项是继发性皮损
   A. 斑疹
   B. 风团
   C. 结节
   D. 大疱
   E. 鳞屑
2. 关于单纯疱疹的陈述以下哪项不正确
   A. 由 HSV 引起
   B. 好发于皮肤、黏膜交界处
   C. 皮损为簇集性水疱
   D. 病程 10 天左右
   E. 愈后不易复发
3. 对有剧烈瘙痒的患者护理，下列哪项是错误的
   A. 内服抗组胺药
   B. 内服镇静药
   C. 外用止痒剂
   D. 热水烫洗瘙痒部位
   E. 必要时睡前服催眠药
4. 酊剂是将
   A. 药物溶解在水中而成
   B. 不溶性药物与水混合而成
   C. 不挥发的药物溶解于乙醇溶液中而成
   D. 挥发的药物溶解于乙醇溶液中而成
   E. 不溶性药物与植物油混合而成
5. 发生接触性皮炎后应做如下处理，除了
   A. 脱离致病现场
   B. 大量热水冲洗
   C. 寻找致敏原，避免再接触
   D. 慎用有刺激性的外用药物
   E. 必要时全身用药
6. 下列关于接触性皮炎的说法哪项是正确的
   A. 皮损为多形性
   B. 皮损为单一水疱
   C. 皮损的边界不清楚
   D. 皮损的边界清楚，与接触物相吻合
   E. 皮损中央自愈，边缘炎症明显
7. 急性荨麻疹发病急骤，表现为皮肤突然瘙痒，很快出现
   A. 大片红斑
   B. 鲜红色风团
   C. 条状风团
   D. 弥漫性红肿
   E. 圆形水肿斑
8. 荨麻疹的发病机制不包括下列哪项
   A. Ⅰ型变态反应
   B. Ⅱ型变态反应
   C. Ⅲ型变态反应
   D. Ⅳ型变态反应
   E. 非变态反应
9. 急性湿疹的皮损主要表现为
   A. 糜烂
   B. 水疱
   C. 肿胀
   D. 渗液
   E. 以上都是
10. 下列关于银屑病的特点中哪项是错误的
    A. 薄膜现象
    B. 银白色鳞屑
    C. 同形反应
    D. 角化不全
    E. 皮肤划痕试验阳性

11. 下列哪项不是变态反应性药疹的特点
   A. 有用药史
   B. 有潜伏期
   C. 皮疹广泛对称
   D. 反应程度与药量有关
   E. 抗过敏治疗有效
12. 关于药疹下列哪项不正确
   A. 同一药物在不同患者可引起不同的皮疹
   B. 同一药物在不同患者可引起相同的皮疹
   C. 同一皮疹可由不同药物引起
   D. 同一药物在不同患者的不同时期可引起不同的皮疹
   E. 不同的药物在同一患者引起皮疹均相同
13. 疥疮皮疹容易发生在
   A. 皮肤、黏膜交界处
   B. 皮肤、皱褶薄嫩处
   C. 四肢伸侧
   D. 外生殖器
   E. 胸、背部
14. 疥疮瘙痒最重的时间是
   A. 早晨
   B. 中午
   C. 夜间
   D. 下午
   E. 上午
15. 患者男性，45岁，局限性、边界清楚的皮肤肥厚、粗糙、皮纹明显的慢性皮损属于
   A. 苔藓样变
   B. 风团
   C. 鳞屑
   D. 皲裂
   E. 以上都不是
16. 患者女性，30岁，一周前在理发店染发后皮肤出现红斑、水疱、渗出、结痂，伴瘙痒。应考虑诊断为
   A. 头癣
   B. 脂溢性皮炎
   C. 银屑病
   D. 接触性皮炎
   E. 脓疱病
17. 患者女性，18岁，双面颊、颈部、耳部对称性红斑，肿胀、丘疹、水疱、糜烂、渗液，伴有瘙痒而影响学习、生活。应考虑为
   A. 单纯疱疹
   B. 接触性皮炎
   C. 湿疹
   D. 带状疱疹
   E. 脂溢性皮炎
18. 患者女性，22岁，近半年来全身出现红色丘疹，每当月经来潮时症状加重，形成粟粒大小黄白色脓疱。表面覆有鳞屑，腋下、腹股沟尤甚。应考虑为
   A. 泛发性脓疱疮性银屑病
   B. 局限性脓疱疮性银屑病
   C. 寻常性银屑病
   D. 红皮病性银屑病
   E. 关节病性银屑病
19. 患儿男性，7岁，小腿前出现数个红色黄豆大丘疹，3天后形成大疱疮，伴有咽痛、发热。应考虑为
   A. 脓疱病
   B. 丘疹性荨麻疹
   C. 寒冷性荨麻疹
   D. 毛囊炎
   E. 湿疹继发感染

【A3/A4 型题】

（1～3题共用题干）

患儿男性，8岁，面部、四肢散在性水疱。2日后变成花生豆大小水疱，周围红晕不明显，脓液积聚于脓疱下方呈半月形，结黄色痂，痂缘部又有新的脓疱出现。

1. 应考虑为
   A. 大疱型脓疱病
   B. 寻常型脓疱病

C. 新生儿型脓疱病
D. 肿痛
E. 丘疹型荨麻疹

2. 对患儿全身治疗主要首选药物为
A. 广谱抗生素
B. 磺胺类
C. 糖皮质激素
D. 维生素类
E. 中草药

3. 与预防无关的是
A. 注意保持皮肤的清洁、卫生
B. 保持皮肤的完整性
C. 对幼儿园、托儿所采取长期隔离措施
D. 消毒患儿被褥、衣服及玩具
E. 对瘙痒性皮肤病及时治疗

四、简答题

1. 简述急性湿疹的临床症状和外用药治疗原则。
2. 简述银屑病的护理措施。

参考答案

一、名词解释

1. 风团为高出皮面的、局限性、暂时性隆起，呈白色或红色，常突然发生，消退也较快，且消退后不留痕迹。
2. 寻常性银屑病表面有银白色鳞屑，轻轻刮去表面鳞屑，露出一层淡红、发亮的半透明薄膜，称为薄膜现象。
3. 进行期银屑病，皮肤遇到刺激如针刺、注射、外伤、摩擦致皮肤破损后可在患处出现皮疹，这种现象称同形反应，又称为人工银屑病。
4. 接触性皮炎是指由于皮肤、黏膜接触某些具刺激性或致敏的物质后，在接触部位所发生的皮肤炎症反应。
5. 药疹是指药物通过吸收、注射、使用栓剂或吸入等不同的途径进入人体后，引起皮肤、黏膜的炎症反应。

二、填空题

1. 鲜红色风团
2. 原发性刺激　变态反应性
3. 急性湿疹　亚急性湿疹　慢性湿疹
4. 固定型药疹　荨麻疹型药疹　麻疹样或猩红热样药疹　多形红斑型药疹　紫癜型药疹　大疱性表皮松解型药疹　剥脱性皮炎型药疹
5. 金黄色葡萄球菌　乙型溶血性链球菌
6. 单纯疱疹病毒　病毒性
7. 疥螨　接触性传染性

三、选择题

【A1/A2 型题】

1. E 2. E 3. D 4. C 5. B 6. D 7. B 8. D 9. E 10. E 11. D 12. E 13. B 14. C 15. A 16. D 17. C 18. A 19. A

【A3/A4 型题】

1. A 2. A 3. C

四、简答题

1. (1) 临床症状：皮损初期为红斑，很快在红斑基础上出现密集的粟粒大小丘疹、丘疱疹或小水疱，常融合成片，边缘不清楚，水疱破后出现糜烂、渗出、结痂。继发感染可形成脓疱，自觉剧烈瘙痒，阵发性加重，影响睡眠，有时有灼痛。

   (2) 外用药治疗原则：急性期仅有红肿、丘疹、水疱者用炉甘石洗剂。有红肿渗液者，用3%硼酸溶液冷湿敷，渗液减少后换用皮质类固醇激素霜和氧化锌油。

2. 减轻瘙痒不适；避免抓伤皮肤，避免过度沐浴；增进关节活动度；指导患者局部用药；提供饮食指导，养成良好的饮食生活习惯；提供精神支持。

（常德职业技术学院　刘　黎）

参考文献

1. 吴在德，吴肇汉. 外科学. 北京：人民卫生出版社，2008.
2. 曹伟新，李乐之. 外科护理学. 4 版. 北京：人民卫生出版社，2010.
3. 陈月琴，申小青. 外科护理学. 北京：北京大学医学出版社，2005.
4. 陈孝平，石应康. 外科学. 北京：人民卫生出版社，2007.
5. 党世民. 外科护理学. 北京：人民卫生出版社，2005.
6. 王宇，姜洪池. 外科学. 2 版. 北京：北京大学医学出版社，2009.
7. 熊云新. 外科护理学. 2 版. 北京：人民卫生出版社，2010.
8. 路潜，王兴华. 外科护理学. 2 版. 北京：北京大学医学出版社，2008.
9. 王兴华. 外科护理学. 北京：人民卫生出版社，2010.
10. 汤继文. 手术学. 济南：山东科学技术出版社，2002.
11. 卢美秀，许淑莲. 现代护理实务全书. 深圳：海天出版社，1998.
12. 陈月琴，刘淑霞. 临床护理实践技能. 北京：北京大学医学出版社，2009.
13. 陈四清，彭兰地. 外科护理实训教程. 北京：科学出版社，2008.
14. 朱丹，周力. 手术室护理学. 北京：人民卫生出版社，2008.
15. 李定梅，李兵. 护理技能学. 西安：第四军医大学出版社，2008.
16. 姜保国，王洪，张旭. 外科学. 3 版. 北京：北京大学医学出版社，2008.
17. 李国芳，张玥. 外科护理学. 西安：第四军医大学出版社，2007.
18. 刘纯艳. 临床护理技术操作规范. 北京：人民卫生出版社，2004.
19. 全国护士执业资格考试指导. 北京：人民卫生出版社，2011.
20. 临床技术操作规范护理分册. 北京：人民军医出版社，2006.
21. 王曙霞，张亚军，马向鹰，等. 专科护理技术操作规范及护理管理工作流程. 北京：人民军医出版社，2009.